桜美林大学叢書 vol. 021

現代社会の深層構造と人権

ハンセン病問題と脱原発の社会哲学的考察

中島吉弘
NAKAJIMA Yoshihiro

J. F. Oberlin University

現代社会の深層構造と人権

ハンセン病問題と脱原発の社会哲学的考察

はしがき

本書は、以下の歴史的事件との遭遇がなければ、決して書かれなかった諸論文の集成である。一つは、二〇〇一年五月のハンセン病国家賠償請求訴訟に対する熊本地裁判決であり、もう一つは二〇一一年三月に発生した東北地方太平洋沖地震とこれに連動して生起し、いまもなお終息しない東京電力福島第一原子力発電所の過酷事故（原発震災）である。

いうまでもなく、歴史的事件はこれら二つに限定されるものではない。とはいえ、冒頭に示した二つの事件は、私の学問的立脚点と思想の再検討を要請してくる格別の意味を持った事件でもあったのである。実際、これらの事件によって私自身の学問的な姿勢は大きく変容している。この事実をおのれの思想の形成と展開を支える経験として真剣に思索し、その意味を同時代の多様な他者たちと広く分かち合うべく繰り返し考察し、問題の核心へと迫り体系的に解明することはやはり重大な意義があり、それゆえに学問的な研究が是非とも試みられるべきであろう。このような見地から、本書において私は同時代人として遭遇したハンセン病問題と現代の原子力（核）文明の問題に照準を定め、それらに共通する深層構造を見極めるべく社会哲学的に考察したのである。本書はこうした私の問題関心からするささやかな挑戦の成果である。

本書の構成は、以下のとおりである。

第一部は、ハンセン病問題の深層構造と人権思想に関する社会哲学的考察の集成である。

第一章は、「らい予防法」違憲国家賠償請求訴訟（一九九八年）と熊本地方裁判所判決（二〇〇一年）が現代日本社会に与えた衝撃を踏まえ、ハンセン病患者・回復者（そして家族・支援者）たちによってねばり強く展開された人権回復闘争の歴史過程を患者・元患者自身が記録した書物や「財団法人日弁連法務研究財団・ハンセン病問題に関する検証会議」の最終報告書、様々な研究者による研究書や学術論文その他の基本文献等を手がかりにして、日本のハンセン病に関する絶対隔離・撲滅政策の実態に迫り、かつハンセン病に関する国際会議等の動向と比較しつつ、近現代の日本社会の闇の中に打ち捨てられ封印されてきたハンセン病問題とは、われわれにとってどういう意味を持つ問題なのかを考察している。

第二章は、第一章における考察を踏まえつつ、熊本地裁への国家賠償請求訴訟に至る全患協（「全国ハンセン氏病患者協議会」）の人権闘争の前史に照準を定めた考察が展開される。国策としての絶対隔離・撲滅政策とこれに抵抗するハンセン病患者・回復者の戦前・戦中・戦後にみられる人権獲得闘争の変遷に照準を定めて、彼らによって問題提起された人権思想の歴史的な意義と射程を固定する。

第三章は、近代日本の国民国家に包蔵される暴力性の発現の中にハンセン病問題を位置づけてその核心を捉え、かつ当該問題の解決に向けた実践原理を人権思想の中に見定めようとしたものである。最後に人権を擁護する社会哲学の見地から、社会にある目にはみえない不正義の構造への傍観や黙認・荷担ではなく、その直視による人権の選択という応答責任の取り方こそが、公正な社会の構想と実現のための必要不可欠な条件であると結論づけている。

第二部は、現代の原子力（核）文明とそれを支える科学の原罪や認識原理の批判的分析と脱原発の倫理的基礎づけに関する研究論文の集成である。

第一章は、中立性や客観性の名の下に現状を傍観・黙認・容認・荷担する旧来の学知《サイエンス》に対する批判とその脱構築を志向する私の立場から、現代の原子力（核）文明の暴走と福島第一原発過酷事故の意味を分析視座としての人類史の観点から見極め、さらにマルティン・ハイデッガーの技術論やハンス・ヨナスの倫理的な責任論から展開される科学技術文明批判を手がかりにして考察したものである。

第二章は、「福島以後、科学技術文明と自然との関係をどう再定義するか」との問いに答えるべく、戦後日本の「科学の原罪」論争を手がかりにして考察したものである。具体的には、この論文は二〇一一年の福島原発震災が提起する問題を、哲学者の久野収やハイデッガーらによって提起された近代科学技術への根源的な問いに触発されつつ、唐木順三や朝永振一郎、武谷三男といった人々が展開した「物理科学の原罪」をめぐる論争に内在することによって、本章が設定する問いに答えるべく考察したものである。

第三章は、先行する第二章の続編としてまとめられたものである。すなわち、第二章と同様の問いに答えるべく、フランクフルト学派第一世代のテオドール・W・アドルノやマックス・ホルクハイマーが展開した道具的理性批判を分析視座として採り入れ、さらに彼らの哲学から大きな影響を受けた久野収の「近代科学の視座構造」批判を筆者なりに引き受けて考察したものである。

第四章は、ロナルド・ドゥオーキンの権利論やジョン・ロールズの正義論、ロザリンド・ハーストハウスの徳倫理学を踏まえて展開される『放射線被ばくによる健康影響とリスク評価―欧州放射線リスク委員会（ECRR）二〇一〇年勧告』の言説に注目し、かつ同勧告を敷衍展開してさらに根源から分析することにより、脱原発のための確固不動の倫理的基礎づけを試みたものである。具体的には、正義や人権への自覚と反省・構想を阻害すべく発動する複合的な権力行使の手法をスティーヴン・ルークスの権力論の視座から見極め捉え返して、われわれ市民がおのれの責任において正義と人権のための自律性を奪回することの実践的意義や射程について考察したものである。

以上の目次構成に示される各テーマや種々の分析視座は、冒頭に示したような歴史的事件が突きつけてくる問いかけを引き受け応答しようとする私の社会哲学の立場から、すべて有意味《レリヴァント》なものとして選択されている。つまり、あらゆるものを価値づけ選別しながら、おのれの形而上学的な欲望を果たそうとする近代《モダニティ》の同一性原理が否定しようとしても否定しきれない非同一的なものの尊厳への私自身の深い共感と価値関心のゆえに、本書のテーマや種々の分析視座はすべて自覚的に選択されているのである。

目次

凡例

一、本書において引用・参照した文献（著作物や論文等）は、そのつど側註の中で書誌情報を示した。

一、引用文は、「　」で括って示すか、前後の行を一行あけ、二マス下げて示した。

一、引用文は、原則として原文のままとした。

一、引用文の一部を中略した場合は「……」のように表記した。

一、引用文の中の〔　〕内の記述は、原則として筆者の補足である。

一、引用文中のルビは原文のままであり、本文中のルビは筆者が付けたものである。

一、本文中の傍点は原則として筆者によるものである。ただし、引用原文に傍点が付されている場合はそのつど側註等に註記した。

一、翻訳文の引用に際しては、原文と翻訳文を参照しつつ、筆者の判断で適宜改訳等の修正や語句の補足が行われている。

一、本文中の数字表記は原則として漢数字に統一したが、自然科学上（数学や物理学等）の記号や単位、数字の表記については適宜ローマ字や算用数字を用いた。

一、年代の表記は西暦に統一したが、文脈上必要な場合は和暦も使用した。

一、ハンセン病を意味する名称としてかつて使用された「癩」、「らい」、「ライ」、「レプラ」、「天刑病」、「業病」等の言葉は、法律第二八号「らい予防法の廃止に関する法律」（一九九六年）の制定に伴い法令用語としては使用されていない。本書は、この法令に従ってハンセン病を法令用語として使用している。ただし、旧来の用法が法令・学会・団体などの名称として使用されている場合や図書・雑誌・論文・引用文献等に使用されている場合は、研究上の歴史的事実として受け入れ、そのまま使用されている。なお、ハンセン病がすでに治癒した元患者は文脈に応じて回復者と表記されている。

一、本文において言及した人名の生没年、専門分野、職業、専攻などについては、「人名索引」に簡潔に記載した。ただし、註記の中でのみ言及した人名は「人名索引」に含まれていない。

第一部

ハンセン病問題の深層構造と人権思想

第一章　近代日本のハンセン病問題と隔離政策

はじめに

二〇〇一年五月一一日に熊本地方裁判所が下した「らい予防法」違憲国家賠償請求訴訟判決は、現代の日本社会に巨大な衝撃を与えた事件であった。周知のごとく、この原告勝訴の判決に対する政府の控訴が最終的には断念され一審判決は確定した。しかし、八九年もの長きにわたり法律に基づいて絶対隔離・撲滅政策の[1]対象とされてきたハンセン病患者・回復者・家族に対しては、未だに多くの課題が残されたままである。現に、ハンセン病を偶然に患ったために社会から隔絶され、人間の自由と尊厳を奪われ、生きて死なねばならなかった数多くの人々の無念は晴らされず、回復者たちは極少数の例外を除いて未だ帰郷も社会復帰も果たしえず、また本名をうちあけ名乗ることなく、二〇〇三年に発生した熊本県のホテル宿泊拒否事件[2]にみられるような「善意の理解者」の誹謗中傷の嵐にいまもなお曝されつづけているからである。[3]

ここでいう残された多くの課題とは、具体的には判決の当日、日弁連「会長声明」において示された以下四点の「要望」に集約されるといえよう。すなわち、「一　患者・元患者に対する差別と偏見の除去、二　名誉回復措置及び社会復帰と生活の保障、三　患者らに対する医療の保障、四　国民に対する、ハンセン病に関する正しい知識の周知徹底」[4]である。さらに、「らい予防法」違憲国家賠償請求訴訟西日本弁護団共同代表の徳田靖之によれば、「善意の理解者」とは自己の内に根づいている差別・偏見には気づくことなく、主観的には自己を善意ある理解者であると信じているが、被差別者が立ち上がり人権を主張すれば差別者側にまわる人々のことである。徳田は、論文「救らい思想と無らい県運動」の中で「善意の理解者」の差別・偏見が生み出される背景を戦前の「無らい県運動」を支えた深層の論理にまで遡って考察し、こう述べている。

> 無らい県運動の渦中において、住民の多くは心ならずも加害者の役回りを演じさせられたのだが、その行動を正当化した論理が〔いかなるものであれ〕……その共通の病根として、自らが差別する側にいるという加害者性の認識が欠如しており、それゆえに差別される人たちの側に立つという視点の重要性

1　この絶対隔離・撲滅政策は、ハンセン病国賠弁護団に従えば、「絶対的終身強制隔離・患者絶滅政策」と表現され、『ハンセン病「隔離法廷」調査報告書』（日本弁護士連合会人権擁護委員会、二〇二〇年三月）に従えば、「強制隔離政策・絶対隔離絶滅政策」と表現されている。筆者が込めている意味としては、ほぼ同一である。

2　この事件の詳しい経緯と意味については、「第一八　アイスターホテル宿泊拒否事件」（財団法人日弁連法務研究財団・ハンセン病問題に関する検証会議編『ハンセン病問題に関する検証会議　最終報告書　上』明石書店、二〇〇七年）を参照されたい。

3　ハンセン病問題に関する以下の三冊の基本文献については、本書第一部の各章論述の中で適宜、参照・引用されている。
（一）栗生楽泉園患者自治会編『風雪の紋—栗生楽泉園患者五〇年史』（栗生楽泉園患者自治会、一九八二年）
（二）多磨全生園患者自治会編『倶会一処—患者が綴る全生園の七〇年』（一光社、一九七九年）
（三）全国ハンセン病療養所入所者協議会編『復権への日月』（光陽書房、二〇〇一年）

4　日本弁護士連合会編『ハンセン病—いま、私たちに問われているもの』（クリエイツかもがわ、二〇〇一年）八三頁。また、日弁連の政府に対する勧告事項の詳細については、日弁連総第一五号「ハンセン病患者であった人々の人権を回復するために（勧告）」（二〇〇一年六月二一日）をみられたい。

を省るということが失われ続けてきたということを私たちは、同事件〔上記ホテル宿泊拒否事件〕の教訓として胸に刻みつけておく必要がある。無らい県運動は、今なお地域社会においてハンセン病差別の二重構造を根深く温存しているのだ。[5]

ところで、本書第一部の第一章、第二章、第三章[6]の論述上、以下の経緯と概要は再確認されてしかるべきだろう。

はじめに再確認されるべきは、「らい予防法」違憲国家賠償請求訴訟が人間としての誇りと尊厳をかけた一三名の原告（西日本訴訟第一次原告団）によって一九九八年七月に提起されたとはいえ、その訴訟は単独では終わらず、二〇〇一年五月の熊本地裁での判決前までには東京地方裁判所（東日本訴訟）、岡山地方裁判所（瀬戸内訴訟）へと拡大し、最終的には二、三二二人が原告となる一大訴訟へと発展した点である。熊本地方裁判所の判決とは、こうした訴訟の一連の輪が全国展開される状況の中で原告側の主張をほぼ全面的に認めるかたちで下された判決だったのである。

だが、この判決の直後から予期されたとはいえ、被告国側の控訴の意向が報道される事態となり、これへの強い危機感から控訴断念を求める高齢元患者原告団や弁護団・支援者たちの首相官邸や関係各大臣、国会議員、マスコミ等への働きかけが精力的に行われた。こうした状況の下で、同年同月、小泉純一郎内閣総理大臣は首相官邸における原告団との面談の後、談話・政府声明を出して謝罪し控訴断念の表明に至ったのである。

これを受けて、同年六月、ハンセン病補償法（「ハンセン病療養所入所者等に対する補償金の支給等に関する法律」）が成立する。しかしながら、上記補償法は日本国内の国立・私立の各療養所と米軍占領下の琉球政府（一九四五年三月に始まる沖縄戦から一九七二年五月の日本復帰まで存在した沖縄本島を中心とする統治機構）が設置した療養所入所者のみを対象とするものであった。

こうした動向を見据えながら、二〇〇三年一二月には、日本国外の小鹿島《ソロクト》更生園（大韓民国：現・国立小鹿島病院）の入所者（一一七名）や翌年八月には楽生院（中華民国〔台湾〕：現・楽生療養所）の入所者（二五名）が、ハンセン病補償法による補償を日本政府（厚生労働大臣）に要求するが、二〇〇四年八－一〇月、「小鹿島や楽生院は、補償法の言う国立療養所には当たらない」として棄却される。これに対し、同年八月（小鹿島）、同年一二月（楽生院）から東京地裁に棄却処分の取り消しを求める提訴がなされ、二〇〇五年一〇月、この提訴に対し同地裁は、小鹿島に対しては棄却処分を取り消さない（原告敗訴）、他方、楽生院に対しては棄却処分を取り消す（原告勝訴）と判決する。これを受け、同年一〇月、小鹿島更生園の入所者は東京高裁に棄却処分を不服として提訴することとなった。

同年、日本政府・与党はこうした事態に対して政治的判断による早期解決を模索する形となり、補償額を国内入所者の水準に合わせて「一人八〇〇万円」とするハンセン病補償法の改正案を二〇〇六年一月からの通常国会に提出する方針を決定、韓国や台湾のみならず、パラオ、サイパン（米国）、ヤップ（ミクロネシア

5　無らい県運動研究会編『ハンセン病絶対隔離政策と日本社会―無らい県運動の研究』（六花出版、二〇一四年）一二六頁。

6　本書第一部の各章は、発表当初の論文（初出一覧参照）に全面的な補筆・修正を施したものである。とはいえ、初出論文の執筆時期が二〇〇六年一月－三月であった経緯から、その後みられたハンセン病問題に関する種々の動きや事件の詳細を踏まえての言及はしていない。とはいえ、二〇二四年四月現在に至るまでに発表されたハンセン病問題関連の研究書や学術論文等は可能な範囲で適宜参照しつつ、第一部の各章の論述を補完すべく採り入れられている。

連邦）、ヤルート（マーシャル諸島共和国）の四地域の療養所の入所者に対しても調査の上、同等額の補償をする方向となった。二〇〇六年一一月には、改正ハンセン病補償法（「ハンセン病問題の解決の促進に関する法律の一部を改正する法律」）が成立、二〇〇七年三月には、パラオ、ヤップ、サイパン、ヤルートの各療養所の入所者をも正式に補償対象としている。

二〇〇八年には、「ハンセン病問題の解決の促進に関する法律」（促進法、通称「ハンセン病問題基本法」）が成立し、二〇〇九年、同法が施行されている。さらに、熊本地方裁判所におけるハンセン病家族国家賠償請求訴訟に対する判決を受け、被告政府は安倍晋三内閣総理大臣の談話・政府声明を出し、先の国賠訴訟と同様、控訴を断念して二〇一九年一一月、「ハンセン病元患者家族に対する補償金の支給等に関する法律」[7]が成立している。

以上のようなハンセン病問題に関する動向や事件等の経緯と概要を踏まえた上で、筆者は以下の問いを提起したい。つまり、一九〇七年三月に法律第一一号「癩予防ニ関スル件」が制定されるのを契機として、「存在するに値しない生命」として絶対隔離・撲滅政策の対象とされつづけ、一九九六年三月に画期となる「らい予防法廃止に関する法律」が成立するまで、近現代の日本社会の闇の中に打ち捨てられ封印されてきたハンセン病問題とは、われわれにとってどういう意味を持つ問題なのか、という問いがそれである。

なお、ここでいうハンセン病問題とは、医学の対象とされるハンセン病と相対的に区別されている。つまり、ハンセン病は、医学的には「抗酸菌の一種であるMycobacterium Leprae〔らい菌〕によってひきおこされる慢性の肉芽腫性炎症」と定義される。[8]また、『ハンセン病問題に関する検証会議　最終報告書』[9]にみられる以下の記述は、われわれが課題とするハンセン病問題を正しく理解する上で極めて重要であるため、少し

長くなるがここで引用しておきたい。この最終報告書によれば、

ハンセン病が慢性細菌感染症の一つであることはよく知られている。自然界には無数の細菌が生息しているが、大部分の細菌は自然の中で独立して人類とは無関係に生きており、人間にとって何ら危険な存在ではない。ただ細菌の中には少数ながら人間に感染して病気を引き起こすものがある。病原細菌と呼ばれているが、その病原性の強さや病気を引き起こすメカニズムは多種多様である。……不顕性感染状態にある菌は、人体の免疫力が何らかの理由で低下すると増殖をはじめ、菌の量があるレベルに達すると臨床症状が現れる。これが慢性細菌感染症の発症である。発症後の経過と予後は、宿主の免疫力の回復や抗菌剤による治療などによって異なるが、再び不顕性感染の状態に戻ることも多いと考えられている。広義の不顕性感染には、この自然治癒の場合も含まれる。すべての菌を殺菌して体外に排除することではなく、臨床症状をなくして不顕性感染状態に戻すことが慢性細菌感染症治療の主要な目的である。

7　この法律の詳細については、「ハンセン病元患者家族に対する補償金の支給等に関する法律」〖000992839. pdf (mhlw. go. jp)〗参照。なお、このハンセン病家族訴訟の経過と現状、証言等については、ハンセン病家族訴訟弁護団編『「家族がハンセン病だった」―家族訴訟の証言』(六花出版、二〇一八年)参照。

8　大谷藤郎監修・斎藤肇ほか編集『ハンセン病医学―基礎と臨床』(東海大学出版、一九九七年)九三頁参照。

9　この報告書は、(財)日弁連法務研究財団内に設置されたハンセン病問題に関する検証会議起草委員会がまとめたもので、その構成は以下のとおりである。(一)「ハンセン病問題に関する検証会議　最終報告書」、(二)「ハンセン病問題に関する被害実態調査報告書」、(三)「胎児等標本調査報告」、(四)「要約版」。なお、同報告書は「ハンセン病問題に関する検証会議　最終報告書―公益財団法人 日弁連法務研究財団 (jlf.or.jp)」として二〇〇五年一月に発行されている。なお、(一)は上、(二)と(三)については下に二分冊されて、二〇〇七年に明石書店から刊行されている。、明石書店刊行の(一)に関する最終報告書からの引用に際しては、以下、『最終報告書　上』とのみ略記する。

……ハンセン病は、抗酸菌の一種である、らい菌（Mycobacterium leprae）の感染を受けた個体の一部が、長い年月にわたる不顕性感染の後に発症する慢性細菌感染症である。主に末梢神経と皮膚が侵され、末梢神経障害による種々の程度の知覚麻痺や運動麻痺によって、顔面や四肢の変形などの身体障害を起こす特徴がある。数千年来、様々な形の社会的差別や偏見、さらには迫害に苦しめられてきた。……なお、最近、コール（Cole）は、遺伝子解析の手法を用いて、地球上で最初にらい菌が生まれたのは人類が誕生したのと同じ東アフリカで、人類の移動と共に地球上に広く拡散したという推論をしている。[10]

以上から明らかなように、本章の考察でいうハンセン病問題とは、このらい菌による慢性細菌感染症に対する社会文化的宗教的な排除意識としての差別・偏見が医学的知見等の歴史的制約と相俟って生み出す社会問題の総体であると了解されている。[11]

ところで、先に提起した問いは次のようにいいかえられるだろう。近現代日本社会における各々の学問的営みが基本的にこのハンセン病問題を重要課題として自覚しえず、傍観しつづけてきたのはいかなる理由からなのか。本章は筆者の構想する社会哲学の立場から、この問いに答えようとするものである。具体的には、「らい予防法」違憲国家賠償請求訴訟と熊本地方裁判所判決が現代の日本社会に与えた衝撃を学的な自己反省の端緒として引き受け、ハンセン病患者・回復者・家族・支援者たちによってねばり強く展開された人権闘争に内在しつつ、彼らによって体現されることになった人権擁護の意義と射程を明らかにすること、これが本章の目的である。[12]

10 「第一〇　ハンセン病医学・医療の歴史と実態　第一　ハンセン病医学とハンセン病対策」（前掲、『最終報告書 上』）、二八九―二九一頁。

11 ハンセン病の医学的分析については、大谷藤郎『らい予防法廃止の歴史』（勁草書房、一九九六年）、ならびに前掲、「第一〇　ハンセン病医学・医療の歴史と実態」参照。また社会問題としてのハンセン病については、さしあたり大谷藤郎『現代のスティグマ―ハンセン病・精神病・エイズ・難病の艱難』（勁草書房、一九九三年）、山岸秀『差別された病―裁かれたハンセン病隔離政策』（かもがわ出版、二〇〇一年）、ハンセン病・国家賠償請求訴訟を支援する会編『ハンセン病問題のこれまでとこれから』（日本評論社、二〇〇二年）なども参照されたい。

12 ここにいう人権擁護の意義と射程については、拙稿「S・ルークスにおける人権擁護論と道徳性の位相―オックスフォード・アムネスティ講義を中心にして」（中央大学『法学新法　池庄司敬信先生　古稀記念論文集』第一〇七巻第三・四号、中央大学法学会、二〇〇〇年九月）参照。また、本書全体のキー・コンセプトである人権（Human Rights）の基礎了解については、S・ルークス「人権をめぐる五つの寓話」（S・シュート／S・ハーリー編（中島吉弘・松田まゆみ訳）『人権についてオックスフォード・アムネスティ・レクチャーズ』みすず書房、一九九八年、二三―四九頁）参照。

なお、ルークスの人権に関する基礎了解については、以下の言説を参照されたい。「人権を信奉することは、ある人の目標や戦略がそれらの追求に際して促進されることがなく、それどころか阻害されかねない場合にまさに（というよりはむしろ〔その場合に〕とりわけ）、それらの擁護のために献身することだからである。換言すれば、権利という言葉を用いることは、正義の関係から利益を得る人々の観点に立って、その必要条件を主張する一手法なのである。というのも、正義の関係とは「〈とりわけ〉選択の自由をふくむ」なにものかを享受すべき、あるいは当然与えられてしかるべき『他者（たち）』の観点、つまり仮にそのなにものかを否定するならば、不当に取り扱われる人々の観点」を採り入れることだからである。〈人間の〉権利という言葉を用いるのは、このような観点を採り入れるためなのであるが、それはまた、ある事柄、とりわけ人間にふさわしい人生を謳歌するうえでもっとも大切な事柄にかかわるこうした観点から、基本的にもっとも重要な〈プリマ・ファキエ〉の〔人間の法律上の〕地位を重視するための一手法でもある。」（Steven Lukes, 'Can a Marxist Believe in Human Rights?', *Moral Conflict and Politics*, Clarendon Press, 1991. p.177. 拙訳「マルクス主義者は人権を信奉できるか」『長野大学紀要』第一五巻四号、一九九四年三月、一四一頁）

筆者自身によるルークスの人権擁護論研究としては、「S・ルークスのマルクス主義批判と一九八九年革命論――〈道徳性〉の認識を手掛かりにして」（中央大学社会科学研究所編『革命思想の系譜学―宗教・政治・モラリティ』研究叢書4、中央大学出版部、一九九六年）をも参照されたい。

一　文明開化と隔離の歴史

本節では、明治維新を画期として開始される近代日本のハンセン病患者に対する隔離政策の歴史を概観することにしたい[13]。なぜなら、この隔離の歴史を知ることなくしてハンセン病問題を考察することは不可能だからである。

近代日本が国策として推進した一連の隔離政策は、一九〇七年に公布・施行された法律第一一号「癩予防ニ関スル件」[14]に開始される。だがここで留意すべきは、この法律の制定に先行する底知れぬ深い前史が存在している点であろう。とはいえ本節では、そのような前史の存在を念頭に置きながらも、近代日本の隔離政策が形成される前後の経緯に照準を定めて考察することにしたい。というのも、われわれの問題関心から注目したいのは、明治維新以後、伝統的な共同体秩序の周縁にそれまでゆるやかに包摂されていたハンセン病者や障害者を含む両義的な存在者（異人）たちが、機能的に均質化されていく近代社会の諸領域から完璧に隔離・排除されるべき存在として位置づけられていく社会力学とそれに伴う隔離・隠蔽・撲滅の経緯だからである[15]。

この伝統的な共同体秩序にみられたハンセン病患者や障害者たちの両義性について、赤坂憲雄は労作『異人論序説』の中でこう述べている。すなわち、「共同体民衆による敬いと怖れの両義的なまなざしに包まれている」「ハンセン病や身体障害者などの乞食遍路」は、「不浄の極にある者として賤視されたが、にもかかわらず、いくらかの接待にあずかることは許された[16]」、と。また、赤坂の同書にはこのような両義的な性格を賦与される存在者を生み出す排除の構造に関する以下のような示唆深い言説がみられる[17]。

あらゆる共同体、または人間の形造るすべての社会集団は、共同性の位相からながめるならば、こうした異人表象＝産出、そして内面化された供犠としての制度によって制御されている、とかんがえられる。たえまなしに再生・反復される共同性の深部には、ただひとつの例外もなく、社会・文化装置として異人という名の排除の構造が埋め込まれ、しかも、同時にその存在自体がたくみに秘め隠されている。[18]

13　本章は、近現代の日本社会にみられるハンセン病隔離政策史に照準を定めて考察されるが、当然ながら隔離政策がはじめられた中世期のヨーロッパまで遡っての考察も必要であろう。この課題に応えるための研究文献としては、森修一・石井則久「ハンセン病と医学1―隔離政策の提唱とその背景」（『日本ハンセン病学会雑誌』七五巻一号、二〇〇六年）、同「ハンセン病と医学Ⅱ―隔離政策の提唱とその背景」（同誌、七六巻一号、二〇〇七年）、森修一「ハンセン病対策の歴史と現状―日本と世界」（同誌、八七巻二号、二〇一八年）などを参照されたい。

14　一九〇七（明治四〇）年三月一八日に公布されたこの法律第一一号「癩予防ニ関スル件」の原本自体は、国立公文書館デジタルアーカイブ参照。なお、同法律の制定に至る過程の分析としては、上村貴美子「『癩予防ニ関スル法律』の制定要因に関する考察」（The Journal of the Department of Social Welfare, Kansai University of Social Welfare Vol.16-2, 2013.3 pp. 39-48）を参照されたい。また、「癩予防ニ関スル件」制定と、これに先立って一八九七年に制定された「伝染病予防法」（ペストやコレラ等の「急性伝染病」を対象とする法律）の相互関係については、「第一　一九〇七年の『癩予防ニ関スル件』―強制隔離政策の開始と責任」（前掲、『最終報告書　上』）を参照されたい。

15　これらの点については、M・フーコー（田村俶訳）『狂気の歴史―古典主義時代における』（新潮社、一九七五年）、今村仁司『排除の構造―力の一般経済序説』（青土社、一九八五年）、網野善彦『日本中世に何が起きたか―都市と宗教と「資本主義」』（日本エディタースクール出版部、二〇〇〇年）、間庭充幸『日本的集団の社会学―包摂と排除の構造』（河出書房新社、一九九〇年）、栗原彬ほか『内破する知―身体・言葉・権力を編みなおす』（東京大学出版会、二〇〇〇年）などを参照。

16　赤坂憲雄『異人論序説』（砂子屋書房、一九八九年）一三〇―一三一頁。

17　前掲、『人権について』三〇頁参照。ここにいう「共同体民衆による敬いと怖れの両義的なまなざしに包まれている」存在者は、ルークスがいうような共同体の「一体化」原理の臨界領域にみられる「同化しない人、同化できない人、同化を超越する人、同化に反対する人」々と重なり合うものといえよう。

ハンセン病患者に対する隔離政策の前史については、しばしば言及されるように、一三－一四世紀、叡尊やその弟子の忍性ら鎌倉時代の仏教徒による「救癩」活動が広く知られている。たとえば、忍性は奈良に日本最古といわれる救らい施設である「北山十八間戸」（ただし、創設は忍性によると伝えられるが真相は不明とされる）や鎌倉の極楽寺に桑ヶ谷療養所（一二七八年）を創設している。一方、戦国時代末期に日本を訪れたポルトガル貴族出身の商人・医師で、後にイエズス会員となるルイス・デ・アルメイダが一五五七年、豊後の府内（現大分県大分市）にらい病院を開設している。けれども、豊臣秀吉のキリスト教禁止令（一五八七年）や江戸幕府によるキリシタン禁制政策（一六一二－一八七三年）、さらには鎖国政策（一六三九－一八五四年）などの影響からキリシタン病院は閉鎖され、このハンセン病者への救護活動や施療は立ち消えてしまうのである。一方、江戸幕府による開国（「日米和親条約」締結、一八五四年）後、外国人のキリスト教宣教師たちによる「救癩」活動は再開される。[19]

しかしながら、欧米帝国列強に並ぶ文明国・一等国たらんとする明治政府にとってハンセン病患者の存在は「国辱」としての意味を賦与され、やがて隔離・隠蔽の対象から撲滅・淘汰の対象として位置づけられていくのである。たとえば、ロシア皇太子アレクセイが一八七二年一〇月一七日に東京を訪問するのに先立ち、「外交的立場から帝都の恥をさらさぬようにという国家の方針のもと、東京府知事の要請を受けて、前日一〇月一六日東京府下に放浪する生活困窮者などを一掃して収容するという目的のため」[20]浮浪患者三〇〇人（ハンセン病者や失明者、精神障害者などを含む）が収容されるのは、「文明国にらいはない」と考える明治政府の方針（価値判断）が背後にあったからだといえよう。

ここで注目すべきは、こうした「文明国にらいはない」と考える明治政府の方針が絶対隔離政策へと純化され原理化されていくのに先だって、別様の可能性がこの時期にみられた点であるだろう。たとえば、後藤昌文（漢方医、東京の医科大学病院（後の東京帝国大学付属病院）のハンヤン病治療医）の「救癩」活動がそれである。後藤によれば、ハンセン病は「天刑病ではなくたんなる病気である。病気であるからには予の治法で必ず癒る」との確信と信念から私立療養所の「癩病舎」を東京市柏木鳴子町（旧加賀邸の空長屋跡）に設立（一八七二年）、その後ここが満室となったため「起廢病院」を本所や神田に設立（一八七四年）、一八七五年には両所を合併して猿楽町に「起廢病院」を設立しているからである。[21]

こうした「天刑病ではなくたんなる病気である」と考え、治療にとりくむ後藤昌文（とその弟子たち、ならびに昌文の子である医師の後藤昌直）の先駆的な「救癩」活動や、その他の「救癩」活動、具体的には医師・遠藤道栄によって一八八一年に開設された個人病院の「回天病院」（大正年代まで大風子油による治療と患者救済活動を継続）、医師・荒井作によって一八八五年に設立された「衆済病院」（医師・木下藤一により

18　前掲、赤坂『異人論序説』二〇頁。

19　これらの点については、沖浦和光・徳永進編『ハンセン病─排除・差別・隔離の歴史』（岩波書店、二〇〇一年）、藤野豊『歴史のなかの「癩者」』（みゆる出版、一九九六年）参照。なお、中世の欧州や日本におけるアジール（Asile：不可侵の聖域とされる開放的社会・全人類社会）や癩者等に対する慈善救済については、井伊玄太郎『社会文化人類学』（稲門堂、一九六五年）四八〇─七〇八頁を参照されたい。

20　青山静子「近代日本（一八六八─一九四一）におけるハンセン病対策と三人の来日女性宣教師のハンセン病者救済活動」（金城学院大学大学院文学研究科社会学専攻博士論文、金城学院大学リポジトリ（aii.ac.jp）、二〇二三年一月一八日閲覧）参照。

21　この点に関する貴重な記録文献としては、佐久間温巳「本邦ハンセン病史における後藤昌文・昌直先生父子の業績」（日本医史学会編『日本医史学雑誌』第三二巻第二〇号、通巻第一四四二号、一九八六年、一六九─一七一頁）参照。

一九三二年まで「駒込皮膚科専門病院」、「木下専門病院」と改称しながら大風子油による治療と患者救済活動を継続[22])、東京市経営の貧困者救済医療施設「東京養育院」(院長・渋沢栄一)内に医員・光田健輔によって一九〇一年に設置された「回春病室[23]」などが試みられながらも、この流れは大きく展開するに至らなかった。後に検討するように、そうしたとりくみの中から光田健輔らが主導するハンセン病者の絶対隔離政策が生み出されてくるのである。われわれはその間の経緯やそこに働いた種々の力学について注意深く検討すべきであろう。

こうした日本人の医師たちによる「救癩」活動は、その後外国人のキリスト教宣教師たちの信仰と実践によって代替されていくことになる。たとえば一八八九年には、パリ外国宣教会のジェルマン・レジェ・テストウィード神父が静岡県に私立神山復生病院を設立し、一八九五年には英国伝道会社の宣教師ハンナ・リデル[24]が熊本市に私立回春病院(一九四一年二月閉鎖)を創設している。[25]

近代日本の帝国への歩みを決定づけた日清戦争(一八九四-九五年)が終わって後、一九〇〇年には内務省によるハンセン病患者に関する第一回調査が行われている。その調査結果(「癩病血統及患者表」)によれば、三〇、三五九人の患者が確認されている。[26] なお、内務省の「らい一斉実数調査」(一九〇〇年)によれば、「らい血統家族」が九九万人と推定されている。[27]

ところで、このような一世紀以上前のデータは、現代にあっても依然としてセンシティブなものであって、以下の文脈において正しく理解されなければならない。

わが国の近代ハンセン病政策が犯した取り返しのつかない過ちから、患者と家族らが流した涙の量に匹敵する教訓を引き出し、感染症の患者を危険な存在として排除したり、遺伝性疾患の患者・家族を不良な遺伝子を持った特別な人間として差別したりしない社会を作っていくことは私たちの責務である。そのためには、私たち一人一人が正しい医学的知識を持たなければならない。そのことの重要性をいくら強調しても強調しすぎるということはない。ハンセン病に対する誤った認識が誤ったハンセン病政策を生み出すことになったからである。だが、これには留意も必要であろう。感染症であれ、遺伝性疾患であれ、病気を理由とした差別は許されないという立場を徹底するのでなければ、いくら正しい医学的知識の普及に努めたとしても、病気に対する差別・偏見は決してなくならないからである。急性感染症

---

22 日本の「医師による患者救済」の詳細や経緯については、前掲、森・石井「ハンセン病と医学Ｉ」一五頁、境野健太郎「ハンセン病療養所の施設構成と居住環境の変遷に関する研究」（京都大学、二〇〇七年、D_Sakaino_Kentaro. pdf（kyoto-u. ac. jp)）六頁参照。なお、荒井作のハンセン病に関する医学的見解については、境野、八頁を参照されたい。

23 ちなみに平井雄一郎によれば、「光田健輔によって、近代日本で最初のハンセン病患者のための隔離病棟「回春病室」が東京市養育院内に設置された（「公的な空間の中で公的な措置としてハンセン病者の隔離が遂行された」）のは一八九九年の出来事である」とする説の吟味の結果、「少なくとも「一八九九年」説には確実な根拠が存在しない」と結論づけている。この点に関する詳細は、平井雄一郎「東京市養育院「回春病室」設置時期の再検討」（日本医史学雑誌第五一五巻第四号、二〇〇九年、四二七-四四三頁）参照。

24 ハンナ・リデルについては、荒井英子「近代日本『救癩』史における女性キリスト者」冨坂キリスト教センター編『近代日本のキリスト教と女性たち』（新教出版社、一九九五年所収）一九二-二〇二頁、荒井英子『ハンセン病とキリスト教』（岩波書店、一九九六年）一-一九頁。

25 前掲、境野「ハンセン病療養所の施設構成と居住環境の変遷に関する研究」七頁参照。なお、テストウィードによる私立らい療養所「神山復生病院」（静岡県御殿場市神山）の創設経緯については、一〇〇年史編集委員会編『神山復生病院の一〇〇年』（春秋社、一九八九年）参照。

26 藤野豊編『近現代日本ハンセン病問題資料集成』（戦前編第八巻、不二出版、二〇〇二年）参照。

27 「第一五　国際会議の流れから乖離した日本のハンセン病政策」、前掲、『最終報告書　上』六一一頁。

についてはやむを得ず強制隔離が必要な場合もあるが、それに伴う人権の制限は必要最小限とし、患者に対しては最善の医療が保障されなければならない。[28]

日露戦争(一九〇四-〇五年)が終わると同時に、「癩予防相談会」(一九〇五年一一月)が救らい事業家ハンナ・リデルの大熊重信への請願(直訴)を契機に開催されている。[29]その後、一九三一年に制定された「癩予防法」(旧法)とこれを根拠とする官民一体の「無癩県運動」[30]が展開されるが、以後、この運動はファシズム期日本のナショナリズムと優生主義(人間の生殖活動や遺伝現象を生物学的な観点から分析・操作することによって、知的・能力的に優れた人間を創造し、そうすることで人間社会を科学的に改良・向上させようとする優生学や優生政策の信念体系)に基づく「民族浄化(ethnic cleansing)」運動の一環として強力に推進されていくのである。[31]

一九〇七年に成立した「癩予防ニ関スル件」は、度々の部分改正を重ねながら、すべてのハンセン病患者を本人の意思にかかわりなく強制的に隔離できるようにすべく法律として改正され、一九三一年に「癩予防法」として成立する。この改正に関する『最終報告書　上』の分析によれば、以下のように述べられている。

こうして、一九三一(昭和六)年、日本のハンセン病対策は絶対隔離の段階に到達した。この年の九月、柳条湖事件を機に、日本は満州事変に突入、さらに、一九三七(昭和一二)年七月、盧溝橋事件を機に日中全面戦争が勃発、さらには一九四一(昭和一六)年一二月、それは米英との戦争にまで拡大した。「癩予防法」は日本が一五年に亘るアジア・太平洋戦争に突入する直前に成立し、一五年間の戦争の中で実施されていったことになる。長期化する戦争の中で、ハンセン病対策も、心身ともに優秀な国民の創出を目指す優生政策の一環に位置付けられていく。[32]

大谷藤郎は法律制定の時期にしたがって、ハンセン病者の隔離の歴史を以下の四期に区分している。これによれば、第一期は発病した患者が「家庭や村を追われて浮浪し、政府の無策に対して少数の宗教慈善家が救済にあたっていた明治初期の浮浪らいの時代」、第二期は一九〇七年に「法律第一一号が制定されて、浮浪らい収容を中心とした約二五年間の公立療養所の時代」、第三期は一九三一年に「『癩予防法』が改正成立して、国立療養所となって以降、すべてのらい患者を隔離収容しようとした時代」、第四期は一九五三年「現行『らい予防法』成立以降の時代」である。[33]

28 前掲、「第一〇　ハンセン病医学・医療の歴史と実態　第一　ハンセン病医学とハンセン病対策」（前掲、『最終報告書　上』）二一一頁。

29 輪倉一広「『癩予防に関する件』（一九〇七年法律第一一号）制定の評価に関する一考察」（愛知江南短期大学 紀要、三一号、二〇〇二年、六五―七八頁）参照。

30 この「無癩県運動」の実態については、「第六　ハンセン病に対する偏見・差別が作出・助長されてきた実態の解明」（前掲、『最終報告書　上』）、「熊本県『無らい県運動』検証委員会報告書」（熊本県「無らい県運動」検証委員会、二〇一四〔平成二六〕年一〇月一日）、前掲、『ハンセン病絶対隔離政策と日本社会』、川崎愛「戦前・戦後の無らい県運動とハンセン病療養所」（社会学部論叢第二六巻第二号、二〇一六年三月、四五―五九頁）などを参照されたい。

31 藤野豊『日本ファシズムと医療』（岩波書店、二〇〇一年）一〇七―一三七頁。なお、藤野によれば、「癩予防法」（旧法）の制定と内務省の政策確立の下で、この「無癩県運動」は財団法人癩予防協会（政財界人・内務官僚中心）、日本ＭＴＬ（キリスト者中心）、真宗大谷派光明会（仏教者中心）、財団法人三井報恩会、癩病根絶期成同盟会などを推進団体として展開されている。

32 「第三　一九三一年の『癩予防法』―強制隔離の強化拡大の理由と責任」（前掲、『最終報告書　上』）一一二―一一三頁。

大谷藤郎は「らいは前世に犯した業罰による報いである」とする仏教の思想が、「因習的な『遺伝、血統』の家系を忌む考えと結びついて、わが国においては昔から患者は軽視され排除され、穢れた者として社会の最底辺に位置づけられてきた[34]」との認識を示した上で、「古くから永年にわたって日本人が病み崩れていくらい患者をみてきた冷酷な目と思想」は、「明治維新で文明開化となっても変わることがなかったばかりか、社会が近代化していくとともにさらに伝染病恐怖が加わって一層嫌悪感疎外感を強め[35]」たと述べている。だがここで注目すべきであるのは、世間の目を意識して各地を浮浪徘徊しまた乞食をして、見知らぬ異郷の地に行き倒れ死にゆくらい患者に対して「なんの疑念も同情もさしはさまなかった」当時の日本人とは対照的に、内外の宗教家が「救らい事業」に乗り出している事実であろう。

先のテストウィード（一八八九年、日本初の私立らい療養所神山復生病院[36]創設、静岡県）、アメリカ人長老派宣教師ケイト・ヤングマンと好善社（一八七七年に女性ボランティアグループとして発足し、公益社団法人として現代に至る）（一八九四年、私立病院・慰廃園開設、東京府荏原郡目黒村）、同じく先のハンナ・リデル（一八九五年、私立の回春（「希望の復活」）病院開設、熊本市）、フランス人神父ジャン・マリー・コール（一八九八―一九一三年、熊本市西区にコールの要請に応えて来日した「マリアの宣教者フランシスコ修道会」のシスター五人の協力の下で待労院設立[37]）、日蓮宗僧侶・綱脇龍妙などの「救らい事業」がそれである。[38]

なお、こうした「救らい事業」の実態について、キリスト教主義の療養所では「医療より患者に対する宗教にもとづく精神的救済の方」が重視されていたとの指摘や、「少なくとも綱脇龍妙が身延深敬病院（一九四三年に身延深敬園と改名）（一九〇六年に創設され一九九二年に閉鎖、山梨県身延町）を創設し救癩の道を歩むまでには、残念ながら、日本仏教教団としては積極的具体的に救っていたという実績は少ない」との指摘はやはり確認されるべきであろう。[39]

しかしここで改めて注目したいのは、先に言及したハンナ・リデルが「大隈重信、渋沢栄一や三井などの財界の巨頭に対して近代国家として放任すべきではないことを熱心に働きかけたこと」も影響して、日本が近代国家としてハンセン病患者の「対策に乗り出す機運」をたかめた背景事情である。[40]具体的には、後に触れる英国教会宣教師コンウォール・リーとリデルとの間にみられた「患者の人権」配慮をめぐる対立は、ハンセン病に関する「聖書」解釈史上の相容れない二つの流れと相まって、その後のハンセン病対策に少なからぬ翳を落としていると思われるからである。

荒井英子によれば、「リデルは政治的手腕に富んでおり、福沢諭吉、大隈重信、島田三郎、渋沢栄一、武藤山治、徳富蘇峰ら当時の日本の政・財・言論界の人物を動かし、また宮内省とも接触を計りつつ、官・民一体となった『救癩』の必要を力説し、ついには政府に働きかけて法制定に至らせた陰の人物」であったが、他方、「一人の患者が普通の人間としてその尊厳が守られ、可能な限り生活を楽しみ、当然の生を全うできるようにすることである」と考え実践したコンウォール・リーの思想と行動は、不幸にも闇に葬られていくのである。[41]

33 大谷藤郎『らい予防法の廃止の歴史』(勁草書房、一九九六年)四二―四三頁参照。
34 同、四三頁。
35 同、四四頁。
36 この私立らい療養所「神山復生病院」の創設経緯については、前掲、『神山復生病院の一〇〇年』参照。
37 西浦直子「[調査報告]待労院とその周辺を歩く」(国立ハンセン病資料館研究紀要第五号、二〇一五年三月)七九―九〇頁。
38 前掲、大谷、四四―四五頁。この点については、前掲、藤野『日本ファシズムと医療』八頁。
39 前掲、藤野、九頁。岡山良美「綱脇龍妙の救らい事業」(『四天王寺大学大学院研究論集』第一二号、二〇一八年)一二四頁。
40 この点の詳細については、前掲、荒井『ハンセン病とキリスト教』九―一三頁を参照されたい。

このような歴史的相剋を孕みつつも最終的に制定された法律第一一号「癩予防ニ関スル件」は、「浮浪らい」患者を一掃し、「治療の途なきものを強制的に収容」せんとする国策として、その後ながく絶大な力を発揮しつづけることになる。また一九〇九年には全国五ヵ所に「府県立癩療養所」(全生病院・東京、北部保養院・青森、外島保養院・大阪、大島療養所・香川、九州癩療養所・熊本)が設置され、内務省令第四五号「癩ニ関スル消毒ソノ他ノ予防法」が制定されている。さらに注目すべきなのは、一九一五年には、全生病院(後の多磨全生園)において結婚の条件として断種手術が光田健輔により非合法に開始されている点である。[42]また翌年の一九一六年の法律「癩予防ニ関スル件」改正に伴い、各国立療養所長に警察権(つまり公共の秩序維持のため国民に命令強制を加える公権力)として懲戒検束権が賦与されている。[43]ちなみに、この懲戒検束権は同年六月、「癩予防ニ関スル件」の一部改正に伴い、「療養所ノ長ハ命令ノ定ムル所ニ依リ被救護者ニ対シ必要ナル懲戒又ハ検束ヲ加フルコトヲ得ル(四条ノ二)」として法文化され、[44]内務省令第六号に基づき定められている。また翌一九一七年一二月には「患者懲戒検束ニ関スル施行細則」が定められている。

なお、これ以降、こうした懲戒検束権が導入されつづけるのは、一つは患者の人権に全く配慮しない国立療養所の実態に対して人間としての自由と平等(人権と自治)を求める患者たちの逃亡、職員への反抗や不服従として現れる不満や要求の表明を抑圧し未然に阻止するためであり、もう一つは国内の地域社会に対して絶対隔離・撲滅空間としての園内秩序を断固として維持するためであった。さらに、一九三三年の「外島事件」(プロレタリア癩者解放同盟結成に伴う入所者間の自治会主導権をめぐる対立の激化)の教訓から学んだ光田健輔らは、これにより非合法のマルクス主義運動や自由主義運動を思想的に予防することも考えていたとみられる。一九三八年、栗生楽泉園(群馬県草津町にある国立療養所)内に設置され、一九四七年まで使用されていた「患者刑務所」（懲罰施設）＝「特別病室」（重監房）[45]は、こうした絶対隔離・撲滅政策の極限形態であるといえるであろう。

話を戻そう。一九一六年には、先のコンウォール・リーが「病者の復活」のための『聖バルナバ・ミッション』を遂行すべく群馬県草津町湯之沢に聖バルナバ医院（聖バルナバ教会、病者のための聖バルナバホーム、幼稚園・小学校などを含む）を私財や内外の寄付により開設（財政難により一九四一年に解散）[46]、これに福音教会派のキリスト者・服部ケサ[47]が医師として、また三上千代が看護師として加わっている。とはいえ、服部と三上はリーとは信仰上の理由やナショナリズムの点で折り合いが悪く、「同胞の救済は同胞の力よりてなすに非ざれば徹底的ならざる」との決意により聖バルナバ医院からは独立し、一九二四年一〇月、同地区に鈴蘭医院を開設するが、服部の急死で閉鎖される。[48]とはいえ、一九二五年、三上は光田健輔の援助により草

41　同、九―一三頁。
42　田中伸尚『憲法を奪回する人々』（岩波書店、二〇〇四年）一四―一六頁参照。なお、この「断種」と優生思想との内的関連性については、藤野豊『日本ファシズムと優生思想』（かもがわ出版、一九九八年）、藤野豊『「いのち」の近代史―「民族浄化」の名のもとに迫害されたハンセン病患者』（かもがわ出版、二〇〇一年）二三四―二四六頁を参照されたい。
43　懲戒検束権については、前掲、藤野『日本ファシズムと医療』一五一―一九頁、前掲、解放出版社編『ハンセン病国賠訴訟判決』一八四―一八六頁、前掲、『倶会一処』四四―四六頁、前掲、『全患協運動史』一二三頁を参照。
44　前掲、『ハンセン病国賠訴訟判決』一八四―一八五頁。
45　成田稔「〔総説〕重監房（「特別病室」）について（補訂）」（国立ハンセン病資料館研究紀要第五号、二〇一五年三月）一―一六頁参照。
46　この間の詳しい経緯等については、中村茂「草津湯之沢における聖バルナバ・ミッションの形成と消滅―コンウォール・リー女史とハンセン病者救済事業について」（『桃山学院大学キリスト教論集』第三五号、桃山学院大学総合研究所、一九九九年三月）を参照されたい。
47　詳しくは、武田房子『ハンセン病最初の女性医師 服部ケサ―鈴蘭医院へ』（幻戯書房、二〇二二年）参照。

津滝尻原に有料療養施設の鈴蘭園（一九三一年、経営難のため閉鎖）として再建している。[49] 同年、「全ての患者を収容可能」にすべきとの通牒が内務省衛生局長から出されている。また同年、キリスト教救癩団体の日本ＭＴＬ（Nippon Mission to Lepers：日本救癩協会）が安井てつ、賀川豊彦、光田健輔ほか七名を発起人として結成され、「日本に於ける癩患者に基督の福音を知らしめ併せて癩の予防及救療事業を促進」すべく、伝道等の活動を行うとしている。[50]

藤野豊によれば、一九〇七年の「癩予防ニ関スル件」成立とその適用をめぐっては、当所「内務省衛生局・公立療養所側と私立のキリスト教主義療養所側」との間に「患者の人権」配慮をめぐって対立がみられたが、しかしやがて一九二〇年代に入ると、この両者の対立は高揚する「優生主義とナショナリズム」の中で解消されていくことになる。ここにハンセン病対策は、患者を「国辱として療養所に隔離する段階から、日本民族の資質向上〔健民・健兵の育成〕という優生主義〔とナショナリズム〕の視点に立って隔離するという段階に移行」していくのである。[51]

ちなみに、キリスト者の内部にもハンセン病患者の人権配慮をめぐる対立がみられる点については、荒井英子の労作『ハンセン病とキリスト教』が重要な示唆を与えている。なぜなら、「ライはキリストなり」と考える近代日本のキリスト者による「救癩」事業の中にも、また古くは「聖書」解釈史の中にもハンセン病患者の人権をめぐる歴史的に深い思想解釈上の対立が「ライ＝天刑論」（「憐れみと救済の対象」としてハンセン病患者を捉える流れ）と「ライ＝メシア論」（「苦難を代わって負うメシア的・宗教的存在」として捉える流れ）との対立としてあり、[52] またこの対立に関する無自覚のゆえに発生する精神病理を「信仰と人権の二元論」という見地から、荒井は考察を展開しているからである。荒井の以下の言説は極めて重要な指摘であるといえよう。

日本のキリスト者はなぜ患者の人権蹂躙に加担した歴史を自覚しない、あるいは出来ないのか。キリスト教は元来、心の救済とともに人権の回復をもその視野に入れていたはずである。しかし、近代日本のキリスト教「救癩」史をみる限り、信仰と人権は完全に乖離し、ヒューマニズムの美名のもとハンセン病患者の人権は全く顧みられることはなかった。魂の救いと人間の解放の両面を持つキリスト教が、なぜ人権に無感覚に、このような事業を信仰的動機をもって行ない得たのか。実にこのような「信仰と人権の二元論」こそ、近代日本キリスト教「救癩」史の根本的問題であるといわなければならない。[53]

48 コンウォール・リーと三上千代・服部ケサの間にみられる協働と離反の経緯の詳細については、加賀谷紀子「救癩活動に尽くした看護師三上千代・女医服部けさと宣教師コンウォール・リー女史との協働と離反―湯之沢部落における活動に焦点を当てて」(『八戸学院短期大学研究紀要』第三九巻、二〇一四年、七七―八六頁)参照。

49 前掲、加賀、八二頁、前掲、荒井『ハンセン病とキリスト教』一三―一四頁参照。服部けさと三上千代の信仰とナショナリズムについては、同、一四―一九頁を参照されたい。

50 前掲、藤野『日本ファシズムと医療』二九―五四頁参照。なお、日本MTL設立の経緯については、森幹郎『足跡は消えても―ハンセン病史上のキリスト者たち』(ヨルダン社、一九九六年)二九七―三二五頁、「戦前における無らい県運動とキリスト教」、とくに「日本MTL」との関係については、前掲、無らい県運動研究会編『ハンセン病絶対隔離政策と日本社会』九七―一〇〇頁を参照されたい。

51 前掲、藤野、五三頁参照。なお、「レプラ患者」(ツァーラアト患者)などの『『被差別民衆』と共に生きぬいた人間』イエスに従おうとするマルコの福音書理解(「イエス主義」)の歴史的意義については、滝沢武人「イエスとハンセン病」(前掲、沖浦・徳永編『ハンセン病』所収)、前掲、大谷『現代のスティグマ』三一五―三一八頁を参照されたい。

52 前掲、荒井『ハンセン病とキリスト教』一五三頁。

以下の荒井の結論は真に啓発的である。

もし一人の人間の存在が、ある教理のゆえ、あるいは神の名のゆえに、はなはだしく歪められ抑圧されるとしたら、それは抑圧される人間が悪いのでも弱いのでもない。教理・神学が間違っているのだ。[54]

「近代日本キリスト教『救癩』史の根本的問題」の核心を「信仰と人権の二元論」の中に見極める以上の荒井の言説は、以下の藤野の言説と重ね合わせて了解されるべきであろう。なぜなら、藤野はこう述べているからである。いわく、「キリスト者にとり、『救癩』はイエスの足跡をたどる行為であった。……彼らはハンセン病患者の『救済』を『神から与えられた使命』と考えるが、その『使命』が『隔離の実現へと転化』したとは考えない。その結果、「彼らはキリスト者からイエスの『使徒』と崇められ、無条件に聖化、美化され、礼讃され」るが、他方では「苦難の象徴として救済の対象とされたハンセン病患者は、憐みの対象として存在することを求められ、それに反対する行為、たとえば療養所から受ける虐待に抗議したり、人権を主張して隔離に反対したりすることは許されなかった」[55]。そして藤野は結論をこう述べるのである。

日本のキリスト者の「救癩」は、一貫して国家の論理、絶対隔離の論理に貫かれていた。それを日本キリスト教史における時代的制約に起因する過ちとして理解するならば、また、過ちを繰り返すことになる。それは、日本のキリスト者による聖書解釈、すなわち、キリスト教信仰の根源に由来する過ちではなかったか。[56]

ここに語られる問題は、しかしキリスト者のみならず、仏教者を中心とする日本の宗教者の国策としての「無らい県運動」への加担（組織的関与や傍観・黙認・達観等）についても、同じく妥当する問題なのである。つまるところ、もっとも重要な問題の核心は、以下の言説に集約されるであろう。「究極の人権侵害とは、人権が侵されていることを覆い隠してしまうはたらきであるといえるのではないか。隔離政策の中で宗教が果たした役割は、まさしくこれにあたる。[57]

ここで議論を戻せば、一九二七年に日本癩学会[58]が発足する。第一回日本癩学会が開催されるのは、こうした「優生主義とナショナリズム」が高揚する時代状況の中でのことである。現に、翌年には官民一体の「患者狩り」と呼ばれた「無癩県運動」が開始されている。このような国策が強力に推進される中で、「感染性患者の隔離は、ハンセン病に対し必要な方法であるが、唯一無二の方法ではない」と指摘する国際連盟の「ら

53 同、荒井、三頁。なお、キリスト教における「信仰と人権」をめぐる問題については、荒井献編（荒井英子遺稿集）『弱さを絆に―ハンセン病に学び、がんを生きて』（教文館、二〇一一年）を参照されたい。
54 同、荒井、二一六頁。
55 前掲、無らい県運動研究会編『ハンセン病絶対隔離政策と日本社会』九六頁。
56 同、一〇三頁。なお、この重要な指摘に重なり合う荒井英子の論考としては、「『神の業がこの人に現れるため』考―『障害者』からの問いかけに答えて」（前掲、荒井『弱さを絆に』所収）二七九―三〇九頁がある。
57 同、一一五頁。なお、ハンセン病史上における日本のキリスト者の多様な活動の足跡については、前掲、森『足跡は消えても』を参照されたい。
58 この日本癩学会の名称は、その後「日本らい学会」をへて、一九九六年以降「日本ハンセン病学会」に変更され現在に至っている。詳しくは、日本ハンセン病学会（hansen-gakkai.jp）参照。

い委員会」を無視して、内務省衛生局の手になる「癩の根絶策」[59]＝「二〇年根絶計画」が一九三〇年に作成される。[60]「文明国」には「癩」はあってはならないとするこのハンセン病対策のマニュアルは、絶対隔離がなければ「病毒」が蔓延するとの恐怖感をあおりつつ、患者を差別・偏見の中で「全部隔離完了後は、一〇年を以て略患者がなくなる」とするものであった。[61]また同年には、国立療養所の第一号として長島愛生園が設置されている。一九三一年には、法律第一一号「癩予防ニ関スル件」が「癩予防法」（旧法）として改正・公布されるが、この改正法では「伝染の恐れある全ての患者を強制収容」することが至上命題とされていくのである。この改正法に現れた国家意思は官民一体となった「無癩県運動」として展開され、日本の各地で「患者狩り」が推進されていくことになる。[62]実際、この政策により、この時期の収容患者数は、一、一〇〇人から一〇、〇〇〇人に跳ね上がっている。

ハンセン病患者に対する国策がこのように至上命題とされていく中で、群馬県の栗生楽泉園には園内秩序を乱すとみなされた「不良患者」を全国の療養所から収容する「特別病室」が一九三八年に設立されている。なお、この「特別病室」が「重監房」と呼ばれたのは、戦前から設置されていた全国の各ハンセン病療養所の監禁所が「監房」と呼ばれたのに対し、それ以上の重い罰を与えたための設置だったからである。この「特別病室」（「重監房」）は戦後の一九四七年には撤廃されるが、一九五三年に「癩刑務所」がこれに代わるものとして菊池恵楓園（隣接する菊池医療刑務支所）内に設置されている。[63]

二　日本の隔離政策の特異性

ここで注目しておきたいのは、こうした「無癩県運動」や「特別病室」が絶対隔離・撲滅政策の一環として導入され作動する総力戦体制下にあって、これらの政策に抵抗する動きが例外的にみられた事実である。京都帝国大学皮膚科の医師・小笠原登の学説と医療実践がそれである。[64] この小笠原の事例は、一九四一年、総力戦体制の一翼を担う絶対隔離・撲滅政策の主導者・光田健輔を頂点とする日本癩学会から徹底した攻撃と排除を受けることになる。だが、どのような理由から、小笠原は光田一派から攻撃・排除されねばならなかったのか。

この問いにかかわる小笠原と光田のハンセン病に関する医学上の認識と対処方法の対立点については、以下の小笠原の言説が再確認さるべきだろう。なぜなら、光田らがらい菌にのみ注目するのに対し、小笠原は人体側の要因（体質）を重視していたからである。小笠原は「癩の伝染性と遺伝性」（一九四〇年）において、

---

59 藤野豊編『近現代日本ハンセン病問題資料集成』（戦前編第二巻、不二出版、二〇〇二年）参照。

60 三木賢治「ハンセン病と情報遮断―隠された真実に迫る」（『東北文化学園大学総合政策学部紀要』第一七巻一号（通号一九）、二〇一八年三月）一〇五頁参照。

61 前掲、藤野『日本ファシズムと医療』八八頁。

62 小川正子『小島の春―ある女医の手記』（長崎書店、二〇〇三（初版一九三八）年）参照。なお、この著作をめぐる現象（『小島の春』現象）を深く分析したものとしては、前掲、荒井『ハンセン病とキリスト教』七九―一二三頁をみられたい。

63 栗生楽泉園については、前掲、『風雪の紋』参照。また、この「特別病室」（重監房）については、同『風雪の紋』一四一―一五一頁、前掲、『全患協運動史』一二七―一三一頁、一三三―一三四頁、藤野豊編『近現代日本ハンセン病問題資料集成』（戦後編第一巻、重監房廃止・プロミン獲得運動と自治会の新生／解説、不二出版、二〇〇三年）二頁、沢田五郎『とがなくて死す―草津重監房の記録』（皓星社、二〇〇二年）などに貴重な記録と証言がある。

64 小笠原登については、藤野豊『孤高のハンセン病医師―小笠原登「日記」を読む』（六花出版、二〇一六年）、玉光順正ほか『増補　小笠原登―ハンセン病強制隔離に抗した生涯』（真宗大谷派宗務所出版部、二〇一九年）参照。なお、光田健輔と小笠原登の対立点については、桜沢房義・三輪照峰編『柊《ひいらぎ》の垣はいらない―救らいに生涯をささげた医師の足跡』（世界ハンセン病友の会、一九九五年）、一三一―一三二頁参照。

らいに関する三つの「迷信」について次のように述べている。

其の第一は癩は不治の疾患であると云う迷信である。……第二は癩は遺伝病であると云う迷信である。……癩は特殊な体質の所有者にのみ感染する疾患であると云うことを教へなければならぬ。……第三は癩は強烈な伝染病であると云う迷信である。癩患者は発育不全体質に属する徴候の多数を所有して居る。即ち癩菌は体質的欠陥の所有者に遭ってのみ病原体となり得るのであって、何人に対しても病原体となり得るものではないと信ぜられる。……以上三つの迷信は癩患者及び其の一族に対して甚しき苦痛を与へて居る。これ等の迷信に基いて計画せられる癩の対策は徒らに患者を苦痛の中に陥れるに止まる。……若し将来癩の対策が企図せられるならば以上の諸迷信を脱却して正しき見解の上に設定せられなければならぬ。[65]

これに対して光田の立場は「体質」の問題を度外視して「らい菌」にのみ固執し、ハンセン病の治癒についても「らい菌」が潜んでいる限り、患者・元患者は主要な感染源になりうると考える。かくして、主要な感染源である患者・元患者は例外なく絶対隔離し撲滅すべきであると光田は考え、小笠原は「素質の遺伝を考へねばならぬ。しかし、生活条件の改善は能くこの素質を除き得るのである。強ち断種を行う程の事では無い」[66]、と考える。

この二人の論争点は、一九四一年一一月一四－一五日（会場は大阪帝国大学微生物研究所）に開かれた第一五回日本癩学会総会において多数派の光田一派から出されたハンセン病の「伝染を認めるか」否かとの問いをめぐって交わされた以下の質疑に集約されていると思われる。ちなみに、この大会は「癩は菌の輸入を受けた者は高率に発病すると云ふ疾患では無く、菌の輸入が起こった後、或少数の特定な人のみが発病する疾患である。故に、発病には、癩菌の輸入を受けると云ふ事以上に人体の感受性なるものが大なる役を務めると考へられる」（小笠原の『医事公論』一三九二号掲載論文「癩と体質」〔一九三九年〕）とする小笠原の「体質」学説への学会多数派による「糾弾する会」の観を呈したといわれる。[67]

その際に交わされた争点の核心はこうである。

〈光田〉あなたは、ライは全治すると云っているが、それは間違いだ。全治は不可能です。

〈小笠原〉では一体先生の仰有る全治とは、如何なる規範であるのか、先ずそれを承り度い。

〈光田〉それは、患者の体の中にライ菌が全くなくなり、且つ再発しないことである。

65 このような攻撃と排除の対象とされた小笠原の学説については、小笠原登「癩に関する三つの迷信」（前掲、『柊の垣はいらない』所収）八七―九一頁。なお、この問題に関連した文献としては、ハンセン病国家賠償請求訴訟弁護団編『証人調書②「らい予防法国賠訴訟」和泉眞藏証言』（皓星社ブックレット⑩、皓星社、二〇〇一年）、ならびに和泉眞藏（国立多摩研究所生体防御部部長）と大谷藤郎（藤楓協会理事長）「対談　らい予防法廃止の医学的根拠をめぐって」、さらに湯浅洋（国際らい学会会長）・後藤正道（国立療養所星塚敬愛園副園長）・大谷藤郎（国際医療福祉大学学長・厚生省らい予防法見直し検討会座長）「鼎談　ハンセン病をめぐって」、大谷藤郎『らい予防法廃止の歴史―愛は打ち克ち城壁崩れ陥ちぬ』（勁草書房、一九九六年所収）、四五四―四八五頁、小笠原慶彰「ハンセン病隔離主義批判と社会福祉研究の動向―服部正による小笠原登再評価をめぐって」（京都光華女子大学研究紀要第四八号、二〇一〇年）などを参照。

66 小笠原登「癩の伝染性と遺伝性」（前掲、『柊の垣はいらない』所収）九五頁。

67 この第一五回日本癩学会総会における論争の詳細については、前掲、藤野『孤高のハンセン病医師』三〇―六四頁を参照されたい。

〔小笠原〕それはおかしい。凡そ伝染病にして一度罹患した人の体内に菌がなくなるなどと云うことは、絶対的に確認し得る方法などある筈はなく、一定の基準によって判定出来るだけである。それに私見によれば、他の伝染病でも全治した後の体内に菌が完全になくなることはない。一旦ライに罹ったら、全治していても、終身患者扱いをすることは誤りである。先生の云われる様な意味で全治を考えたのでは、世の中に全治する病気は一つもないことになりましょう。それとも、何か全治するものが、先生の所謂全治する病気がありますか。

〔光田〕チブスがそうです。

〔小笠原〕チブスは全治しても、尚患者の体の中にチブス菌のあることは、内外の文献にも明らかですが。

〔光田〕イヤ、私はライの方は専門に研究したけども、チブスの方は私の専門外なので、余り研究していないから詳しいことは知りません。[68]

以上から明らかなように、ハンセン病の「全治」については患者の身体から「らい菌がすべてなくなった状態」と定義した上で、それは不可能であるから絶対隔離・撲滅政策が有効かつ必要と信ずる光田と、「患者の炎症症状がなくなればたとえ後遺症があっても治癒」したというべきで、外来治療と社会環境の改善が必要とする小笠原との相容れない対立がみられるのである。

藤野豊は第一五回日本癩学会総会での論争に関連する当時（一九四一―一九四四年）の一次資料を丹念に読み解き、こう分析している。[69] すなわち、藤野によれば、「ハンセン病の感染力の実態や個々の患者の症状の相違を無視して、すべての患者とその家族の生活と人生を奪う絶対隔離」を国策として強力に推進する多数派の光田一派の立場と、「癩予防法に医学的な誤りを認めつつ、遵法の立場から法律の範囲内でハンセン病患者の生活と人権を守ろう」[70]と考え、「社会防衛のために隔離のみを求め、患者の治療を軽視する光田健輔ら療養所の医師たちを強く批判」[71]する小笠原の立場との間に発生する対立が、論争の背後にあるものである。

第一五回総会における論争は、小笠原の見解（「『癩はその感染力頗る微弱なことは争はれぬ事実である』から『癩は細菌性疾患ではあるが狭義伝染病に属せしむべきものではない。故に癩は広義の伝染病ではあるが、大衆をして狭義の伝染病であるかの如き誤解を起さぬ様に努めなければならぬ』[72]」）に対する多数派の隔離推進派の人々による否定によって終わる。ここに働いているものは、医学的知見の妥当性をめぐる議論ではなく、ハンセン病患者の絶対隔離と撲滅による問題の暴力的な解決という戦時下の国策に従うか否かを詰問する多数派（光田一派）の恫喝的威圧である。それは小笠原の見解が不正確な記事内容であるとはいえ、『朝日新聞（大阪）』や『大阪毎日新聞』などによっても一般社会に報道されるに及んで、世論と国策への影響を予期したであろう光田一派の人々、たとえば野島泰治（邑久光明園医官）の総会における以下の発言（「癩の誤解を解く」）に端的に露呈しているといえよう。いわく、「戦時下かゝる国策に反逆した無責任な記事が許る

68　前掲、桜沢ほか編『柊の垣はいらない』一三一―一三二頁。
69　この論争の詳細な分析と戦時下における小笠原の患者対応や治療方針等の詳細については、前掲、藤野『孤高のハンセン病医師』参照。
70　前掲、藤野「「第一五回日本癩学会総会における小笠原登」九四頁。
71　前掲、藤野「小笠原登とハンセン病患者」五九頁。
72　同、五四頁。

されてもよいもの乎、若しあの記事が意識的にでもなされたものであれば其の罪万死に値すと極言してはゞからない」[73]、と。

ところで、ハンセン病の医学的知見をめぐる論争が高度な政治性を帯びた国策への協力と抵抗を深層の背景にして交わされていた一九四一年に先だって、一九三七年から翌年にかけて、以後のハンセン病治療に革命をもたらすプロミン（promin）がアメリカのパーク・デービス社（現ファイザー社）で合成されるに至り、一九四三年にはルイジアナ州のカーヴィル療養所（「ルイジアナ州立レパーホーム（Louisiana Leper Home）」として一八九四年に開設、一九八六年に「ジリス・W・ロング・ハンセン病センター（Gilles W. Long Hansen's Disease Center）」と改称されて一九九九年に閉鎖）のガイ・ヘンリー・ファジェイ博士（第三代所長）によってその有効性が確認されるのである。[74]

なお、このハンセン病治療薬プロミンは商品名で、正式名称はグルコスルホンナトリウム（glucosulfone sodium）である。[75] その薬理作用は、体内でダプソン（Dapsone：活性酸素や免疫反応を担う物質などの産生抑制作用を持つ化学物質）へと分解され、マラリアや結核、ハンセン病の原因となる微生物の増殖を阻害する作用機序を持つ。さらに付言すれば、他に有効な治療薬がない中で、ハンセン病の治療薬としては、大風子油（chaulmoograのエチルエステル：アカリア科のダイフウシノキ属の植物の種子から作られた油脂）が対症療法的に治療薬（筋肉注射）として用いられていたが、一九四三年以降は先に言及した画期的な治療薬プロミン（静脈注射）が医学的な治験を踏まえて用いられ、現在はＷＨＯ推奨の経口薬、主としてリファンピシン（rifampicin）・ダプソン（dapsone）・クロファジミン（clofazimine）を組み合わせる多剤併療法（multi-drug therapy）が主流となっている。[76]

しかし、このプロミンの臨床試験が日本で開始されたのは、戦後の一九四六年に入ってからである。つまり、一九四三年にドイツ語の医学情報誌からプロミンの情報を入手していた石館守三博士（東京帝国大学教授）が国産プロミンの合成に成功した一九四六年から、「東京大学医学部皮膚科 北村包彦、多磨全生園 林芳信、長島愛生園 光田健輔の下で治験が始まった」のである。[77]

一方、戦後憲法が制定された翌年の一九四七年には群馬県栗生楽泉園では「不良職員」の追放を掲げた人権闘争が起こされている。こうした中で、全国の国立療養所から園内秩序を乱すとみなされ送られてきた入所

73　同、五三頁。こうした「国策」に言及しての威嚇的発言の背後には治安維持法が控えていたであろうことはやはり確認されるべきであろう。同法の詳細については、奥平康弘『治安維持法小史』（岩波現代文庫、二〇〇六年）参照。なお、この奥平の労作は一九二五年三月に制定され、マッカーサー最高司令官の命令によって一九四五年一〇月に廃止されるまでの治安維持法がどのような準備をへて成立し、いかに改正・運用されたのかを、その「歴史的な性格変化」の実態に即して分析している。

74　この間の詳しい経緯については、「ハンセン病制圧活動サイト」（Leprosy.jp）（二〇一四年四月六日閲覧）、前掲、大谷監修『ハンセン病医学』三二六頁、田中真美「ハンセン病の薬の変遷の歴史―一九六〇年代の長島愛生園の難治らいの問題を中心として」（立命館大学大学院先端総合学術研究科『コア・エシックス』第一二巻、二〇一六年三月）参照。

75　ハンセン病の治療薬については、前掲、大谷監修『ハンセン病医学』一一三―一三三頁、三二八頁参照、なお、DDS（4,4'-diaminodiphenylsulfone）の合成に関するドイツのフロム（Fromm）らの報告（一九〇八年）から、DDSがstreptococcal感染〔レンサ球菌感染〕に対する強い抗菌活性を持つことに関するイギリスのバトゥル（Buttle）らの報告（一九三七年）を経て、プロミンが合成されハンセン病治療薬として開発されていく薬史学的経緯やプロミン合成法の詳細については、森本和滋・宮田直樹「文献と証言から石館守三博士のプロミン合成法を探る」（『薬史学雑誌』五三巻一号、一九―二八頁、二〇一八年）参照。上記論文によれば、プロミンは「4,4'-diaminodiphenylsulfone（DDS、医薬品一般名はジアフェニルスルホン）の合成と、DDSからプロミンの合成の二段階から構成される」ものである。

76　現在のハンセン病の治療薬や治療法・予防法等の詳細については、後藤正道ほか「ハンセン病治療指針（第三版）」（『日本ハンセン病学会雑誌』八二巻三号、二〇一三年）参照。

者に対する監禁による抹殺（九二人の内二二人が凍死・衰弱死・自死）や苛酷な強制労働の数々の実態（「重症患者の付添い看護、包帯・ガーゼの洗濯再生、清掃、屎尿汲み取り、理髪、裁縫、木工、土工など」の重労働）[78]が新聞報道や日本共産党、衆議院の厚生委員会調査団の派遣などによって明らかにされている。

ここで注目すべきなのは、一九一〇年代から専門家によって議論され、一九三〇年には内務省保健衛生調査会（民族衛生特別委員会）において審議されながらも意見がまとまらず、一九三四年から三八年にかけて帝国議会に議員提案として提出されながら成立に至らなかった「民族優生保護法案」（「悪質ナル遺伝性疾患ノ素質ヲ有スル者」を対象とする「断種法案」）の作成を前史としながら、一九四〇年に制定・公布された国民優生法が一九四八年に改正され、「優生保護法」として公布されている事実であろう。[79]

しかしながら、光田健輔らが優生思想の立場から一九一五年に公立癩療養所（全生病院）で非合法にはじめていたハンセン病患者の断種手術（精管切除や堕胎）は、「遺伝性疾患患者の発生防止」（「遺伝病限定主義」）を建前とする国民優生法によっては合法化されることはなく、「遺伝性疾患」のみならず「癩疾患」（ハンセン病）をも中絶と不妊手術の対象とする「優生保護法」が成立し合法化されるまで、厚生省によって黙認されつづけるのである。[80] 同年、プロミンの国内メーカーによる生産が開始され、その劇的効果のゆえに菌陰性者が続出する状況がもたらされる一方で、ハンセン病患者の断種手術を合法化したこの「優生保護法」は、一九九六年に廃止され、障害者差別になる優生思想に基づく部分を削除して「母体保護法」として改正・公布されるまで法律上合法的なものでありつづけるのである。[81]

一九五一年になると、「全国国立癩療養所患者協議会」（全患協）が結成され、その後ハンセン病患者の人権を奪っている「らい予防法」の改正を目指した陳情運動などがねばり強く展開されるようになる。とはいえ、他方ではハンセン病がプロミンにより劇的に治癒しうる病気となり、しかも基本的人権を「人類普遍の原理」とする戦後憲法が制定されながらも、参議院厚生委員会において国立療養所園長の林芳信、光田健輔、宮崎松記らは「癩予防法」(旧法)のさらなる強権化を主張しつづけるのである。

こうした三園長の証言内容が事後に知られ、その内容に危機感を強くした全患協はハンセン病患者・回復者の人権回復のための「らい予防法」改正闘争(一九五二年一〇月―一九五三年八月)を強力に展開してい

77 前掲、森修一ほか「ハンセン病と医学Ⅱ」五五頁、前掲、森本ほか「文献と証言から石館守三博士のプロミン合成法を探る」参照。

78 『ハンセン病問題に関する検証会議　最終報告書(要約版)』(財団法人日弁連法務研究財団　ハンセン病問題に関する検証会議、二〇〇五年三月)八―九頁、一五頁。

79 この点の詳細については、前掲、『最終報告書　上』二七六―二八〇頁、米本昌平ほか『優生学と人間社会―生命科学の世紀はどこへ向うのか』(講談社現代新書、二〇〇〇年)一七五―一八三頁参照。

松原洋子の論考「日本―戦後の優生保護法という名の断種法」(『優生学と人間社会』所収)によれば、「厚生省の優生政策の全体構想」(「民族優生とは何か」(『民族衛生資料』第九号、一九三九年八月)にみられる「民族衛生方策」)は、「ドイツの人種衛生学(Rassenhygiene)から強い影響を受け」ながら構想され、「『逆淘汰』と民族毒(梅毒・アルコール・麻薬等の害悪)の影響を排除して民族の変質を阻止し、一方優良健全者の産児を奨励し、以つて民族素質の向上と人口の増加を図り、国家永遠の繁栄を期する事」(前掲、『優生学と人間社会』一七六―一七七頁)と定義されている。なお、優生学でいわれる「逆淘汰」とは、「『劣悪者』が人口に占める比率が増加し、『優秀者』の比率が減少すると人口の質が低下して『民族の変質』を招く」現象と考えられ、「文明化にともないあらゆる民族が経験する本質的問題として深刻に受けとめられていた」(同、一七七頁)と説明されている。

80 「優生保護法」の一九五一年改正では、「精神病」と「精神薄弱」が中絶の対象に加わり、一九五二年の改正では、「配偶者が精神病若しくは精神薄弱を有しているもの」、また「遺伝性のもの以外の精神病または精神薄弱に罹っている者」が不妊手術の対象として付加されている。詳しくは、前掲、米本『優生学と人間社会』一八七頁参照。

81 前掲、藤野『日本ファシズムと優生思想』、島比呂志・篠原睦治『国の責任―今なお、生きつづけるらい予防法』(社会評論社、一九九八年)一〇六―一〇九頁、一八一―一八二頁を参照されたい。

く。しかし患者・回復者たちの人権回復の立場を全く考慮しようとしない厚生省の隠然たる姿勢[82]や「三園長証言」が決定的に影響して、「近き将来本法の改正を期する」とする附帯決議を加えた上で、「らい予防法」は可決・成立されるのである。この時点での同法改正は、後にみる国家賠償請求訴訟における重要な争点の一つとなった経緯からみても、ハンセン病患者・回復者とその家族に対する国家による長期にわたる甚大な人権侵害を改めうる絶好の好機であったが、これは不幸にも活かされず、絶対隔離・撲滅政策は強化された形で継続されていくのである。

これまでみてきたように、日本におけるハンセン病対策は以下にみる「第一回国際らい学会」(一八九七年一〇月)で協議された隔離原則をその初発(「癩予防ニ関スル件」一九〇七年制定)から拡大解釈し、以後その原則が原理として純化され、批判を許さぬ国策として追求されてゆき、「らい予防法の廃止に関する法律」(一九九六年)の成立まで、確固不動のものとして継続され強化されてきたのである。

他方、国際会議等におけるハンセン病対策の基本原則の変化の概略については、以下のように確認しておきたい。『最終報告書　上』等の文献[83]を手がかりにして、ハンセン病に関連する国際会議の動向をまとめておけば、大略、次のようにいえるであろう。

ドイツのベルリンで開催された先の「第一回国際らい学会」においては、「予防のためには隔離が有効」であるとの原則が確認されている。[84]つまり、隔離がハンセン病患者を減少させることを強調しつつ、隔離の在り方については以下のように述べている。すなわち、「もしらい患者が家庭に居るならば彼らは自分の寝床と出来るだけ自分の室をきめ、更に自分の食器をもつことが要求される。これ等のものと洗濯物は特別に洗われる。清潔に対する教育が主である。ただそこを支配する清潔によって、らいは北アメリカでは蔓延しない。規則の守られない所では患者は療養所に来なければならない」、と。会議参加者の中には「強制的に患者を引き渡し拘留すべき必要があるかどうか疑問である」とか、「隔離が唯一の方法ではない」との意見も述べられている。[85]

つまり、上記検証会議の『最終報告書　上』によれば、この第一回国際らい学会では「絶対隔離の『ハワイ方式』ではなく、〔「患者を『一時的に』施設へ隔離し、病状が改善したら帰宅させることを原則にする」〕『ノルウェー方式』が有効であると決議され」ており、同会議開催「時点では、ハンセン病対策は、隔離が有効であるとしているものの、その中身は絶対隔離ではなく相対的隔離である」[86]点が確認されている。

第二回国際らい会議は、一九〇九年にノルウェーのベルゲンで開催されている（日本からは北里柴三郎が出席）。この会議では、第一回国際らい会議の決議をふまえ、「らい菌は感染力が弱いこと、隔離には家庭内隔離措置もあり、患者が親の場合には子どもは感染しやすいので分離すべきこと等」が確認されている。注

82　こうした厚生省の姿勢を深層から支えている政策思想の形成と展開については、藤野豊『厚生省の誕生―医療はファシズムをいかに推進したか』（かもがわ出版、二〇〇三年）参照。

83　ここで手がかりとするのは、「第一五　国際会議の流れから乖離した日本のハンセン病政策」（前掲、『最終報告書　上』）、「らい予防法」違憲国家賠償請求事件判決文「第四　ハンセン病に関する国際会議の経緯」、ならびに前掲、森「ハンセン病対策の歴史と現状」である。

84　この国際会議には、日本からはドイツ留学中の土肥慶蔵（一八六六―一九三一、帝国大学医科大学〈後の東京帝国大学医学部皮膚科教授〉、高木友枝（一八五八―一九四三、伝染病研究所〈後に台湾総督府医院長兼台湾総督府医学校長などを歴任〉）が参加している。詳しくは、同、森「ハンセン病対策の歴史と現状」七六頁。

85　「らい予防法」違憲国家賠償請求事件判決文「第四　ハンセン病に関する国際会議の経緯」参照。

86　前掲、『最終報告書　上』八一三頁。

目すべきは、「ノルウェー等での成功をふまえ、ハンセン病患者が同意するような生活状態のもとにおける隔離方法が望ましいと指摘」した上で、「放浪する患者等一部の例外について」は「強制隔離」が勧告されている点であろう。[87]

さらに一九一四―一九一八年の第一次世界大戦を挟んで、一九二三年になると、「第三回国際らい学会」がフランスのストラスブルグで開催され（日本からは光田健輔が出席）、「隔離より治療を重視」する方針が確認されている。具体的には、この会議では、一「各国で、すべて外国人であるらい患者の入国は禁止すべきである」、二「らいの蔓延が甚だしくない国においては、住居における隔離はなるべく承諾の上で実行する方法を採ることを推薦する」、三「らいの流行が著しい場所においては、隔離が必要である」、この場合、a「隔離は人道的にすること、且つ充分な治療を受けるのに支障のない限りはらい患者を、その家庭に近い場所におくこと」、b「貧困者、住居不定の者、浮浪者、その他、習慣上住居において隔離することのできない者は、事情により病院、療養所又は農業療養地に隔離して十分な治療を施すこと」、c「らい患者により産まれた子供は、その両親より分離し、継続的に観察を行うこと」[88]などが決議されている。また、この会議では、伝染性患者と非伝染性患者とでハンセン病予防対策を区別する考え方が主張されてもいる。

一九三一年には、第一次世界大戦後の一九二〇年に設立された国際連盟の保健機関「癩小委員会」がタイのバンコクで開催されている（日本からは太田正雄〔筆名：木下杢太郎〕が出席）。[89]同委員会では、「らい予防の原則」として、「治療なくして信頼し得る予防体系は存在せず、隔離がハンセン病予防の唯一無二の方法ということはできないとして、予防対策としての治療の重要性が強調」されている。[90]同委員会は、「感染性患者の隔離は、ハンセン病に対し必要な方法であるが、これが唯一無二の方法ではない」と結論づけているのである。このような見地から、国際連盟はこの委員会報告をふまえ、『ハンセン病は、公衆衛生の一環として取り組まれる時代に入った』とする『癩の公衆衛生の原理』を発表している。この原則は、「第三回国際らい会議で医学的に確認され、国際連盟らい委員会で各国政府の指針となることが確認」されながらも、しかし、なぜか「日本は国際連盟の指摘を無視し、『一万人の収容計画』を続行[91]」していくのである。

一九三三年三月には、柳条湖事件（一九三一年九月一八日）を発端とする満州事変（一九三一－一九三三年）とこれに起因する内外の諸情勢が複雑に作用する中で、日本がついに国際連盟を脱退する事態となり[92]、この「国際連盟らい委員会」の議論（一九三〇年）や原則は、日本では活かされなかったのである。[93] ちなみに、同委員会が翌年に発行した「ハンセン病予防の原則」によれば、隔離には患者の隠匿を促進し診断・治療を遅らせる欠点があることを指摘し、感染性がない患者や発病初期の患者に対して、可能な限り、外来の治療

87 同、八一五頁。
88 前掲、「らい予防法」違憲国家賠償請求事件判決文「第四　ハンセン病に関する国際会議の経緯」、森「ハンセン病対策の歴史と現状」八〇頁。
89 芹澤良子「医学・医療史研究と史料―ハンセン病対策の事例から」（『アーカイブズ学研究』第一八号、二〇一三年四月）二一頁。
90 同、「らい予防法」違憲国家賠償請求事件判決文参照。
91 前掲、『最終報告書　上』八一八頁。
92 この間の経緯の詳細については、内山正熊「満州事変と国際連盟脱退」（日本国際政治学会『国際政治』一九七〇巻（四三号）一五五－一八一頁、一九七〇年）参照。
93 この点については、「第一五　国際会議の流れから乖離した日本のハンセン病政策」（前掲、『最終報告書　上』）、加藤茂孝「人類と感染症との闘い―『得体の知れないものへの怯え』から『知れて安心』へ（続）　第三回『ハンセン病―苦難の歴史を背負って』」（モダンメディア、六〇巻一一号、二〇一四年）二一一頁参照。

施設で治療されるべきである、とされている。[94]

第二次世界大戦（一九三九―一九四五年）期に入ると、こうしたハンセン病対策に関する種々の国際会議の動向や先に触れた治療薬プロミンの特効性の確認を踏まえて、日本国内においても一九四八年の「第三回国会衆院厚生委員会」において、武藤運十郎から出された「らいの療養所の施設整備、患者生活改善に関する請願」への答弁に際し、厚生省東龍太郎医務局長は、政府委員の一人として以下のような「重要な答弁」を行っている。[95]

すなわち、プロミンの特効性が確認されている以上、「らいと言うものは普通の社会から締め出して、いわゆる隔離をして、結局その隔離をしたままで、らい療養所で一生を送らせるのだという考えではなく、らい療養所は治療をする所である。らい療養所に入って治療を受けて、再び世の中に活動し得る人がその中に何人か、あるいは何百人かあり得るというようなことを目標としたような、らいに対する根本政策―らいのいわゆる根絶策といいますか、全部死に絶えるのを待つ五〇年対策というものではなく―、これを治療するということを目標としているらい対策というものを立てるべきはないかと、私どもも考えております」。

再度、視点を国際会議に戻せば、戦後の一九五六年四月には、イタリアのローマで「マルタ騎士修道会」によるローマ国際会議（癩患者の救済と社会復帰のための国際会議）が開催され、「らいが伝染性の低い疾患であり、且つ治療し得るものである」と位置づけている。[96]

おわりに

以上にみた重要な国際会議等にみられるハンセン病対策の動向を受けて、一九五八年、第七回国際らい会議が日本の東京で開催され、「従来の患者隔離政策を廃止、外来治療を実施すべき」である、と決議している。[97]同学会の「コントロール委員会報告書」によれば、「法による患者の強制隔離は、ハンセン病予防において意味がない。……無差別の強制隔離は時代錯誤であり、廃止されなければならない」と明記し、強制隔離政策をしている国はその政策を全面的に破棄するよう勧奨している。[98]光田健輔をはじめ、国策としての隔離を受容・推進してきたハンセン病に関与する医師たちは当然ながら同国際会議に参加していたはずであろうし、少なくても情報は「日本らい学会」（現・日本ハンセン病学会）等を介して共有されていたはずであろう。

けれども、国際会議のそれまでの動向を踏まえた上記「コントロール委員会報告書」の勧奨はなぜか活かされなかったのである。日本はこの勧奨をなにゆえに活かせず、国策である隔離政策からの転換が大きく遅れたのか、この問いに答えることが本章と次章の深層にある課題なのである。

---

94 前掲、「らい予防法」違憲国家賠償請求事件判決文参照。
95 詳しくは、前掲、「第一五　国際会議の流れから乖離した日本のハンセン病政策」六一－六一七頁。
96 同、「らい予防法」違憲国家賠償請求事件判決文、前掲、「第一五　国際会議の流れから乖離した日本のハンセン病政策」参照。
97 同、「第一五　国際会議の流れから乖離した日本のハンセン病政策」参照。
98 前掲、森「ハンセン病対策の歴史と現状」参照。

第二章　ハンセン病患者の人権闘争の意義と射程

はじめに

本章の課題は、前章の考察を踏まえつつ、熊本地裁への国家賠償請求訴訟に至るハンセン病患者・回復者の人権闘争の前史に照準を定め、以下の点を明らかにすることである。すなわち、国策としての絶対隔離・撲滅政策とこれに対抗するハンセン病患者・回復者の戦前・戦中・戦後にみられる人権闘争の変遷、とりわけ一九五二年一〇月から一九五三年八月にかけて展開された「癩予防法」改正闘争期に照準を定めて、彼らにおける人権思想の形成過程を明らかにしたい。なおここで注意すべきは、こうした患者・回復者の人権闘争が「隔絶したところの隔絶した闘い」(曾我野一美)として展開されざるをえなかった社会要因としてある、歴史の深い闇に包まれた社会的・文化的・宗教的な差別・偏見の重層構造と明治以降輸入された功利主義や社会ダーウィニズム、優生思想の相乗作用であるだろう[1]。

ハンセン病患者・回復者たちの人権回復への闘いの前史を考察する場合、なによりもまず参照されるべき文献としては、「全国ハンセン氏病患者協議会（全患協）」によって編集された『全患協運動史―ハンセン氏病患者のたたかいの記録』がある。なぜなら、同書は一般に知らされることのなかった事実や事件等の経緯の詳細を患者・回復者（当事者）の立場から自ら編集・記録した貴重な労作だからである。

一　全患協運動の歴史と人権思想の形成

以下において、この『全患協運動史』を主要な手がかりとして、明治以後にみられる患者闘争の歴史概要を跡づけておきたい。この課題に応えようとするとき、まず想起されるべきは、すでに触れた法律第一一号「癩予防ニ関スル件」である。なぜなら、この法律では、ハンセン病の予防のための隔離収容が定められただけではなく、「兵力にも、労働力にもなりえないものたちをふるいわけとう汰する」[2]ことがこの法律の目的だからである。ここに開始されるハンセン病患者の絶対隔離・撲滅政策は、明治以後の近現代日本社会によって追求された大義たる「殖産興業」「富国強兵」政策と「健民健兵」、「民族浄化」、「国土浄化」、「聖戦遂行」

1　この点ついては、藤野豊『日本ファシズムと優生思想』（かもがわ出版、一九九八年）、同『「いのち」の近代史―「民族浄化」の名のもとに迫害されたハンセン病患者』（かもがわ出版、二〇〇一年）、同『強制不妊と優生保護法―〝公益〟に奪われたいのち』（岩波書店、二〇二〇年）、鈴木善次『日本の優生学―その思想と運動の軌跡』（三共出版、一九八三年）、スティーブン・トロンブレイ（藤田真利子訳）『優生思想の歴史―生殖への権利』（明石書店、二〇〇〇年）、米本昌平ほか『優生学と人間社会―生命科学の世紀はどこへ向うのか』（講談社現代新書、二〇〇〇年）、カール＝ビンディング／アルフレート＝ホッヘ（森下直貴・佐野誠編著）『「生きるに値しない命」とは誰のことか―ナチス安楽死思想の原典を読む』（窓社、二〇〇一年）、中西喜久司『ナチス・ドイツの優生思想―断種と「安楽死」政策を検証する』（文理閣、二〇一九年）、高岡健『隔離・収容政策と優生思想の現在』（批評社、二〇二〇年）、清水貞夫『障害者の「安楽死」と優生思想』（クリエイツかもがわ、二〇一八年）、西角純志『元職員による徹底検証 相模原障害者殺傷事件―裁判の記録・被告との対話・関係者の証言』（明石書店、二〇二一年）などを参照されたい。

2　全国ハンセン氏病患者協議会編集『全患協運動史―ハンセン氏病患者のたたかいの記録』（一光社、一九七七年）一八頁。

などのイデオロギーが一体となってより徹底されていくのである。

藤野豊は、こうした国策がその後に、ファシズム期の総力戦体制へと帰結する近現代日本の歩みについて分析し、こう総括している。

> ファシズムは、帝国主義戦争に向けた総力戦体制の樹立を目指して構築された、人間を「資源」として処理する国家体制であるともいうことができる。兵力として、生産力として、人間は「個」を意識することを許されなかった。人間が「資源」である以上、それは強くかつ多く生み育てられ、成長後は国家にいかなる負担をかけることも許されなかった。その結果、量的に豊富で、質的に心身ともに優秀な民族の創造が国策とされた。当然、障害者・病者・弱者はそれだけで排除の対象とされた。……強くかつ多く生まれること、それは「優生」の語に象徴される。強く育てられること、それは「健民」の語に象徴される。[3]

ここで藤野が言及する「国策」から「総力戦体制の樹立」へと至る経緯については、戦前期日本の周辺植民地で遂行された「同化政策」の中央へのフィードバックという側面も採り入れて考えなければならないであろう。石田雄は『記憶と忘却の政治学』の中で、以下のように述べているからである。すなわち、戦前の日本周辺植民地で試みられた種々の同化政策は、「忠誠心を示すあかしとしての儀礼の頻用、大衆組織およびメディアの利用、そして情動的象徴の操作という総力戦への国民的動員の手法」が次第に中央へと採り入れられ、そこから観念としての「日本」＝「国体」護持が創られていくのである。[4] つまり、「人間を『資源』として処理する国家体制」を構築していく日本ファシズムは、「戦前の日本周辺植民地で試みられた同化政策」を「総力戦への国民的動員の手法」として中央にも採り入れる国策の遂行として推し進められていたのである。

人間を「資源」として開発し国力増強のために挑発し用立てようとするこうした国策の下で、以下にみる一連の象徴的な事件が生み出されることになる。一つは熊本本妙寺部落事件である。この部落には浮浪患者の集住がみられ（全戸数二三四、人口七一三、そのうち癩戸数六四、らい人口一一二）、彼らの生業についてみれば当初は「単純な乞食生活から豚飼い、行商、托鉢僧、山伏、あるいは遍路へと」変化していったといわれる。[5]

また、注目されるのは同部落内に「相愛更生会」が結成されている点である。この「相愛更生会」は「九州療養所（現在の菊池恵楓園）の逃走患者」が発起人となって作られた組織で、「入会金を支払った会員七九人、家族ともでは一〇〇人以上の組織で、毎年七月には選挙で会長を決めていた」からである。「其ノ禍害漸ク甚シキモノアリ。我国癩予防上最大ノ禍根トシテ之ガ解決ハ朝野ノ翹望措カザル多年ノ懸案」と九州療養所長をして語らしめたこの組織は、「婦女子や重症者のための『福祉』と自主的な『同病相憐』と湯之沢のような」という趣旨を掲げ、「自由であってなお、生きるためには、善悪の基準を自分たちの立場に置くしかなかった」[6]と述べられている。しかし、このような生存権獲得への動きを内包した本妙寺部落は、熊本県警察

3 これらの点については、藤野豊『日本ファシズムと医療─ハンセン病をめぐる実証的研究』（岩波書店、一九九三年）、特に「第一章　隔離政策の成立」、「第三章　隔離政策の強化」、「第五章　隔離政策の帰結」を参照されたい。
4 石田雄『記憶と忘却の政治学─同化政策・戦争責任・集合的記憶』（明石書店、二〇〇〇年）参照。
5 前掲、『全患協運動史』一九頁。

部長の総指揮の下に「一斉掃蕩」されるのである。この模様について九州療養所長は厚生省予防局に以下のように伝えている。「七月九日（一九四〇年）午前五時ヲ期シ熊本県警察部長総指揮ノ下ニ県関係官、熊本南北両警察署及九州療養所職員総数二二〇名ヲ以テ、本妙寺癩部落ヲ一斉ニ強襲シテ寝込ヲ襲ヒ、水モ漏サヌ検挙ヲ行ヒ身柄ハ一応『トラック』ニテ順次九州療養所ニ運ビ、構内ニ在ル警察留置所及当所監禁室ニ収容シ、斯クテ翌々一一日迄続行、残存患者ヲ悉ク掃蕩シ、合計一五七名ヲ一網打尽ニ検挙シテ乗ス処ナカリシハ洵ニ近来ノ快事トシテ慶幸ノ至リニ堪ヘズ」[7]。こうした本妙寺部落は繰り返される患者の「刈り込み」に耐えながらも、一九四〇年に完全終息することになる。

こうして終息させられたとはいえ、患者たちの自治と相互扶助への希求はやみがたく、一九三六年には群馬県草津「湯之沢」部落において、「らい自由療養村建設期成会」が組織されるのである。しかし、この点の理解には「湯之沢」に関する以下の背景となる前史が確認されるべきだろう。武田房子によれば、「一八八六（明治19）年……草津は〔ハンセン病に治療効能があると認められていた草津温泉に全国各地から集まり治療目的で長期滞在する〕ハンセン病者を一般客から離して別地に移転させることを提案した。当然病者は反対した。移転先とされたのが湯之沢であった。温泉宿が立ち並ぶ草津の中心地から離れた東の崖下には湯川が流れていた。湯川には温泉が湧き出しているところがあり、それが湯川と呼ばれる所以でもあった。……当時は岩石はゴロゴロ、熊笹は生い茂り、全くの谷間の荒れ地であった。この、所々に湯が湧き出している谷間を湯之沢といった。明治の中頃まで、金もなく引き取り手もない死者をこの谷の北側の崖から投げ捨てたこともあり、そこは投げ捨ての谷とも呼ばれ時にはまだ息のある者も投げ捨てたという[8]。」

「湯之沢」とはこのような場所であったが、「病者の反対にもかかわらず草津温泉改良会が正式に作られ、分離移転計画は進められ」、この地に「湯之沢」部落は一八八七年六月に「ハンセン病者専用の地域」として開村されるのである。[9] この部落は「区長、町会議員などの地方自治行政の公的機関としての部落自治推進のほか、部落協力委員二一人を常置して部落政治の上部構造に据え、隣保班がその下部構造になり、一糸乱れぬ統制をもって湯之沢自治体を構成していた」[10] といわれる「湯之沢病者部落（「草津町が湯の町として発展するための改良計画に基づき一八八七（明20）年6月、『上町』（うわまち）に対する『下町』（したまち）として開村」）を母胎とするものであった。[11] 合法的な行政区としての自治体組織であり、一九三九年には町会議員二人を選出したことのある「湯之沢」であったが、政府ならびに群馬県衛生部からの移動命令により、同部落は解散を強いられる。かくして「湯之沢部落解散式は一九四一（昭16）年5月18日、聖バルナバ教会で行われた。ある者たちは、県によって買上げられた自分の家を、楽泉園の自由地区にふたたび建てなおして住み、売るべき家も土地もない貧しい者たちは涙金として八〇円から最高一〇〇〇円までの補償金を貰い楽泉園に入所した。[12]」

次に、香川県の大島青松園では、患者が利用できない寄贈ラジオを打ち壊す事件が発生する。これを契機

6　同、一九頁。
7　同、一九頁。
8　武田房子『ハンセン病最初の女性医師　服部ケサ―鈴蘭医院へ』（幻戯書房、二〇二二年）三二頁。
9　同、三二―三三頁。
10　前掲、『全患協運動史』二〇頁。
11　同、一九頁。
12　同、二〇頁。なお、この間の経緯については、『草津温泉誌（第弐巻）』（草津町役場、一九九二年）八三一―九〇二頁を参照されたい。

に患者の待遇改善を求める動きがたかまり、ここから一九三一年三月、患者自治会が誕生している。[13] さらに「外島事件」も記録されている。これは外島保養院長であった村田正太の自由主義的な管理運営下にあって自治会活動・文化活動が活発となり、一九三一年にはマルクス主義による非合法の地下組織が胎動しているのである。こうした動向は「日本プロレタリア癩者解放同盟」を結成しようとする運動へと発展していくことになる。一九三二年に作成された彼らの「綱領草案」には以下のような文言がみられる。(一)「本同盟は大衆的組織力をもって癩者解放のため闘う」、(二)「本同盟は癩者大衆の利益を代表し、政治的自由獲得のために闘う」、(三)「本同盟は資本主義を打倒し、因襲的差別観念粉砕のために闘う」[14]、がそれである。だが、外島保養院の自治会ではこうした運動の担い手たちが選挙で敗北し、「進歩派の何人かが外部と連絡し、共産思想を院内に植えつけている」との理由で大阪府特高課に調べられ報道されるに及んで、またこれにより患者間の対立も激化し、運動の急進派の一部が「追放」という名目での「逃走」を余儀なくされる。

注目すべきは、彼らが遺した「政策草案」に以下のような文言が刻まれている点である。すなわち、「因襲的差別観念打破、全国的待遇の改善並びに統一、親書小包の強制開封の絶対反対、作業賃金の値上並びに労働時間の短縮、言論集会結社の自由獲得、満一八歳以上の男女に選挙権の自由獲得、戸籍調査の廃止並びに転籍の自由獲得、全国的癩相談所網の確立、全国各療養所の医療機関の完備、全国各療養所における完全な自治制の獲得、強制退院並びに体刑処分絶対反対、全国各療養所の拡張、患者の犠牲による収容人員の増加絶対反対、重症患者の待遇改善並びに保護方法の制定、差別者に対する徹底糾弾、外出の自由獲得、等々」[15]である。これらの文言のどれもが人権思想の核心に触れるものであることはいうまでもあるまい。[16]

さらに「長島事件」が起きている。これは外島保養院が一九三四年九月の室戸台風により消滅(生存者七八人）すると、生存者は「委託患者」として長島愛生園に収容され、彼らの「自治意識（人権意識）」はそこへと継承されていた、といわれる。具体的には、劣悪な療養所生活をめぐる所内の紛糾を契機として、自治活動の権利獲得等を目指して「ハンスト闘争」が展開され、一時「血みどろの闘いによって」「自治活動の権利」を獲得するが、その後施設運営に役立つ常会や隣組的な隣保体制以外の自治機能は去勢されてゆき、長島愛生園入園者自治組織（自助会）は一九四一年三月、解散させられるのである。

こうした患者たちの自治活動を通じての人権意識の形成過程においてとりわけ画期的な意義を持つのは、戦後の一九四六年一一月に公布された日本国憲法である。というのは、この戦後憲法制定の意義を鮮明に知らしめた事件が同年八月に起こっているからである。栗生楽泉園の特別病室事件がそれである。この事件により、それまで秘め隠されてきた療養所職員の不正や残酷な患者への虐待、患者たちの生活の窮状、患者たちに課された強制労働の数々の実態が白日の下に曝かれることになったからである[17]。

こうした戦後憲法体制の下で、新薬プロミン獲得運動が開始されることになる。プロミン（Promin）は

13 この間の経緯については、大島青松園入園者自治会編『閉ざされた島の昭和史―国立療養所大島青松園入園者自治会五〇年史』（大島青松園入園者自治会［協和会］、一九七九年）三一―五一頁。
14 前掲、『全患協運動史』二一頁。
15 同、二一頁。
16 外島保養院における自治会活動と患者の人権獲得をめざす運動の歴史的意義については、松岡弘之『ハンセン病療養所と自治の歴史』（みすず書房、二〇二〇年）を参照されたい。
17 具体的には、共産党、朝連代表、患者代表たちによって「伏魔殿楽泉園真相発表演説会」が開催されるに及んで、明らかにされたといわれる。なお、この栗生楽泉園での患者作業という名の強制労働や特別病室の実態については、前掲、『全患協運動史』二七―三一頁、三三―三四頁、沢田五郎『とがなくて死す―草津重監房の記録』（皓星社、二〇〇二年）を参照されたい。

一九四一年にアメリカで開発され、一九四三年に医学的に最も推奨すべき療法であると認められた特効新薬であった。この新薬プロミンの日本への導入は太平洋戦争によって阻害され、戦後の一九四六年になってようやく、東京大学薬学教室で独自の合成に成功し、次いで多磨全生園と東京大学医学部皮膚科で試用されている。一九四七年には厚生省は各療養所において試薬品による臨床試験を開始している。その特効性については「古くからの癩治療剤である大風子油は癩菌に対して殺菌的に働かず、単に癩菌の増殖を一時的に抑制するものと考えられるのにたいし、プロミンは兎に角、癩菌に対して殺菌的に働く」[18]ことが確認される。やがてプロミンによる治療を自費で受けられる者と受けられない者などの格差が療養所の内外に生まれるに及んで、一九四八年にすべての入所者へのプロミン治療を実現すべく「プロミン獲得委員会」が多磨全生園内に組織され、嘆願書やハンストなどによる運動が展開される。さらに同年一月一日には「五療養所患者連盟」(星塚、菊池、駿河、東北、松丘)が発足、同年四月には菊池恵楓園の患者自治会が復活、同年一〇月には「プロミン獲得促進委員会」が結成、さらに同年一一月には駿河の患者自治会が相次いで発足している。[19]だが、この患者自治会の運動は隔離廃止とは逆のベクトルを孕むことになる。なぜなら、本来であれば人権を侵害する隔離政策の廃止に向かうはずのプロミンによる治療は、療養所でのみ使用されたがゆえに治療のための隔離を促進するような動きが一部の入所者の運動にみられたからである。[20]

しかしながら、藤野豊によれば、こうした事態の背後にはさらに別の力が働いていたと思われる。すなわち、戦時下にあって患者自治会活動には療養所当局に代わって入所者の強制労働等を管理する末端機関の役割が付与されていた経緯や、自治会内部の権力抗争やイデオロギー対立に共産思想の浸透をみて介入するGHQ(General Headquarters:連合国最高司令官総司令部)、さらに別の理由から患者自治会活動に消極姿勢をとる厚生省などの政治的諸力が複雑に作用していたとみられる。[21]

患者自治会活動にはこうしたプロミン獲得をめぐる複雑な力の作用がみられたのである。とはいえ、彼ら自治会のすばやいとりくみは、やはりその大枠においては戦後公布された新憲法の基本理念、つまり憲法前文に刻まれた「人類普遍の原理」としての国民主権・平和主義・基本的人権を保障する戦後憲法体制の下ではじめて可能になっているといえよう。なぜなら、この戦後憲法が各園自治会の創牛にどれほど決定的なインパクトを与えたかは、以下にみる言説からも明らかだからである。たとえば、「日本ではじめて、本当の『人権』という思想が根をおろしたのも、この新しい憲法においてである。日本国憲法第一一条には『国民は、全て基本的人権の享受を妨げられない。この憲法が日本国民に保障する基本的人権は、侵すことのできない永久の権利として、現在及び将来の国民に与えられる』と定められ、『この憲法が日本国民に保障する基本的人権は、人類の多年にわたる自由獲得の努力の成果』(第九七条)であるとともに『国民は不断の努力によって、これを保持しなければならない』(第一二条)」ことを確認した上で、「ハンセン病患者の『侵すことのできない』基本的人権はどうなっているか」[22]、と問いかけている。そして、こう述べている。「ハンセン氏病対

18 前掲、『全患協運動史』三五頁。なお、「プロミン以前・プロミン以後」に関する経緯等については、牧野正直「ハンセン病の歴史に学ぶ―ハンセン病療養所医療一〇〇年をふりかえる」(日本ハンセン病学会『日本ハンセン病学会雑誌』七九号、二五一―二六六頁、二〇一〇年)を参照されたい。
19 同、四〇頁、一九五頁。
20 多磨全生園については、前掲、『倶会一処』参照。「プロミン獲得委員会」については、同書、一七三―一七五頁、ならびに前掲、藤野編『近現代日本ハンセン病問題資料集成』(戦後編第一巻)三頁参照。
21 詳しくは、同、藤野編『近現代日本ハンセン病問題資料集成』(戦後編第一巻)四―五頁参照。
22 前掲、『全患協運動史』三七頁。

策の特徴は収容隔離撲滅のゆるぎない絶対性にあった。人間をあらゆる価値の根元におき、すべての人間の価値を平等におこうとするのではなく、国家ないし国策に沿って必要な人間とそうでない人間にふるいわけ、ハンセン氏病患者は治癒不能、だから価値なき人間であるとして処理しようとするものであり、隔離することによって予防し、飼い殺しにすることによって根本的な解決を図ってきた—それがどう変わったか。[23]」

彼らの総括は、こうである。「『たたかいにおいてなんじの権利を見出すべきだ』（イェーリング）といわれ、基本的人権といい、生存の権利といい、決して天賦のものとしてあるのではなく、力を結集し、自ら解決に起ち上がらなければ、ハンセン氏病患者の無権利状態は終わらなかったし、平和も民主主義も人間的な扱いも、決して療養所にはやってこなかった。[24]」

こうした確かな思想的総括と問いかけに応答するかのように、朝鮮戦争が勃発した一九五〇年には「全国国立癩療養所患者協議会規約草案」が自治会機関で決定され、翌一九五一年にはハンセン病患者の人権を奪っている「らい予防法」の改正をめざす「全国国立癩療養所患者協議会」（略称「全癩患協」、一九五一年に「全患協」〔全国国立癩療養所患者協議会〕と改称、その後数度の改称をへて、一九八三年には「全療協」〔全国ハンセン病療養所入所者協議会〕と改称され現在に至る）が結成される。そしてその後のねばり強い運動が展開されていくのである。

しかし、こうした高揚する患者運動を封殺すべく、ハンセン病療養所の三人の園長（林芳信、光田健輔、宮崎松記）は、第一二回参議院厚生委員会に参考人として招かれ、「癩予防法」の強権化を主張するのである。[25]この「三園長証言」[26]（一九五一年一一月）の内容を知った全癩患協は、翌年の一月には「癩予防法改正に関する意見書」を提出し、同年九月には（多磨）自治会機関は三園長が絶対隔離・撲滅政策のさらなる強化徹底を提案・要求したことへの抗議と癩予防法改正促進を決議している。

ここで注意すべきは、彼ら三園長の証言がなされる背景である。なぜなら、患者の基本的人権を奪う「癩予防法」の改正＝強権化は「公共の福祉（Public wellfare）」の観点から正当なものであると解釈していた厚生省当局の確たる意思が、一九五〇年六月に勃発した朝鮮戦争の情勢からくる治安への配慮と相俟って彼ら園長証言の背後に控えているからである。[27]

こうした内外の情勢の下で、全患協の人権闘争の頂点をなすあの「らい予防法」改正闘争が精力的に展開されていくことになる。ところで、社会党議員は「らい予防法」改正闘争を展開する全患協の意向に従う「ハンセン氏病法案」を一旦は用意する（しかし法案未成立を予期して直後に国会提出は断念される）。これに驚いた厚生省側は急遽政府提案を用意して、一九五三年三月、第一次「らい予防法」改正案を第一五回国会に提出する。ところが、国会は吉田茂首相の「バカヤロー解散」となり、政府の改正案は廃案となる。同年六月三日、多磨全生園において「らい予防法改正促進総決起大会」が開催され、園長に厚生大臣宛の決議文を手交している。また、同年七月一日、陳情団の第一陣が国会へ出向いている。衆議院通用門前座りこみ現場の「らい予防法粉砕・陳情団」の写真記録によれば、「らい患者にも自由と人権を」、「療養者を囚人扱いにす

23 同、三七―三八頁。
24 同、三八頁。
25 同、二三五―二三六頁。
26 この「三園長証言」については「第一二回国会　参議院　厚生委員会　第一〇号　一九五一（昭和二六）年一一月八日」〔テキスト表示―国会会議録検索システム（ndl.go.jp）〕参照。
27 藤野豊編『近現代日本ハンセン病問題資料集成』〔戦後編第二巻、「癩予防法」改正問題1〕（不二出版、二〇〇三年）三頁参照。

るな！」のアピールがみられる。

また、同時期の大島支部ハンスト写真記録によれば、「非科学法案絶対反対」「ぼくらは囚人ではない」と訴えている。さらに、同年七月三日、衆院において予防法の審議が開始され、同年七月三〇日、多磨全生園では徹夜で全園闘争態勢に入り、現地との対応、園外デモ等について協議を重ねている。同年七月三一日、多磨全生園では午前八時三〇分、約三八〇人が正門を突破して園外デモへと入り、所沢街道を徒歩で国会にむかうが、田無町入口で警官隊二〇〇人に阻止される。こうした全患協の激しい抵抗の中で同年八月五日、政府案は第一六回国会に再提出され、一九五三年八月、法律第二一四号「らい予防法」は原案どおり可決・成立する（賛成：自由党・改進党・参議院緑風会等、反対：社会党・共産党）。ただしこの改定に際しては、患者家族への援護制度、国立のらい研究所の設置、患者・家族の秘密の確保、退所者への厚生福祉制度の確立、職員の充実と待遇改善などを含む患者・家族への人権配慮を求める九項目からの「らい予防法改正に関する付帯決議」が付され、「近き将来本法の改正を期する」としている。[28]

最後に、「らい予防法」改正闘争の総括として注目したいのは、「人間が、人間らしくある、ということは、人間として扱われていない者たちの問題であるだけでなく、人間として扱おうとしない者たちや、その社会の人間性にかかわる問題であった。これまでも、『可哀想だ』と同情する者たちはたくさんいたが、そのためにハンセン氏病患者の地位が非常によくなった、という例はなく、この『人間復帰』〔人権回復〕のたたかいにとって本当に必要なものは、より人間的な社会をめざす立場からの連帯であり、それ以外のものではなかった[29]」との言説である。[30]

「らい予防法」改正闘争以後の運動目標については[31]、先の付帯決議に示されていた医療の充実、「患者看護制度」の廃止、生活と福祉の向上、「患者作業」の改善、偏見・差別とのたたかいが掲げられている。まず医療の充実については「医師、看護婦及び職員の増員と待遇改善」の要求、リハビリテーション医療（＝後遺症を手術によって補い、社会復帰に近づける医療：手足の機能回復、顔面その他の矯正等の手術的療法）の充実と促進、医療センターなどの要求がみられる。[32]「患者看護制度」の廃止については、病棟看護と不自由者介助（患者による看護）体制から職員による看護体制への要求運動（具体的には厚生省内座り込み、〔多磨全生園〕看護切替え要求決起大会座り込み）が展開される。[33]生活と福祉の向上については、陳情運動の展開、社会復帰対策、高齢者対策などが求められている。[34]「患者作業」の改善については、「全作連（「全国ハンセン氏病作業従事者連合会」）が一九七〇年一月に結成され、作業賃減額反対闘争（＝作業障害の補償、作業規定の改正、作業内容の評価）が展開されている。[35]偏見・差別とのたたかいについては、病名・呼称の変更、若い世代への正しい知識の啓蒙と普及、教科書の改訂、「らい回復者のセンター『交流の家』」の建設運動[36]（ＦＩＷＣ「フレンド国際労働キャンプ〔Friends International Work Camps〕」関西委員会）、里帰り事

28　前掲、『全患協運動史』二四一頁。
29　同、五七頁。
30　こうした総括の下に全日本国立医療労働組合（全医労、一九四八年結成）、日本労働組合総評議会（総評、一九五〇年結成）などが発起団体となり結成された団体としては、「らい患者の人権を守る会」がある。
31　前掲、『全患協運動史』七二―八五頁。
32　同、九六―八五頁。
33　同、八六―一〇三頁。
34　同、一〇四―一四七頁。
35　同、一四八―一六三頁。
36　この「交流の家」の建設運動については、「ＦＩＷＣ関西委員会（fwckansai.com）2023.1.16閲覧」参照。

業などの目標が掲げられている。[37]

以上にみたように、戦前・戦中・戦後を通して患者たちによって力強く不断に展開された闘争は、それに先行する長い前史のうえに展開されたものであった。しかも注目されるべきは、その歩みが確固たる人権思想の形成に向けての歩みでもあった点である。とはいえ、先に言及した曾我野一美の証言にあるように「隔絶したところの隔絶した闘い」として展開された患者の人権回復闘争は、絶対隔離・撲滅政策を維持しようとする巨大な国家意思によって圧殺されつづけるのである。確かに「日本らい学会」(現：日本ハンセン病学会)の反省が「『らい予防法』についての日本らい学会の見解」として発表され、「らい予防法」は一九九六年三月、ようやく廃止された。ちなみに、この「日本らい学会『らい予防法』検討委員会」(一九九五年四月二二日)の見解には、以下の言説がみられる。

日本らい学会が、これまでに「現行法」の廃止を積極的に主導せず、ハンセン病対策の誤りも是正できなかったのは、学会の中枢を療養所の関係会員が占めて、学会の動向を左右していたからでもあり、長期にわたって「現行法」の存在を黙認したことを深く反省する。……終わりに、救癩の旗印を掲げて隔離を最善と信じ、そこに生涯を賭けた人の思いまでを、私たちには踏みにじる権利がない。しかし、無謀な強制隔離によって、肉親と引き裂かれた人の悲痛な叫びに、今改めて耳を傾けながら、これほどの無残さを黙視したことに対し、日本らい学会には厳しい反省が求められるであろう。それに、らい対策も医療的対策以外の何ものでもないから、隔離の強制を容認する世論の高まりを意図して、らいの恐怖心をあおるのを先行してしまったのは、まさに取り返しのつかない重大な誤りであった。この誤りは、日本らい学会はもちろんのこと、日本医学会全体も再認識しなくてはならない。[38]

だが、これでは真の解決とはいえないとする人々(たとえば島比呂志や谺雄二)の思いは決して晴れなかったのである。[39] 熊本地方裁判所への国家賠償請求訴訟は、こうした長くつらい人権回復闘争の前史と患者たちの無念の思いが積み重なり核分裂の連鎖反応を起こすかのように提訴されるのである。

二　司法・行政・立法の不作為の責任

「らい予防法」違憲国家賠償請求訴訟が、当初、国立ハンセン病療養所の菊池恵楓園(熊本県)、星塚敬愛園(鹿児島県)の入所者一三人によって熊本地方裁判所に対して提訴されたのは、世界人権宣言五〇周年を迎えた一九九八年の七月三一日のことであった。この動きに連動するかのように、翌年三月、東京地方裁判所、同

37　前掲、『全患協運動史』一六四―一八四頁。
38　この見解の詳細は、「回復者の方々へ―日本ハンセン病学会(hansen-gakkai.jp)」(二〇二四年四月閲覧)を参照されたい。
39　この訴訟に至る人々の思いの深層については、島比呂志『「らい予防法」と患者の人権』(社会評論社、一九九三年)、同『国の責任』(社会評論社、一九九八年)、らい予防法人権侵害謝罪・国家賠償請求訴訟原告団編『訴状「らい予防法人権侵害謝罪・国家賠償請求訴訟」』(ブックレット、皓星社、一九九九年七月)、徳永進『隔離―故郷を追われたハンセン病者たち』(岩波書店、二〇〇一年)、鈴木禎一『ハンセン病―人間回復へのたたかい(神谷美恵子氏の認識について)』(岩波出版サービスセンター、二〇〇三年)などを参照されたい。なお、鈴木の同書所収の論文「神谷美恵子氏の歴史と患者心理の認識」は、ハンセン病患者の終身隔離政策に加担しつづけた神谷らの「救らい」思想の欺瞞性を徹底的に暴き出している。また法哲学からの神谷美恵子の分析としては、小畑清剛『法の道徳性(下)―歪みなきコミュニケーションのために』(勁草書房、二〇〇二年)、三―四七頁が重要である。

年九月、岡山地方裁判所に対しても相次いで同様の訴訟が起こされる。弁護団によれば、原告らが求めたものは、憲法違反の「らい予防法」を制定した「国の責任を問い、隔離政策の歴史の中で壮絶なまでに痛めつけられた原告の人権を回復すること、そして国の謝罪とそれに見合う賠償を受けること」[40]であった。つまり原告と弁護団が目指したのは、①日本国憲法下における最大の人権侵害の法的断罪と被害回復、②差別と偏見の克服を通じての真の社会復帰の実現、③再発の防止と公衆予防法制の抜本的改正であったと総括されるだろう。

しかし、これらの目標を実現するには以下の四つの難問の解決が不可欠であった。すなわち、(一)「『らい予防法』が『憲法の一義的文言に違反』していることを、どのような論理で主張するのか」、(二)「厚生省の責任をどう構成するのか」、(三)「隔離不要の知見として何を重視すべきか」、(四)「除籍期間」の問題にどう対処するか、以上の四つである。[41]

これら難問に対する熊本地方裁判所の判断については、次に(一)(二)(三)の各争点のみの概略を示したい。(二)の争点は、「厚生大臣のハンセン病政策遂行上の違法及び故意・過失の有無」についてである。具体的には、(i)「厚生省の隔離政策の遂行等について」、(ii)「隔離の必要性の有無について」、(iii)「違法性及び過失の検討」の三つの争点から構成されている。

まず(i)については、新法制定後において、ハンセン病患者が入所命令、直接強制を前提として九〇パーセント前後の収容率が実現され、かつ抗ハンセン病薬が保険適用外とされ、京都帝国大学を例外として、療養所に入所ないし留まらざるを得ない状況に置かれつづけ、これらにより助長・維持されたハンセン病患者に対する社会的な差別・偏見によって、「療養所に入所せざるを得ない状況に追い込まれ入所を余儀なくされていったことが認められる」[42]とした上で、こう述べている。

患者の隔離は、患者に対して、継続的で極めて重大な人権の制限を強いるものであるから、すべての個人に対して侵すことのできない永久の権利として基本的人権を保障し、これを公共の福祉に反しない限り国政の上で最大限に尊重することを要求する現憲法の下において、その実施をするに当たっては、最大限の慎重さをもって臨むべきであり、少なくても、ハンセン病予防という公衆衛生上の見地からの必要性（以下「隔離の必要性」という。）を認め得る限度で許されるべきものである。……また、右の隔離の必要性の判断は、医学的知見やハンセン病の蔓延状況の変化等によって異なり得るものであるから、その時々の最新の医学的知見に基づき、その時点までの蔓延状況、個々の患者の伝染のおそれの強弱等を考慮しつつ、隔離のもたらす人権の制限の重大性に配慮して、十分に慎重になされるべきであり、もちろん、患者に伝染のおそれがあることのみによって隔離の必要性が肯定されるものではない。[43]

（ii）については、新法制定時においては、スルフォン剤治療による再発という問題を前にして「スルフォン剤の評価が完全に確定的になったとまでいえる状況ではなかった」としながらも、しかし「国際的には、ますますスルフォン剤の評価が確実なものとなっていった」のであり、これに伴い、国際的には、昭和三二

40　ハンセン病違憲国家賠償訴訟弁護団『開かれた扉―ハンセン病裁判を闘った人たち』（講談社、二〇〇三年）四〇頁。
41　同、三九頁。
42　解放出版社編『ハンセン病国賠訴訟判決』（解放出版社、二〇〇一年）二六四―二六五頁。
43　同、二六四―二六八頁。

〔一九五七〕年のローマ会議、昭和三三〔一九五八〕年の第七回国際らい学会（東京）、昭和三四〔一九五九〕年のWHO第二回らい専門委員会などの「国際会議においては、ハンセン病に関する特別法の廃止が繰り返し提唱され」るに至り、「強制隔離否定の方向性が顕著」となっていた状況の中で、「遅くても昭和三五〔一九六〇〕年以降においては、もはやハンセン病は、隔離政策を用いなければならないほどの特別の疾患ではなくなっており、病型のいかんを問わず、すべての入所者及びハンセン病患者について、隔離の必要性が失われていた」[44]と述べている。

（iii）については、「遅くとも昭和三五〔一九六〇〕年以降においては、すべての入所者及びハンセン病患者について隔離の必要性が失われたというべきであるから、厚生省としては、その時点において、新法の改廃に向けた諸手続を進めることを含む隔離政策の抜本的な変換をする必要があった」[45]と述べ、こう結論づけている。

伝染病の伝ぱ及び発生の防止等を所管事務とする厚生省を統括管理する地位にある厚生大臣は、……隔離政策の抜本的な変換やそのために必要となる相当な措置を採ることなく、入所者の入所状態を漫然と放置し、……隔離を継続させたこと、また、ハンセン病が恐ろしい伝染病でありハンセン病患者は隔離されるべき危険な存在であるとの社会認識を放置したことにつき、法的責任を負うものというべきであり、厚生大臣の公権力の行使たる職務行為に国家賠償法上の違法性があると認めるのが相当である。……また、ハンセン病患者又は元患者に対する差別・偏見の状況についても、容易に把握可能であったというべきであるから、厚生大臣に過失があることを優に認めることができる。[46]

しかし、被告政府側の主張としては、(i)「たとえ新法が違憲であっても、厚生大臣その他の職員が新法に従って行政を行った以上、国家賠償法上違法と評価されることはなく、少なくとも故意・過失は存在しない」[47]し、(ii)「強制入所と法的に評価し得るのは物理的強制のみであるとの前提に立って、新法の下において物理的強制がなかったか、ほとんど」[48]なく、(iii)「遅くとも、昭和五〇〔一九七五〕年ころ以降は、菌陰性かどうかに関係なく、自由に退所することができた」[49]、というものであった。

これらに対する熊本地裁の判断は、(i)については、厚生省が「新法廃止に向けての積極的な作業を一切することなくこれを放置しておきながら、厚生省は違憲の法律であってもそれに従って行政を行う以上国家賠償法上の違法性はなく、少なくとも故意・過失はないというような主張は採用できない」としている。(ii)については、たとえ新法の下での「入所であっても、伝染させるおそれがあり、ハンセン病予防上必要があると認められる以上、同条二項の入所命令、同条三項の直接入所を受ける可能性があることを前提とした勧奨であるから、患者に入所を拒む自由は事実上ないというべきであり、……〔従って〕物理的強制を伴わない入所を全くの任意入所のようにいうことはできない」[50]としている。(iii)については、「入所者が認識

44 同、二七〇―二七一頁。
45 前掲、『ハンセン病国賠訴訟判決』二七三頁。
46 同、二七四―二七五頁。
47 同、二七五頁。
48 同、二七六―二七七頁。
49 同、二七八―二七九頁。
50 前掲、『ハンセン病国賠訴訟判決』二七七頁。

可能な形で退所の自由が認められていたのでないことは明らかである。隔離状態が徐々に緩和されていったことは、損害論では十分斟酌すべき点ではあるが、隔離政策自体は穏やかながら新法廃止まで継続されていたと認めざるを得ず、隔離政策を継続したことについての違法性の判断そのものを左右するとまではいえない」[51]としている。

次に（二）の争点である「国会議員の立法行為の国家賠償法上の違法及び故意・過失の有無」についてみてみよう。具体的には、（i）「原告らの主張」、（ii）「新法の違法性」、（iii）「立法行為の国家賠償法上の違法性及び故意・過失の有無について」の三つの争点から構成されている。

（i）については、「ハンセン病患者の隔離等を規定する旧法及び新法の違憲性」、ならびに「①旧法を昭和二八〔一九五三〕年まで改廃しなかった国会議員の立法不作為、②新法制定に係わる国会議員の立法不作為、③新法を平成八〔一九九六〕年まで改廃しなかった国会議員の立法不作為の、国家賠償法上の違法性」が主張されている。

（ii）については、「憲法二二条一項は、何人も、公共の福祉に反しない限り、居住、移転の自由を有すると規定している。……自己の選択するところに従い社会の様々な物事に触れ、人と接しコミュニケートすることは、人が人として生存する上で決定的重要性を有することであって、居住・移転の自由は、これに不可欠の前提というべきである。新法は、六条、一五条及び二八条が一体となって、伝染させるおそれがある患者の隔離を規定しているのであるが、いうまでもなく、これらの規定（以下『新法の隔離規定』という。）は、この居住・移転の自由を包括的に制限するものである。」

しかし、「ハンセン病の隔離は、通常極めて長期にわたるが、たとえ数年程度に終わる場合であっても、当該患者の人生に決定的に重要な影響を与える」とした上で、この隔離により「人として当然に持っているはずの人生のありとあらゆる発展可能性が大きく損なわれるのであり、その人権の制限は、人としての社会生活全般にわたるものである。このような人権制限の実態は、単に居住・移転の自由の制限ということで正当には評価し尽くしえず、より広く憲法一三条に根拠を有する人格権そのものに対するものととらえるのが相当である。もっとも、これらの人権も、全く無制限のものではなく、公共の福祉による合理的な制限を受ける」としながらも、それは「極めて限られた特殊な疾病のみに許されるべきもの」としている。

かくして「当時のハンセン病医学の状況等に照らせば、新法の隔離規定は、新法制定当時から既に、ハンセン病予防上の必要を越えて過度な人権の制限を課すものであり、公共の福祉による合理的な制限を逸脱していた」としている。畢竟、「プロミン等スルフォン剤に対する国内外での評価が確定的」となり、「我が国における進行性の重症患者が激減」し、「新発見患者数の顕著な減少」をはじめ、国際会議の動向などからして、「遅くても昭和三五〔一九六〇〕年には、新法の隔離規定は、その合理性を支える根拠を全く欠く状況に至っており、その違憲性は明白となっていた[52]」、と述べている。

(iii)については、「新法の隔離規定は、少数者であるハンセン病患者の犠牲の下に、多数者である一般国民の利益を擁護しようとするものであり、その適否を多数決原理にゆだねることには、もともと少数者の人権保障を脅かしかねない危険性が内在されている[53]」、と極めて重要な指摘している。つまり、新法の隔離規

51 同、二七八―二七九頁。
52 同、二八一―二八四頁。
53 同、二八四―二八五頁。

定を基礎づけている功利主義原理からすれば、多数者である一般国民の利益（健康・安全・安心）の拡大は「人民の功利」である「公共の福祉」の増大に貢献するものであれば善であり、その拡大はすべてに優先されてしかるべきであると判断されよう。反対に、少数者のハンセン病患者の利益（弱い立場にある少数の個人の健康・安全・安心）がたとえ侵害されたとしても、それは正義に反するものではなく、積極的に解決すべき人権問題とは考えられないのである。

われわれがこの指摘を受けとめる際に、以下の論点はぜひ確認されるべきであろう。具体的には、以下の「現在の日本の法哲学のあり方」に対する以下の小畑清剛の重要な批判である。小畑はこう述べている。すなわち、「正義の根源的探究に関わる日本の法哲学者」は「日本社会において構造的に正義に反する不利な立場におかれ続けている人々の声に耳を傾けてこなかった」のであり、「不利な立場の少数者の声を反映させるかたちでの有益な議論・相互批判をおこなってこなかった」[54]との言説がそれである。思うに、この小畑の批判は「現在の日本の法哲学のあり方」にかぎらず、他の学問諸領域にも多くの場合妥当するといえよう。[55]

熊本地裁判決は、以上にみたように「新法の隔離規定」に内包される危険性を指摘した上で、「他にはおよそ想定し難いような極めて特殊で例外的な場合として、遅くとも昭和四〇（一九六五）年以降に新法の隔離規定を改廃しなかった国会議員の立法上の不作為につき、国家賠償法上の違憲性を認めるのが相当である」[56]、と述べている。そして、「新法の隔離規定の違憲性を判断する前提として認定した事実関係については、国会議員が調査すれば容易に知ることができたものであり、また、昭和三八（一九六三）年ころには、全患協による新法改正運動が行われ、国会議員や厚生省に対する陳情等の働き掛けも盛んに行われていたことなどからすれば、国会議員には過失が認められる[57]」としている。

なお、外出制限の弾力的運用によりハンセン病患者の人権制限に配慮したとの被告政府側の反論に対しては、新法の「違法性及び過失の判断を左右するもの」[58]ではなく、また隔離条項の「制限規定があるために社会福祉立法的措置を採り得る」[59]とする被告政府側の反論に対しても、「その人権侵害に対する副次的措置が採られれば、右人権侵害が許容されるものとなるのでないことは当然である」、と述べる。かくして「国会議員には、昭和四〇〔一九六五〕年以降においても、なお新法の隔離規定を改廃しなかった点に違法があり、国会議員の過失も優にこれを認めることができる」[60]、と結論づけるのである。

以上から明らかなように、厚生省・厚生大臣の行政上の不作為、ならびに国会議員の立法上の不作為を認定した熊本地裁判決は、ハンセン病患者・回復者に対する人権侵害が行政と立法双方の担い手による二重の不作為によって作為的に選択され、継続されてきた「法という名に値しない法」の病理を抉りだしたものとして、やはり画期的な意義を持つといえよう。[61]なぜこのように考えるかといえば、小畑の労作『法の道徳性（下）』における言説が重要であると考えるからである。現に小畑はこの労作において、「現代型訴訟」や「現

54　前掲、小畑『法の道徳性（下）』二四〇頁。
55　この点についての法哲学的な考察を展開したものとしては、前掲、小畑『法の道徳性（下）』、ならびに仲正昌樹『法の共同体―ポスト・カント主義的「自由」をめぐって』（御茶の水書房、二〇〇二年）二五―二七頁を参照されたい。
56　前掲、『ハンセン病国賠訴訟判決』二八七頁。
57　同、二八七頁。
58　同、二九〇頁。
59　同、二九一頁。
60　同、二九二頁。
61　前掲、小畑『法の道徳性（下）』一九二―二二四頁参照。

代型憲法訴訟」にみられる「『自己組織性の法』の設計に関わる裁判官」の法創造機能などを「『自省的行為』による意味の再定義や目的の問い直しに関わる『応答』」能力＝責任として捉え、ハンセン病（元）患者たちを含む「不利な立場の少数者」の〈声〉に応答しようとしない抑圧的法を真に「法の名に値する法」へと変換する可能性を法哲学の立場から探究している。

しかし、より深い次元からハンセン病問題の核心を捉えようとするならば、行政と立法、そして司法の不作為ばかりではなく、国内の諸学会やメディアの不作為が問われなくてはならないであろう。また、究極的にはわれわれ国民・市民の不作為をも問いただし、相互にもたれ合いながら問題の所在に気づくことなく不正義の構造に加担し、これを支えてきたこの日本社会の深層構造に深く降り立つ分析をしなければならない。ちなみに、ここでいう不正義の構造とは社会関係の中に支配や搾取や不平等などの社会的不正義の状態を生み出す構造的暴力の作用のことである。[62]

以上をいいかえれば、近代日本におけるハンセン病患者・回復者に対する絶対隔離・撲滅政策は、戦前・戦中期のファシズムに伴う総力戦体制の構築と連動して、すべての患者の絶対隔離・撲滅をめざすものへと純化されていくが、すでに触れたように戦後憲法体制へと移行してもなおその政策は継続されつづけたのであった。ちなみに、山之内靖の分析によれば、ナチズムの「強制的同一化《グライヒシャルトゥング》」という政策原理（国民の基本的人権の剝奪、地方自治の破壊、議会の有名無実化、ナチ党以外の政党の解散、職能団体の解体一元化など）に支えられた第二次世界大戦期のファシズムと総力戦体制の構築は、国民国家の機能主義的なシステム統合という合理化を激しく促し、戦後もその「諸国民社会」の「生活世界」の中に「抜きがたい社会的偏見を通して、国家市民としての正当性を剝奪され」た人々を生み出しつづけるのである。[63]この点に関連して、かつて丸山真男はこう述べていた。いわく、「ファッショ化の過程とはつまりこうした異質的なものの排除をつうじての強制的セメント化（ナチのいわゆるGleichschalutung）の過程にほかならない。これがそのまま帝国主義戦争のための国家総動員体制を確立する役割を果たすわけである」[64]、と。

戦後日本社会は、いうまでもなく、基本的人権を「人類普遍の原理」として宣言し選択しているはずであった。だが、こうした国家原理の主体的選択のうえに立つ現行憲法体制下で、日本社会は人知れずねばり強く展開された同法の改正を求めるハンセン病患者・回復者の人権回復闘争を目前に経験しながらも、絶対隔離・撲滅政策を継続し、同法の廃止も一九九六年まで行われなかったのである。これは一体いかなる理由からなのか。いいかえれば、この問いは以下のように問い直すこともできるであろう。すなわち、同法廃止がこれほどまでに長期間を要したのはなぜか、という問いがそれである。

三　不正義の構造と公共の福祉

これらの問いに応答するには、思うに、ハンセン病対策に関する戦後日本社会の不作為の循環構造から考

62　この「不正義の構造（a structure of injustice）」については、S・ルークス「人権をめぐる五つの寓話」（S・シュート／S・ハーリー編（中島吉弘・松田まゆみ訳）『人権について―オックスフォード・アムネスティ・レクチャーズ』（みすず書房、一九九八年所収）、また「構造的暴力（structural violence）」については、J・ガルトゥング（高柳先男ほか訳）『構造的暴力と平和（中央大学現代政治双書12）』（中央大学出版部、一九九一年）を参照されたい。

63　山之内靖『総力戦と現代化』（柏書房、一九九五年）三―四頁、一〇―一二頁参照。

64　丸山真男『増補版　現代政治の思想と行動』（未來社、一九七八年）二九六頁参照。

察する必要があろう。なぜなら、以上にみた熊本地裁判決の各争点から明らかなように、立法ならびに行政の不作為が相互に依存し合いながら、長期にわたる深刻な人権侵害を憲法の基本的人権保障規定に反して生み出だしつづけ容認しつづけてきたことが、今回の熊本地裁判決によって認定され裁かれたからである。ここには不作為（あえて特定の積極的な行為をしないこと）は作為であるとする司法上の立場がはっきりと示されており、その点においても極めて重大な歴史的意義を持つ判決であるといえよう。

だが、不作為の循環構造とは何であろうか。この問いに答えるには、まず不作為を理解しなければならない。ここでスティーヴン・ルークスのラディカルな権力の捉え方を念頭に置いて解釈すれば、不作為（inaction）とは特定の状況においてある予期のもとにあえて行為しないように決定することである。[65] つまり、特定の状況下である種の戦略的予期に立脚しつつ、意志決定の範囲を巧妙に操作し制限することをとおして、現体制の脅威となりかねない潜在的な不満や苦情の表面化を未然に阻止するように作動する非決定（non-decision）の作成が不作為にほかならない。

私見によれば、ここでいう現体制とは熊本地裁判決文の中で触れられる「公共の福祉」と交換可能なものであると思われる。たとえば、判決文の各争点について先にみたように、「すべての個人に対して侵すことのできない永久の権利として基本的人権を保障し、これを公共の福祉に反しない限り国政の上で最大限に尊重することを要求する現憲法の下において、その［隔離の］実施をするに当たっては、最大限の慎重さをもって臨むべき」であるとする箇所や、「人権も、全く無制限のものではなく、公共の福祉による合理的な制限を受ける」とする箇所には、この国賠訴訟をめぐる熊本地裁判決の臨界点が顕れているのである。なぜなら、患者個人の人権は「公共の福祉」を優先する合理的根拠がある場合には、制限を受けても当然とするものだからである。しかし、この「公共の福祉」を優先する合理的根拠とは何かが次に問題となる。

これは判決文にもあるように、その時点での最新の医学的知見や国内外の専門的諸機関の動向、世論や社会意識など種々の要素が考えられるが、プロミン等の発見・開発によって客観的に治癒可能となったハンセン病に対して、究極的には多数者の快の増大と苦痛の極小化を善とする「公共の福祉」論、つまり功利性の原理が旧来の医学的知見や社会防衛論・優生思想などの社会政策上のイデオロギー、差別・偏見と融合して、絶対隔離・撲滅政策を推進する現状を改めないという不作為を作為しつづけたことが、どれほど合理的根拠を持つのか、という問題であるといえよう。[66] すなわち、「新法の隔離規定は、少数者であるハンセン病患者の犠牲の下に、多数者である一般国民の利益（健康）を擁護しようとするものであり、その適否を多数決原理にゆだねることには、もともと少数者の人権保障を脅かしかねない危険性が内在されている」[67] との極めて重要な認識を示した上で、「遅くとも昭和三五（一九六〇）年以降においては」、「遅くとも昭和四〇（一九六五）年以降に」という表現を使用しているように、ここでは患者の人権が「公共の福祉」を大義として制限されうる合理的根拠の所在が問われているのである。[68]

65 S・ルークス（拙訳）『現代権力論批判』（未來社、一九九五年）参照。
66 犀川一夫『ハンセン病医療ひとすじ』（岩波書店、一九九六年）一三二頁参照。こうした社会防衛的な「公共の福祉」論は、「人間個人の尊厳を尊重することより、社会の大多数の利害を優先する考え方」（同、一九四頁）である、と犀川は述べている。
67 前掲、『ハンセン病国賠訴訟判決』二八四―二八五頁。
68 この点については、ハンセン病国家賠償訴訟弁護団編『証人調書①「らい予防法国賠訴訟」大谷藤郎証言』（皓星社ブックレット・9）、（皓星社、二〇〇〇年）参照。

この点に関連して大谷藤郎は、ハンセン病者に対する「いわれない人権侵害」の理由を二つ挙げている。一つは「病者の醜悪でみるからにあわれな外見に対する不快感、差別感、軽蔑というきわめて情緒的衝動的な感情」からであり、もう一つは「『らい予防法』の存在が、ハンセン病者をして健康者を脅かす伝染源であり、汚れた恐怖すべき者として仕立て上げてきた」からである。そしてこう述べている。「これらの理由は全く合理的ではなく病む一人の人間の権利を侵害する恐れのある理不尽なものであり、ことに後者『らい予防法』が患者の隔離を『公共の福祉』のためと称し法律の名において囚人のように人身拘束をしてきたこと、また社会からの排除を命令する条文の存在によって一般国民がらい患者を軽視・差別する根拠・発信地としてまかり通ってきたのは本当に正しくないだけではなく、加害行為であり、社会的にも人道的にも決して許されるべきではなかったと私は考える。[69]」

だが、私見によれば、より深層において問われるべきは、国家の最高規範たる憲法を遵守しなければならない立法や行政のしかるべき立場にある人々は別様にも行為できると想定することの客観的妥当性（relevance）の問題である。つまり、一般に社会関係のつくり手（agent）としての人間主体は、マイノリティの諸権利を保障しえない「公共の福祉」という功利主義的な社会秩序形成原理を支える社会の客観的諸構造に深々と規定されているとはいえ、しかしそれらに全面的には規定され尽くさない相対的自律性としての「他行為可能性」、つまり事態への応答能力（resposibility）を内蔵していると想定されうるのである。[70]それゆえにこそ、行政と立法の不作為の循環構造が結果として生み出した長期にわたる深刻な人権侵害に対してその責任能力が問われなければならないし、また現に問われたのである。

以上にみたように、熊本地裁判決は、行政と立法の不作為の循環構造がハンセン病患者・回復者たち（そして家族たち）に対する国家による甚大な人権侵害を発生させたことを認定したものであった。しかしこの立法と行政の不作為は、司法の不作為、マスメディアの不作為、諸学会の不作為と実は深く連動したものであったのである。[71]

なお、こうした不作為の循環構造がなにゆえに一世紀近く改められず持続するのか、という問いについて考察する際に、以下の窪誠の言説は示唆的であるといえよう。

「公共の福祉」は、国家イデオロギーであるにもかかわらず、人権相互間調整を表看板として、国家の要請を人権の内在的制約なるものに仮託し、一見民主的な装い（の下に）……「公共の福祉」＝「みんなの幸せ」であるかのように宣伝してきたのである。そのため、国家イデオロギーの客体に過ぎない市民が、「公共の福祉」の名による人権制約の主体に祭り上げられていくことになる。つまり、民主主義が国家イデオロギーに加担してしまったために、民主主義が国家イデオロギーを克服できなかったのである。さらに、いいかえるなら、国家イデオロギーが、市民を含む日本イデオロギーとして、社会全体を包摂

69　前掲、大谷『らい予防法廃止の歴史』iv頁。
70　他行為可能性（「実際の行った犯罪行為とは異なる正しい行為をする可能性」）が責任能力（「行為者が「有責に行為する能力」」）と不可分の概念である点については、前田雅英『刑法の基礎（総論）』（有斐閣、一九九三年）二一二一二一三頁参照。また、前掲、ルークス『現代権力論批判』、「訳者解説」をも参照されたい。
71　ハンセン病・国家賠償請求訴訟を支援する会編『ハンセン病問題―これまでとこれから』（日本評論社、二〇〇二年）三二―三三頁参照。筆者がここでいう「不作為の循環構造」は、島比呂志の言葉（「傍観は黙認であり、黙認は支持であり加担である」）と重なり合うものといえよう。

する非論理的信条になったのである。……「公共の福祉」による人権制約は、単なる国家イデオロギーではなく、日本社会全体にとって、「常識」という名の日本イデオロギーとなっているからである。……こうした日本イデオロギーの最も悲惨な犠牲者の例が、ハンセン病患者である。[72]

窪は以上の分析を踏まえつつ、さらにこう結論づけている。すなわち、政府が固執する「『公共の福祉』の非論理性と非一貫性は、コミュニケーションの拒否と一体」のものであり、その本体は「国家の判断を市民の判断と混同するような日本イデオロギー〔つまり「救癩思想」〕と表裏一体の関係にある「公共の福祉」」である、と。つまるところ、「日本社会自体を崩壊に導く」このような日本政府の姿勢からの「脱却」を、窪は求めているのである。[73]

この点に関連してわれわれは以下の言説にも注目すべきだろう。なぜなら、「ハンセン病・国家賠償請求訴訟を支援する会」の田中等は、以下のように述べているからである。すなわち、「長い長い呻吟と絶望を積み重ねてなお、その魂の深淵から放たれた」元患者の言葉は、「私たち『他者』＝市民社会に向けられたハンセン病者たちによる、おそらくは絶後の関係回復の呼びかけであった」[74]、と。この指摘は「他者」を打ち棄て省みない私たち自身の人権感覚を問うものであり、ジャン＝フランソワ・リオタールの律法「汝、同胞を殺すなかれ」をめぐる最晩年の言説と深く響き合うものとして重要である。なぜなら、「ここでいう人を殺すということは、ホモ・サピエンスという種に属する動物を殺すということではなく、能力および可能性（promis〔約束〕）としてその人のなかに存在する人間の共同体を抹殺する」[75]ことである、とリオタールは述べているからである。

要するに、ここで究極的に問われるべきは、こうした司法・行政・立法の三権とメディア・諸学会が基本的に奉仕すべき主権者、つまりわれわれ一人ひとりの国民・市民としての責任であるだろう。こうした人権侵害を産み出しつづけている不正義の構造を傍観しこれを黙認し達観することで、この不正義の構造に加担しつづけてきたという意味で、われわれ一人ひとりの国民・市民としての不作為はやはり問われなければならない。

ここでいう不正義の構造については、石田雄の以下の言説が一つの示唆を与えているように私には思われる。

> 明治政府の「文明」観によって強国への道を歩もうとした国民的使命感は、敗戦とともに終わった。日本国憲法第九条の平和条項が「軍事大国」への道を放棄したからである。しかし敗戦直後の経済復興期から高度経済成長期を経て今日に至るまで、経済成長を志向する路線は続いている。その意味で、「同化」政策に照応していた「日本」像を支える「追いつき追いこせ」という「発展主義」あるいは単線的発展論は、戦前から戦後まで変わらぬ惰性を持って今日まで及んでいる。[76]

72 窪誠『人権法・人権政策のダイナミズム―知の民主化を目指して』（信山社、二〇二三年）二四七頁。
73 同、二四九―二五二頁。
74 ハンセン病・国家賠償請求訴訟を支援する会編『ハンセン病問題』（日本評論社、二〇〇二年）四―一五頁。なお、こうした田中の言説に含意されている日本「近代」の歴史と構造への批判については、田中等『ハンセン病の社会史―日本「近代」の解体のために』（彩流社、二〇一七年）参照。
75 詳しくは、ジャン・フランソワ・リオタール「他者の権利」（前掲、『人権について』所収）一六七頁。
76 前掲、石田『記憶と忘却の政治学』一二五頁。

ここでいわれる「発展主義」が近現代日本社会の強靭な国家原理としてその基層に持続するものであるとすれば、「発展主義」という深層構造への加担の持続は不作為の循環を終始支えてきた「公共の福祉」の内実を構成するものであったと了解されよう。またそうであるからこそ、患者の一個の人間としての善の構想と尊厳は貶められ奪われつづけてきたのである。私見によれば、この近現代日本社会の深層に横たわる「発展主義」は「不正義の構造」原理であり構造的暴力そのものである。

平和学の創始者ヨハン・ガルトゥングは独創的な「構造的暴力」論の中で、次のように述べている。

> 暴力とは、潜在可能性と現実とのあいだのへだたりを増大させるものであり、このへだたりの減少に対する阻害要因である。したがって、もし一八世紀に人が結核で死亡したとしても、これを暴力とみなすことは困難である。なぜならば、当時結核で死亡することは避けがたいことだったからである。しかしもし、世界中に医学上のあらゆる救済手段が備わっている今日、人が結核で死亡するならば、われわれの定義によれば、そこには暴力が存在する。同様に、もし人が今日地震で死亡したとしても、暴力という観点からそれを分析することは妥当とはいえないであろう。……換言すれば、潜在可能性が現実的可能性より大きいという状況を避けることが理論的に可能であり、かつ現実的にも可能であるならば、そこには暴力が存在することになる。[77]

本章の考察に即して、引用文中の「結核」をハンセン病と入れ換えて読むならば、日本におけるハンセン病政策の実態が構造的暴力という観点からよりいっそう鮮明となるであろう。なぜなら、日本の絶対隔離・

撲滅政策は「静かで、目には見え」ず、したがって多くの場合「空気と同じくらいに自然なものとしてだれにも気がつかれない」[78]権力として作動した構造的暴力にほかならないからである。

おわりに

以上、近代日本が国策として強力に推進したハンセン病者・回復者に対する絶対隔離・撲滅政策の歴史と、これに対抗して国立療養所という「隔絶されたところの隔絶された闘い」として立ち上げられた少数の患者当事者・回復者の人権闘争という分析視座から、ハンセン病問題の深層構造の考察を試みてきた。最後に第一部第一章と本章の考察から明らかになった点を以下に示したい。

ハンセン病患者・回復者たちによって担われた人権回復闘争はプロミン等の新薬開発と戦後憲法の制定を根拠として大きく進展した。しかしながら、多数派にとって有利に働く功利主義的な「公共の福祉」概念を背景として、偶然にも少数のハンセン病者という弱者側にまわることになった人々の基本的人権が奪われつづけてきたのである。長く険しい患者人権闘争を前史として持つハンセン病国家賠償請求訴訟は、こうした「公共の福祉」概念を大義とする国策が筆舌に尽くし難い悲惨な数々の正義にもとる人権侵害を長期にわたり生み出しつづけたかを、回復者個々人の壮絶な差別体験の証言を通して、しかるべき高い立場にある者たち

77　前掲、ガルトゥング『構造的暴力と平和』六頁。
78　同、一八頁。

の不作為を作為として解釈するという司法の判断を導き出した点において、その意義は歴史的に高く評価されなければならない。

近現代日本社会はその深層に「生産力ナショナリズム」というべき強力な原理を内蔵し、これを作動させつづけているが、この原理とハンセン病問題とは実は一体不可分の関連を持つと考えられるであろう。栗原彬によれば、「生産力ナショナリズム」とは人間を〈生産的なもの〉と〈生産的ではないもの〉とに絶えず選別しながら、「生産的でない人間を生産的な人間に矯正する」近代の社会システムの作動原理そのものである。具体的には、明治期には「富国強兵」、戦時期には「生産増強」、戦後期には「高度経済成長」として現象した「近代日本の資本の運動」の政治的表現がそれである。[79]

この「生産力ナショナリズム」については近代性が孕む問題という文脈の中でより深くかつ的確に解読されるであろう。なぜなら、「生産力ナショナリズム」の深層にある近代性には自己と他者と自然からなる全世界を統合原理としての国民国家の資源として位置づけ、これを挑発・開発・用立てようとする自己拡張する形而上学的な同一性への意志が原初の暴力として控えているからである。[80]

このような観点から、本章において筆者がとりわけ注目したのは、近代の日本社会の国民国家原理として選択された「生産力ナショナリズム」が、己の内部秩序形成原理として作動する真の姿であった。つまり、近代日本の国家目標として欲望された「生産力ナショナリズム」とは、その国家目標へと向けて調達されない非生産的なものを「存在に値しない生命」として貶め、国民国家と市民社会の外部へと打ち捨てる構造的暴力と表裏一体の関係にあるものなのである。[81] 思うに、近現代の日本社会にみられるハンセン病問題は正にこの構造的暴力の産物である。

この「構造的暴力」論を構想・提案しているガルトゥングによれば、暴力には二つの形態、つまり主体の行為から生まれる「直接的暴力（殴る・傷つける・痛める）」と「主体なき行為」としての「社会的（＋政治的＋経済的）構造から生み出される」「間接的暴力（身体は損なわれ、精神・心も傷つく）」がある。構造的暴力とは後者の暴力であり、「その構造自体」が生み出す苦痛である。[82] さらにガルトゥングは論文「平和学とは何か」において、構造的暴力論に立脚する平和学を基本的人権論と健康学へと独創的に適用しているが、この構想はハンセン病問題を人権の問題として考える上で示唆するところ極めて大であるといえよう。[83]

つまるところ、現代の日本社会の深層に仕組まれ、不作為の循環として発動するこの不正義の構造としてある構造的暴力への加担をどう捉え乗り越えるのかが課題なのである。この課題に応えるには、ハンセン病問題を日本の近代性に孕まれる原初の暴力への根源的な反省という視点から、国民国家・市民社会と構造的暴力の関係性をより深く分析しなければならない。第一部第一章と本章はそのためのささやかな試みとして、

79　詳しくは、栗原彬「水俣病という身体─風景のざわめきの政治学」、栗原彬ほか『内破する知─身体・言葉・権力を編みなおす』（東京大学出版会、二〇〇〇年所収）二六八─二七三頁を参照されたい。

80　この点については、今村仁司「『排除』と『差別』の近代を超えて」（『近代性の構造』講談社、一九九四年所収）二二二頁、前掲、栗原、三七─四三頁参照。

なお、近代性にまつわる問題をさらに「生産的想像力」（Produktive Einbildungskraft）という観点から捉える返すことの意義については、竹内芳郎『文化の理論のために─文化記号学への道』（岩波書店、一九八一年）四九─五一頁参照。

81　この「存在に値しない生命」については、前掲、ビンディング／ホッヘ『「生きるに値しない命」とは誰のことか』、前掲、藤野『日本ファシズムと優生思想』一四─一六頁、四五八─四五九頁、前掲、藤野『強制された健康』七頁を参照されたい。

82　ヨハン・ガルトゥング（藤田明文編）『ガルトゥング平和学入門』（法律文化社、二〇〇三年）五二─五三頁。

83　ガルトゥングのいう「構造的暴力理論」と人権思想との関係については、同、ガルトゥング『ガルトゥング平和学入門』一〇三─一一八頁を参照。

ハンセン病患者・回復者の人権闘争＝運動が、近代性という広義の文脈の中で担うことになった意義と射程を、近代日本の国民国家原理と人権思想形成の相剋に注目して考察したものである。つまり、ハンセン病患者・回復者を絶対隔離・撲滅政策の対象とすることを正当化しつづけてきた「国土浄化」＝「民族浄化」という過剰排除の思想と「生産力ナショナリズム」に支えられた国民国家－市民社会の深層構造に原理として内包される排除＝暴力の論理について同時に考察しようと試みたのである。

だが、ひるがえっていえば、近代日本社会が文明国たらんとして策定・実施したハンセン病患者・回復者の絶対隔離・撲滅政策の下で、当事者たちが経験することになった悲惨は、経験した当事者にしか分からぬもの、語り得ぬものであろう。[84] しかし、その当事者の心の苦悩と絶望、そして希望に誰かが応答しようとしなければ、当事者の体験と経験は活かされず、永久に忘却の彼方へと消え去るのみであろう。なぜなら、当事者の体験と経験は自己と他者によってともに分かち合われることができる地平に歩み出すことができるときにのみ、人知れず数多くの悲劇の中から摑み取られた生の真実の意味が己の利己心を克服して他者たちの魂と交響する道徳性を獲得するからである。[85]

第一部第一章と本章で跡づけ考察してきたハンセン病患者の人権回復を目指した長く苦難に満ちた闘いは、新法廃止後に国家賠償請求訴訟として司法判断を求めるところとなったが、そこに示されているのはたんなる係争問題ではなく、すぐれて近現代日本社会そのものの深層にある不正義の構造への異議申し立てであり、それへの反省と自覚への促しだったのである。日本国憲法は、「人類普遍の原理」（前文）として平和主義・国民主権・基本的人権を規定しているが、他方では「国民の不断の努力」（憲法第一二条）をも求めている。ハンセン病患者・回復者による国家賠償請求訴訟は、否応なくこの権利と義務の問題を突きつけられた人々による憲法の精神の再生への歩みとなったのである。

とはいえ、現行憲法の「公共の福祉」規定（具体的には第一二条・第一三条・第二二条・第二九条）にみられるように、時にその内実は功利主義的な多数者の快楽の極大化を優先する優生主義的・社会防衛論的な論理として作用し、他方のハンセン病患者たちを含む少数派の人々の苦痛を排除・抑圧しても正当化されうるとする理不尽な暴力性を法体系に内包させている。

われわれが第一部第一章と本章で試みたハンセン病問題の考察から明らかになるのは、この「公共の福祉」の内実とは構造的暴力として作動する「生産力ナショナリズム」にほかならなかったという点なのである。この「生産力ナショナリズム」に支えられた「発展主義」は、戦前・戦中・戦後を通して一貫して変わらずおのれを持続させている深層構造である。われわれがハンセン病問題にみる真の争点は、こうした地平において顕になるはずである。

人権思想は、確かに西欧近代社会の産物ではある。だが、人権思想の根底へと思索をふり向け掘り下げていくとき、そこに立ち現れてくるのは社会を社会あらしめる普遍的装置としての叡智《フロネーシス》なのである。この叡知とは、畢竟、われわれが自己中心的な閉じられた利己心に居直ることなく、受苦する弱者となりうる普遍的

84　林力「父への手紙」（沖浦和光・徳永進編『ハンセン病―排除・差別・隔離の歴史』岩波書店、二〇〇一年所収）、同『父からの手紙―再び「癩者」の息子として』（草風館、一九九七年）、ならびに久重忠夫『非対称の倫理』（専修大学出版局、二〇〇二年）一一一―一二三頁参照。

85　こうした道徳性を感じさせる文献としては、金正美『しがまっこ溶けた―詩人　桜井哲夫との歳月』（ＮＨＫ出版、二〇〇二年）がある。

可能性を自己の他在として受け入れることである。社会の公正原理として構想される人権思想とは、自己と他者の受苦可能性を推量する根源的な想像力なのである。[86]

86 この点については、本書第二部第四章におけるロールズ正義論の分析を参照されたい。また、ここでいう自己と他者の受苦可能性を推量する根源的な想像力については、前掲、久重『非対称の倫理』一一一一三頁参照。
なお、こうした人権思想の哲学的・倫理的根底については、以下の鈴木亨の言説が深い実存的な思索に裏打ちされたものとして重要である。鈴木は、花崎皋平との対話のなかで人権思想に触れ、「人間の間だけでは人権思想というものは成り立たない」、「超越者との関係の中ではじめて出てくる」として、「神、つまり絶対者の否定的自己表現であるからこそ、人権が成り立つ」と述べている。

第三章　近代日本社会の深層構造と人権思想の意義

はじめに

「らい予防法」違憲国家賠償請求訴訟に対する熊本地方裁判所の判決が下されたのは二〇〇一年五月一一日のことである。しかも、この裁判と判決は争われたいくつかの争点を超えて、近代日本社会の深層領域に巧みに秘め隠されてきた差別・偏見の実態に触れる性質のものであったという意味において、その衝撃はひときわ深くかつ巨大であったといえよう。この訴訟判決に相前後して、絶対隔離・撲滅政策の被害を受けた人々の証言に基づく新聞・テレビの報道をはじめ、当該判決文の全文や当該裁判での諸証言、『ハンセン病文学全集』[1]などの刊行、あるいはハンセン病問題に関する先駆的な歴史学研究書や貴重な一次資料の集成、『ハンセン病問題に関する被害実態調査報告書』などが相次いで公刊され、現在に至っている。

しかし、この違憲国家賠償請求訴訟とこれに対する熊本地方裁判所の判決によって提起され暴き出された問題性を、われわれはどれほどおのれの問題として引き受け、あるいはおのれが帰属する社会の原理的かつ

1　この全集（第一期・全一〇巻）は、大岡信・大谷藤郎・加賀乙彦・鶴見俊輔の編集により、二〇〇二年に皓星社から刊行されている。

構造的な課題として捉え、分析し、克服すべく考察してきたであろうか。

付言すれば、これまでの考察は、こうした問いへの応答責任を私なりに果たそうとした成果であった。つまるところ、第一部第一章と第二章は上記違憲国家賠償請求訴訟と熊本地裁判決の衝撃を真剣に受けとめるなかで、ハンセン病患者の隔離撲滅のための法律第一一号「癩予防ニ関スル件」（一九〇七年）の制定や敗戦をはさんでの二度の同法の改正強化（一九三一年、一九五三年）という流れと、「全国ハンセン氏病患者協議会（全患協）」によって担われた絶対隔離・撲滅政策への抵抗と人間回復（人権獲得）闘争という流れとの相剋の中に、近代日本社会の深層に包蔵される構造病理を見定めつつ、彼らがつかみ取った人権思想の普遍的な意義を見極めようとするものであった。だが、そこでの考察は近代日本社会の総体性の中でハンセン病問題の核心を原理的に捉えるための予備作業であった、ということができる。[2]

かくして本章の目的は、いまや以下のように設定されることになる。すなわち、近代日本社会に固有の近代性《モダニティ》としてある全体構造の中にハンセン病問題を位置づけるべく原理的な考察を深め、これによりハンセン病問題の核心を捉え、究極的には当該問題の解決に向けた実践原理を人権思想の中に見定めること、これが本章の目的となる。その際に採られる手法は、現実社会の問題群の感性的直観を端緒として学的営為を開始する筆者の社会哲学の立場から、歴史的社会的な諸事実を総合的多角的に分析し、そこに立ち現れてくる近代日本社会の構造病理の本質を近代日本に固有の国民国家原理と人権原理の相剋の中に同定することである。[3]

一　ハンセン病問題にみる人権侵害の構造

1　不作為の循環構造

本書の第一部第二章においては、近代日本の国策として推進されたハンセン病者に対する絶対隔離・撲滅政策の歴史とこれに対抗して「隔絶されたところの隔絶された闘い」として立ち上げられた少数の患者当事

2　一九〇七（明治四〇）年三月一八日に公布されたこの法律第一一号「癩予防ニ関スル件」の原本と同法律の制定に至る過程の分析については、本書第一部第一章と第二章参照。さらに、同法制定の前史に関する佐久間温巳の証言は貴重である。佐久間は述べている。同法「公布以前の四〇年間をみると、明治二一年以後の二〇年間は内外の篤志的宗教家や医師による慈善的救済の時代と規定され、多くの記録が残っているが、明治初年からの二〇年間に関しては殆ど調査されていない。私はできる限りの資料にあたってこの期の調査を進め、この二〇年間を本邦ハ〔ンセン〕病史の上で個人的啓蒙及び治術の時代とし、その代表的人物は後藤昌文・昌直先生父子であったと考えたい。」（佐久間温巳「本邦ハンセン病史における後藤昌文・昌直先生父子の業績」日本医史学会編『日本医史学会雑誌』第三二巻第二〇号、通巻第一四四二号、一九八六年、一七〇頁）。

3　ここでは、人々によって担われる直観⇄分析⇄構想⇄実践が相互に開かれた形でフィードバックをくりかえしながら、人間・社会・歴史の根源にある価値（道徳性）を明らかにしつつ、より公正で自由な社会を構想・実現しようとする社会哲学の立場が念頭に置かれている。筆者が構想する社会哲学については、本書の「あとがき」を参照されたい。また、こうした構想が求められる学問史的背景については、山脇直司『新社会哲学宣言』（創文社、一九九九年）や加茂直樹『現代社会論ノート―社会哲学の射程』（晃洋書房、二〇〇五年）が示唆深い問題提起と考察を行っている。なお、ここにいう社会哲学の立場は感性的実在の中に当為（理念）を直観する梯明秀の「実践的直観の立場」や鈴木亨の響存哲学、J・ロールズの「反照的均衡」（reflective equilibrium）論、井伊玄太郎の総合文明学の方法などから筆者が多くを示唆され構想されたものである。詳しくは、梯明秀『ヘーゲル哲学と資本論』（未來社、一九五九年）、鈴木亨『響存的世界　鈴木亨著作集（第4巻）』（三一書房、一九九六年）、ロールズ（エリン・ケリー編、田中成明ほか訳）『公正としての正義　再説』（岩波現代文庫、二〇二〇年）、井伊玄太郎『平和の色―文明論的考察』（雄松堂出版、一九九六年）参照。

者・回復者の人権闘争という分析視座から考察が試みられた。そこでは、主として以下の三点が考察されている。なお、この点は本章の論述上必要と思われるので、あらためて論点のみを整理して示しておきたい。

（一）明治維新以後、宗教家、とくに外国人宣教師たちによって開始された「救癩」活動は、その後高揚するナショナリズムと融合しつつ、とりわけ一九〇七年三月公布の法律第一一号「癩予防ニ関スル件」公布以降、ハンセン病者の隔離・撲滅をめざす国土浄化・民族浄化・無癩県運動等が国策として強力に推進されていく。この国策推進の過程は、従来の共同体秩序の中におだやかに包摂されていた人々（たとえばハンセン病者たち）が、機能的な均質化を求める国民国家の外部へと完璧に隔離・排除されていく過程と同時進行であった。

（二）「らい予防法」違憲国家賠償請求訴訟に至る全患協の人権獲得闘争の分析から明らかになるのは、以下の点である。第一は、明治に開始される国策としての絶対隔離・撲滅政策の中で、この国策にさまざまな形で抵抗した人々が存在したという事実である。とりわけ重要なのは、戦前・戦中期から展開されたハンセン病患者・回復者の闘争の確かな流れを、戦後、基本的人権を「人類普遍の原理」として学び選択した日本国憲法の下で、「隔絶されたところの隔絶された闘い」（曾我野一美）としてはじめられながらも、ねばり強くその運動を継承・発展させて、画期となる戦後の「癩予防法」改正闘争が当事者たちによって展開された点である。第二に、彼らは人間性回復（人権獲得）闘争を精力的に展開する中で、絶対隔離・撲滅政策の対象とされた当事者の人権問題のレベルを乗り越えて、人権問題のより普遍的な地平にまでその思想と運動を高めた点である。[4]

（三）　二〇〇一年五月の熊本地裁判決は、ハンセン病患者・回復者に対する人権侵害が立法と行政双方の担い手によって継続された二重の「不作為」の責任問題を明らかにした点において、画期的な意義を持つものである。[5] だが、その不作為の認定には当の立法や行政、司法の不作為だけではなく、国内の学会や教育・研究機関、マスメディア、市民社会の不作為などは含まれないのであろうか。この問いに対しては含まれると答えなければならないであろう。なぜなら、法律第一一号「癩予防ニ関スル件」に開始される予防法制が一九九六年四月に廃止されるまで、八九年もの歳月を要したのも、近代日本社会の各領域にみられる不作為の循環構造に主要な原因があると考えられるからである。

しかしそれでは、ここでいう不作為の循環構造とは何か。この問いに答えるには、まず不作為そのものを理解しなければならない。私見によれば、この点を的確に理解するための手がかりとなるのは、S・ルークスの権力論である。[6] ルークスはその権力論の中で、作為（action）に注目するR・ダールらの行動主義的な一次

4　この点については、さしあたりハンセン病・国家賠償請求訴訟を支援する会編『ハンセン病問題のこれまでとこれから』（日本評論社、二〇〇二年）を参照されたい。

5　多様な不利な立場の少数者の抑圧された声を聴き取り、「法という名に値する法」を成立させるためのリフレクション機能を備えた法の自己組織性（「ノイラートの船」）という観点から法哲学的考察を試みた文献としては、小畑清剛『法の道徳性（下）―歪みなきコミュニケーションのために』（勁草書房、二〇〇二年）が重要である。

6　ルークスの権力論については、前掲、ルークス『現代権力論批判』の「訳者解説」一三八―一四一頁、日本社会学会理論応用事典刊行委員会編『社会学理論応用事典』（丸善出版、二〇一七年）所収「第一一章　権力と権威」の中の「三次元の権力」参照。なお、ここに訳出されたルークスの権力論は、現在、他の二つの関連論文（'Power, Freedom and Reason', 'Three-Demensional Power', 'Domination and Consent', 'Exploring the Third Dimension'）とともに、*Power : A Radical View*,（Third edition, Bloomsbury Academic, 2021）に再録されている。

元の権力観の限界を確認する。つまり、ダールらの行動主義からすれば、客観的に観察できる紛争や対立をめぐって作成される個々人の意思決定行動の中に権力が現れることになる。しかしそれでは、権力の行使によって「実現されなかった別の可能性」（抑圧や隠蔽などを介して阻止された別の現実）が捉えられないことになる。

そこでルークスは、バクラックとバラッツの二次元の権力観に注目する。なぜなら、バクラックらの権力の捉え方は権力のもう一つの側面を的確に捉えているからである。その側面とは、決定（意思決定）の範囲をたくみに操作・制限することで体制の脅威となりうる不満や苦情を表面化させないように働く非決定（目でみてわかるような意思決定行動をとらない、という意思決定＝不作為〔inaction〕、たとえば「偏見の動員〔mobilization of bias〕」など）として現れるものなのである。このような不作為（無活動）として現れる非決定は、現状（現体制の既得権益〔利権〕）への「変更要求が関連する意思決定領域に近づく前に、それを先回りして隠蔽あるいは抹殺する手段であり、さらにそれらすべてに失敗したときには、それを政策実施段階で骨抜きにし、無効にする手段」のことである。いずれにしても、こうした決定と非決定という二つの側面から権力を捉えることの重要性をルークスは力説している[7]。

次に、われわれの課題となるのは、差別偏見の体系を内包する既存の社会秩序に対する不満や苦情が表面化しないように阻止する不作為の権力が、社会の各領域の中で再生産されつづける構造の解明であるだろう。なぜなら、ハンセン病に関する予防法制が八九年ものながきにわたり廃止されなかった背景には、行政の不作為・立法の不作為・司法の不作為・学会の不作為・教育・研究機関の不作為・マスメディアの不作為、国民・市民の不作為が差別偏見の体系を内包する既存の社会秩序の下で相互に補完しあって、循環する不作為の構造が作用していたと思われるからである。しかし、この循環する不作為の構造は具体的にはどのようなものであり、いかにして捉えられるのであろうか。

この問いついて考える際に示唆深いのは、阿部謹也が提唱した世間学であろう。[8] 阿部によれば、「世間」は「自分と利害関係のある人々と将来利害関係を持つであろう人々の全体の総称」[9] としてである。だが、その内実についてみれば「公共性としての機能は果たしながらも、そこに超俗的性格と異界との接点としての無常観を残して」おり、「その結果わが国の『世間』は人が作り上げていくものというよりは運命的に存在しているもの」[10]、つまり所与のものと考えられている。佐藤直樹は、こうした阿部の世間学の知見を敷衍しながら、閉鎖的な差別体系である世間が実際には「現実の権力」として機能していると指摘する。[11] つまり、「わが国の歴史的・伝統的システムの中心にあるのは、法でも国家でも社会でもなく、『権力』としての『世間』である」[12] と述べ、「ある意味で法以上の力を持っている」[13]、と佐藤は分析しているのである。

また、こうした阿部や佐藤の考察の文脈とは若干異なるが、森有正は晩年の未完の労作『経験と思想』(「出

---

7 同、一三一―一三三頁。なお、ルークスの権力論については、本書の第二部第四章をも参照されたい。
8 阿部謹也『「世間」への旅―西欧中世から日本社会へ』(筑摩書房、二〇〇五年)参照。
9 同、七―八頁。
10 同、一一頁。
11 阿部謹也「歴史意識の東西」(日本哲学会編『哲學』第五六号(法政大学出版局、二〇〇五年四月)、同『学問と「世間」』(岩波書店、二〇〇一年)一七〇頁、佐藤直樹『〈責任〉のゆくえ―システムは刑法に追いつくか』(青弓社、一九九五年)参照。
12 前掲、佐藤、八一頁。
13 同、一一七頁。

発点　日本人とその経験」）の中で日本の世間が内包する思想形成上の病理を「上下的な垂直的関係」にある「汝―汝」関係、つまり日本語に本質的な二人称関係の内閉性の問題として見定めている。その上で、西欧の市民社会にみられるような「一人称―三人称の弁証法的関係」を成立させない日本社会の問題を世間の問題として捉え、再考しようとしていた。[14]

つまるところ、この日本の世間にみられる循環する不作為の構造はいかにして的確に正しく捉えられるのかが、やはり問題である。ここで再び注目したいのは、先に触れたルークスの権力論である。なぜなら、ルークスが分析視座として構想・提唱する三次元の権力論とは、マスメディアや社会化の諸過程などのありふれた日常生活をとおして、人々の知覚や認識、選好（欲望や願望）そのものを決定や非決定、その他の手法によって形づくり支配しようとする構造的な三次元の至高の権力作用に注目するものだからである。それは支配の対象となる人々から自律性を奪い、彼ら自身の「真の利害関心」（本来であれば選択するはずの人権）には気づかせることなく、刷り込まれた偽りの自らの意志に従って支配者への隷従へと至らしめる手法である、といえるだろう。[15]

このような権力の奥深い作用によって形づくられる不作為の循環構造の深層には、何ものかによって支配すべく造形された人々の知覚や認識、選好（欲望や願望）によって支えられている差別偏見の体系としての既存の社会秩序が隠然と控えているというべきであろう。

2　公共の福祉と優生思想

このように考えてくるとき、とりわけハンセン病問題とのかかわりで注目すべきなのは、優生思想のイデオロギー的機能である。なぜなら、この優生思想は先に述べた既存の社会秩序に内包された差別偏見の体系、いいかえれば選別のための正当化原理として作動するものだからである。[16]

ところで、この選別のための正当化原理について考察するにはハンセン病患者に対する隔離・撲滅政策の成立と優生思想とのかかわりについて確認しておかねばならない。この点について藤野豊の研究を参考にまとめれば、大略以下のようになる。ハンセン病問題は、当初、明治維新以降の文明開化政策の中で、文明国（一等国）たらんとする日本の恥として次第に意識されはじめ、やがて「浮浪癩者」の隠蔽が政策として選択されていく。しかし、その後制定された法律第一一号「癩予防ニ関スル件」（一九〇七年）とその運用については、国家（内務省衛生局・公立療養所側）と民間（私立のキリスト教主義療養所側）との間に「患者の人権」配慮をめぐる認識の相違がみられた。ここにいう相違は、一九二〇年代に入ると高揚するナショナリズムと「民族浄化」論の中で消失していくことになる。

だが、ここで留意すべきは、たとえばメアリー・H・コンウォール・リー（英国国教会福音伝播協会

14　森有正『経験と思想』（岩波書店、一九七七年）参照。なお、森がいう日本語に本質的な二人称関係の内閉性から発生する問題は阿部謹也が提起する「世間」論の問題関心と深く重なり合うものといえよう。詳しくは、鑪幹八郎『森有正との対話の試み』（ナカニシヤ出版、二〇一九年）を参照されたい。

15　前掲、ルークス『現代権力論批判』三四―四三頁参照。なお、ここにいう隷属については、エティエンヌ・ド・ラ・ボエシ（西谷修監修・山上浩嗣訳）『自発的隷属論』（ちくま学芸文庫、二〇一三年）を参照されたい。

16　優生思想と優生学の歴史的社会的機能については、藤野豊『強制された健康―日本ファシズム下の生命と身体』（吉川弘文館、二〇〇〇年）、同『厚生省の誕生―医療はファシズムをいかに推進したか』（かもがわ出版、二〇〇三年）、同『戦後民主主義が生んだ優生思想―優生保護法の史的検証』（六花出版、二〇二一年）、西角純志「優生思想はどのように語られてきたか―優生学の言説をめぐって」（専修大学学会『専修人文論集』一〇九号、二〇二一年、三三一―三二七頁）などを参照。

〔Society for the Propagation of the Gospel：SPG〕の女性宣教師）とハンナ・リデル（英国国教会宣教協会〔Church Missionary Society：CMS〕派遣の女性宣教師）との間にみられたような「患者の人権」への配慮をめぐる相違が当初みられた点であろう。こうした相違が発生してくる背景としては、キリスト教の「聖書」解釈史にみられる「ライ＝天刑論」と「ライ＝メシア論」の深い相剋が控えているといえよう[17]。

その後、欧米における「優生思想への社会的関心」等の高まりの影響を受けながら、両者の対立は急速に解消されていく。同時に、近代日本におけるハンセン病問題へのとりくみは、当初、宗教家、とりわけ外国人神父・宣教師のキリスト者を中心に始められるが、次第にそうしたとりくみへの日本人キリスト者の参加もみられるようになる[18]。しかしやがて、高揚する国内外のナショナリズムと優生思想の影響から、「日本民族の帝国主義的発展とその〔日本人キリスト者その他の〕信仰」とが融合する形で、国策としての隔離・撲滅政策が形成されていくのである。すなわち、「国策レベルにおいては、それまでの漂泊する多数のハンセン病患者の存在を単に国辱として療養所に隔離するという段階から、日本民族の資質向上という優生主義の視点に立って隔離するという段階に移行[19]」していくのである。やがて日本社会が一九三八年に制定される国家総動員法（総力戦体制）へと移行するなかで、この優生思想は「『劣死』と表裏一体の論理[20]」と化し、絶対隔離・撲滅政策（強制断種・堕胎を含む）として具体化され実行されていくのである。

こうした総力戦体制の構築の結果として、国内外に甚大な人的かつ物的な犠牲のうえにもたらされた戦後日本社会は、周知のごとくＧＨＱ（連合国総司令部）と日本政府の種々の交渉をへて練りあがられた経緯がある。とはいえ、「人類普遍の原理」としての基本的人権を保障する、いわば世界史的成果である現行日本国憲法（一九四六年一一月）を制定し、戦後改革（ポツダム宣言に基づきＧＨＱ：連合国軍最高司令官総司令部が戦後に行った日本を非軍事化・民主化するための政治・経済・社会全般にわたる一連の改革）をへて、日米安保条約とサンフランシスコ平和条約の締結（一九五一年）等を条件として国際社会への復帰を果たし、現在に至っている。

一九四六年には戦前の一九四一年にアメリカで開発されていた特効新薬プロミンの国内臨床試験も開始され、一九四三年にはその有効性が医学的に確認されている。[21] また一九四七年には制定・施行された現行日本国憲法によって基本的人権が保障されている。だが実際には、なぜか絶対隔離・撲滅政策は新法の下で一層強化されていくのである。プロミンによる菌陰性者の続出により、一時、社会に残る強い差別偏見にもかかわらず、患者の社会復帰を模索する動きもみられたが、一九五一年一一月の国会参議院厚生委員会におけるいわゆる「三園長の証言」（国立療養所園長の林芳信、光田健輔、宮崎松記）を契機として、「癩予防法」は改正強化されていくのである。一方、この時期にはこうした政府や厚生省の動きに対抗して、一九五二年一〇

17 この点の詳細は、荒井英子『ハンセン病とキリスト教』（岩波書店、一九九六年）、滝澤武人「イエスとハンセン病」、沖浦和光「戦国期キリシタンの渡来と『救癩』運動」（沖浦和光・徳永進編『ハンセン病―排除・差別・隔離の歴史』岩波書店、二〇〇一年）、前掲、藤野『日本ファシズムと医療』三二―三三頁などを参照されたい。
18 前掲、荒井、藤野豊『日本ファシズムと医療』（岩波書店、一九九三年）参照。
19 前掲、藤野『日本ファシズムと医療』五三頁。
20 同、五四頁。
21 スルフォン剤（SO2基をもつ薬剤）の一つであるプロミンの有効性再確認に関する経緯の詳細については、前掲、大谷監修『ハンセン病医学』一一三頁、三二六頁、「ハンセン病医学・医療の歴史と実態」（前掲、『最終報告書』）、ならびに田中真美「ハンセン病の薬の変遷の歴史―一九六〇年代の長島愛生園の難治らいの問題を中心として」（立命館大学大学院先端総合学術研究科『コア・エシックス』第一二巻、二〇一六年三月）参照。

月から一九五三年八月にかけて、患者・回復者自身によって精力的に推進された「癩予防法」改正闘争の展開がみられたのである。

以下において、われわれがこの時期の国会での議論に注目するのは、国策としてはたえず一貫して戦前から継承されてきた隔離・撲滅思想の戦後形態が端的に示されていると思われるからである。そうであれば、次に問うべきはここにいう隔離・撲滅思想の戦後形態の本体とは何か、であるだろう。思うに、それは恐らく、戦後憲法が前提とする基本的人権としての個人の自由と尊厳を剝奪しても優先されるべきものと判断される「公共の福祉」概念の内実を問うことになるであろう。以下、絶対隔離・撲滅政策の強化と「公共の福祉」概念をめぐる一九五三年に行われた国会参議院厚生委員会議事録に注目してみたい。

たとえば、藤原道子は、政府提案の「癩予防法」改正案（一九五三年二月）には同病の予防と医療ならびに「福祉を図り、以て社会の福祉、公共の福祉」の推進が目的とされ、「人権の尊重」、「自由」、「家族も含めた福祉とその秘密の保持」が明記されていると確認した上で、同法案の内容についてこう述べている。すなわち、この法案にはその根本において明治四〇年に制定された「旧法」の「強制収容」の思想がみられ、「強権」によって「すべてのものを律して行こうという精神が随所に現」れている。そして「公共の福祉、公共衛生」の見地から、一人の人間の「生活の自由に拘束」を加えるには、「飽くまでもそれを絶対に不可避の措置とするに足る明確なる医学上の根拠がなければならない」、と。

また、療養所に収容されることで患者の家庭は破壊されていくが、それにより「全体の社会人が利益を受ける」、つまり「社会の公共の福祉のために患者が入院する」との認識をも示している。その代償として、しかるべき「温かい愛情」、「人間的な愛情」こそが必要であり、強制収容を止め、「正確な知識の普及」による「社会の偏見」の解消、患者家族への「生活保護法の適用」による生活不安の解消を求めている。そして最後に、そうした三つの条件が満たされるならば、「患者は喜んで療養所へ入ると思う」と述べている。[22]

次に、榊原亭の発言をみてみよう。榊原はいう、「らい病患者」を強制収容するのは、そうしなければ「公共の福祉に反する」と考えるからであろう[23]、と。しかし、その際にいわれる「公共の福祉に反する」とはどういう意味であるのか。この質問に対して山口正義（政府委員・厚生技官）は、「一人にでも伝染させること」であると答弁している。

さらに山口は、癩菌の伝染力については「強弱いろいろ議論がある」が、「細菌学的な検査、あるいは統計学的な調査により」、「癩が伝染性疾患であるということにつきましては、疑いの入れない」ところであると述べ、一旦感染すれば、「現在の医学」では「これを根絶せしむることがなかなか困難な状況」にあり、治療にも「長時間を要する」。こうした「疾病の性質上」、癩「患者を隔離する」以外に「予防方法」が「現在のところまだ発見されて」いない。したがって、「癩という疾病を予防」して、「公共の福祉をはかる」ために

22 第一六回国会参議院厚生委員会議事録二五号、一九五三（昭和二八）年七月三一日、第一六回国会参議院厚生委員会議事録二六号、一九五三（昭和二八）八月一日参照。なお、藤原道子（賀川豊彦の影響でクリスチャンとなり、日本社会党代議士として社会保障問題にとりくみ続けた政治家）の言動について、藤野豊は「ハンセン病患者に向かい『お前たち』と高圧的に立ち向かう藤原の姿には、光田健輔と同質の患者観を見る」と述べている。詳しくは藤野豊編・解説／編集復刻版『近代日本ハンセン病問題資料集成』（戦後編第一〇巻、国会議事録／解説、不二出版、二〇〇四年）四-五頁参照。

23 この榊原亭（日本医師会副会長・当時）の発言については、第一六回国会参議院厚生委員会議事録一一号、一九五三（昭和二八）年七月八日参照。

は「患者を隔離する」ことが、「ただ一つの方法である」と述べている。[24]

最後に山口は、数年来、ハンセン病患者から示されている人権配慮への陳情に触れて、こう述べている。すなわち、「癩という疾患は伝染性疾患である。伝染病であるからして、やはり公共の福祉という公衆衛生ということを考えなければならないので、患者の希望、それから公衆衛生、公共の福祉、両方勘案して、妥当な線を出さなければならない」[25]、と。

以上、戦後のらい予防法改正をめぐる最終段階の質疑の一端を瞥見してみた。周知のごとく、ここでの議論の核心にある「公共の福祉」概念は、基本的人権を制約する装置として戦後憲法の原理に組み込まれたものである。[26]つまり日本国憲法にみられるように、人間の尊厳を根拠とする基本的人権（自由権・参政権・社会権等）の固有性、不可侵性、普遍性の絶対的な保障は、その無制限を意味するものではなく、社会との関係、他人との関係から制約される場合を想定している。具体的には公権力たる「公共の福祉」による一般国民の基本的人権の制約（限界）については、一二条、一三条、二二条・二九条等において規定されている。この規定をいかに解釈するかについては、周知の憲法学上の諸説、すなわち一元的外在制約説、内在・外在二元的制約説、一元的内在制約説、比較衡量論、二重の基準論などの歴史的な変遷がみられる。[27]

だが、以上の質疑からわかるのは、実際の個別具体的な人権問題に対しては、当事者の選択の結果でもなく、偶然に少数の弱者側にまわることになった人々の人権を「公共の福祉」概念のもとに抑制あるいは切り捨て、つねに救済しない方針で解釈し運用していこうとする政府・行政、議員の意思である。[28]つまり、修正なく改正原案どおりの成立をめざす政府委員は患者の人間性に配慮した原案の修正を条件とする隔離容認派も含め、戦後憲法体制の下で「公共の福祉」概念は絶対隔離・撲滅政策を最終的には正当化し、納得させる法的装置として作動するよう解釈されている、ということなのである。この点について、たとえば井上達夫は「戦後（日本）の人権保障理論の発展」における「人権と公共の福祉」をめぐる緊張関係について論ずる中で、日本国憲法における「人権と公共の福祉」の関係に触れ、「明治憲法においても『臣民の権利』は一応規定されていたが、天皇の『非常大権』や『法律の留保』の制約に服していた[29]」と指摘し、さらにこう述べている。

> 戦後の日本国憲法は天皇大権や法律の留保を破棄して、憲法に定める基本的人権を侵害する法律は無効であることを裁判所が宣告できるという違憲立法審査制を採用した。しかし、法律の留保にかわって登場した人権の一般的制約条件がある。それが公共の福祉である。……人権救済に対する消極主義は日本の裁判所をいまなお根強く支配しているが、とくに戦後当初は、この「公共の福祉」を漠然ともち出して人権救済要求を斥ける傾向が強かった。[30]

24 この政府委員の山口正義（当時厚生省公衆衛生局長）の発言については、第一六回国会衆議院厚生委員会議事録一二号、一九五三（昭和二八）年七月三日参照。

25 この山口正義の発言については、第一六回国会衆議院厚生委員会議事録三号、一九五三（昭和二八）年六月二四日参照。

26 芦部信喜『憲法学Ⅱ　人権総論』（有斐閣、一九九四年）一八五頁。

27 この点の概要については、芦部信喜『憲法　新版（補訂版）』（岩波書店、一九九九年）七三—一〇二頁参照。

28 藤野豊『ハンセン病と戦後民主主義—なぜ隔離は強化されたのか』（岩波書店、二〇〇六年）参照。

29 井上達夫『法という企て』（東京大学出版会、二〇〇三年）二七三頁。

30 同、二七三頁。

井上が述べているように、「漫然ともち出される」ようにみえる「公共の福祉」概念の背後には「多数の専制を正当化する最大幸福原理に立った功利主義」[31]が控えているというべきであろう。この功利主義は「全体利益の最大化」にのみ関心を向けるため、「個人の基本的な権利の侵害」を簡単に許容してしまうという井上の分析は重要である。[32]

ところで、ここで井上がいう「漫然ともち出される」ようにみえる「公共の福祉」概念の背後にある深層構造を見極めようとする場合、人権の国際的保障の観点から「公共の福祉」概念の問題性の核心に迫ろうとする窪誠の以下の言説は、重要な手がかりとなるだろう。

実際、日本における最高の知性集団ともいえる日弁連ですら、「公共の福祉」という日本イデオロギーから逃れられなかったのである。……〔公共の福祉という〕「人権相互間調整を図る制約」は、その存在が証明されていないだけでなく、そもそも、法論理的に存在しえないのであった。さらに、たとえ、自由権規約批准以前は、「公共の福祉」による制約が認められたにせよ、批准によって、そのような可能性もなくなったはずのものであった[33]

右の窪からの引用文で触れられている自由権規約とは、無論、国際人権B規約(「市民的及び政治的権利に関する国際規約」)のことであり、一九六六年の第二一回国連総会において採択され、一九七六年に発効している。一九七九年にこの国際人権B規約を国際人権A規約(「経済的、社会的および文化的権利に関する国際規約」社会権規約）とともに批准した日本政府は、この批准に伴い一九八〇年以降、自由権規約第四〇条に基づく報告書を国連に提出し、一九八一年以降、規約人権委員会によって審査されている。窪によれば、規約人権委員会は「一九九二年第四四会期において、各政府報告書審査後、当該国家の人権状況に関する『主要な懸念』や『提言および勧告』を含んだ『意見（Comment）』を採択することを決定した。〔その後、この〕『意見』は、一九九六年から『最終意見または総括所見（Concluding Observatior）』と改称され」て、現在に至っている。[35]

たとえば、「規約第四〇条に基づき締約国から提出された報告の検討―自由権規約委員会の最終見解」（自由権規約委員会第四九回会期、一九九三年一一月二八日採択）は、日本政府の報告書に対する「主な懸念事項」として、以下のように指摘している。「当委員会は、規約が国内法と矛盾する場合に規約が優先するものであることが明瞭ではなく、また、規約の条項が日本国憲法のなかに十分に包含されていない、と考える。さらに、日本国憲法第一二条及び第一三条の『公共の福祉』による制限が、具体的な状況において規約に適合したかたちで適用されるものであるかどうか、も明瞭ではない。」（日本弁護士連合会訳）

31 同、二七四頁。
32 同、二七一―二七三頁。
33 前掲、窪『人権法・人権政策のダイナミズム』二五〇―二五一頁。
34 ただし日本政府は、人権救済の手段としての個人の申立を定める「市民的及び政治的権利に関する国際規約の選択議定書（第一選択議定書）」ならびに死刑廃止を求める第二選択議定書についてはともに批准していない。
35 窪はさらに、規約人権「委員会全体で採択され、国連文書となるこの『意見』は、ずいぶんと重みを持っています」との岡本雅享の言説（岡本「自由権規約の日本政府報告書の審議―これまでとこれから」『IMADR-JC通信』九三号）を援用して、その意義を確認している。前掲、窪『人権法・人権政策のダイナミズム』二二九頁。

　また上記「自由権規約委員会の最終見解」（自由権規約委員会第六四回会期、一九九八年一一月五日採択）は、「主な懸念事項及び勧告」として、以下のように指摘している。「委員会は、『公共の福祉』に基づき規約上の権利に付し得る制限に対する懸念を再度表明する。この概念は、曖昧、無制限で、規約上可能な範囲を超えた制限を可能とし得る。前回の見解に引き続いて、委員会は、再度、締約国に対し、国内法を規約に合致させるよう強く勧告する。[36]」（日本弁護士連合会訳）

「らい予防法」（一九〇七―一九九六年）や「優生保護法」（一九四八―一九九六年）などが世界の潮流から大きく遅れて廃止された経緯の背景には、ＮＧＯ（非政府組織・市民組織など）の「シャドーレポート（Shadow-Report）」によって示される締約国の人権状況に関する情報を踏まえつつ行われる規約人権委員会の政府報告書に対する審査や作成される意見、最終見解が大きな力として作用していたといえよう。[37] だが、「公共の福祉」による人権制約は憲法に違反しないとする従来の「国家の意思」はやはり不変である。[38] かくして、不作為の循環構造を自覚・克服しようとしない日本政府の下での人権状況は、いつまでたっても改善されないことになるのである。

　以上の考察から、近代日本社会にみられる「公共の福祉」概念は歴史的なイデオロギーとしての国家主義やこれと一体化した功利主義、社会ダーウィニズム、優生思想などからなる複合的価値体系（窪のいう「救癩思想」に典型化される「日本イデオロギー」）をその具体的内実としつつ、つねに等身大で生きるあるものをあるもの以上のものとしての国家目標へと変換・統合・挑発していくための概念装置として作動する事実を、ここでは確認しておくべきであろう。[39]

二　近代日本社会の深層構造

1　包摂と排斥の普遍力学

ここでは前節における考察をより広い普遍的な視点から捉え直しつつ、絶対隔離・撲滅政策が内包している包括的な背景構造を分析してみたい。私はこの包括的な背景構造を分析するに際して、荒削りではあるが、いかなる社会にも適用されうる集団の包摂と排斥の普遍力学の構想を試みたいと思う。なぜなら、ハンセン病問題をはじめとする差別問題を包括的に捉える視点がやはり必要であると考えるからである。

その際、さしあたり構想の手がかりとなるのは、包摂と排斥に関する社会集団理論である。たとえば、間庭充幸は包摂と排斥をめぐって、概略、以下のような分析を展開している。「逸脱行為の文化的背景（抑圧構造）」への価値関心に立脚する間庭は、以下の理由から、分析概念として「包摂」と「排斥」に注目する。すなわち、この二つの概念は「個性的にしてかつ普遍的（同時に具体的かつ抽象的）という両義性」を持つ

36　こうした自由権規約委員会の最終見解と日本政府の報告の分析については、同、二二九―二四四頁を参照されたい。
37　この点の傍証としては、米本昌平ほか『優生学と人間社会—生命科学の世紀はどこへ向うのか』（講談社現代新書、二〇〇〇年）、五頁参照。
38　前掲、藤野『ハンセン病と戦後民主主義』参照。
39　等身大で生きる〈あるもの〉を「事実存在（esse existentia：Daß-sein）」として捉え、〈あるもの以上のもの〉を「本質存在（esse essentia：Was-sein）」として捉える哲学史的背景と含意については、拙著『梯明秀の物質哲学—全自然史の思想と戦時下抵抗の研究』（未來社、二〇一七年）一七―四一頁、木田元『哲学と反哲学』（岩波書店、一九九〇年）、一四―一三頁、同『反哲学史』（講談社、一九九五年）八五―八六頁を参照されたい。

と思われ、ゆえに文化比較のための「より一般的な認識を可能にする」[40]からである。そして「包摂」と「排斥」を次のように定義する。

包摂（inclusion）とは「一般には集団が他者（人間が中心となるが、ときに事物を含む）を同質化して―その集団規範になびかせて―自らの内部に取り込むことである。」[41]より厳密にいえば、「具体的な移動をともなった取り込みだけでなく、他者に同系としてのしるしをつけてこれを象徴的に下属させること」、つまり「下属させ生かす」ことである。[42]

排斥（exclusion）とは、「一般には集団が他者（人間が中心だが、ときに事物を含む）を異質化して―その集団規範になじまなくして―自らの外部に押しのけることである。」[43]より厳密にいえば、「具体的な移動をともなった押しのけだけでなく、居ながらにして相手に差異のしるしをつけ象徴的に排斥する」、つまり「追放しないまでも集団の周辺に序列化して遠ざける」ことである。[44]

ここで重要なのは、包摂と排斥という二つの作用が形成する集団には、象徴的な意味における通底項、つまり集団の内部でもあり外部でもあるような両義的世界が普遍的にみられる点である。だが問題は、いかなる社会にもみられるこれら二つの普遍的な作用が日本社会においてどのような「結合形態（関係）」、すなわち「日本の集団文化の特質」として現象するか、である。間庭によれば、社会は「同質なものの包摂力を高めるために異質なものを排斥しなければならない」、いいかえれば「異質をつくり出すことで、その反動として同化・同調性を培う」のであるが、日本社会においては包摂と排斥の作用が「相互に補完関係」を取り結び、互いに互いを強化しつつ、異質なもの、異端者を「何も実践できなくなる」まで追いつめていくのである。[45]間庭はこう述べている。

日本の場合、包摂も排斥も、したがって同化も異端も生身の人間まるごとに対して要求されるのであって、特別なイデオロギーや信仰だけが対象となるのではない。かりにあるイデオロギーや信仰における同化や異端から始まっても、それはいずれ人格の全価値に及び、まるごとの人間の同化や異端となりやすい。……このように、包摂と排斥が個性や能力、特定のイデオロギー（倫理）や信仰と直接かかわらないまるごと主義であるためには、逆説的のようだが、その基準はつねに形式主義でなければならない。……包摂も排斥も、そのたてまえとしての形式＝儀式が満たされているか否かが重要なのであって、中身は二の次である。[46]

このように「単純結合とまるごと主義」を分析しつつ、間庭は日本社会の深層にみられる「さらに複雑で微妙な次元」を包摂と排斥の視点から考察している。その際、「包摂と排斥は序列化（極端な場合は差別）を通して固く結びつき、その『共鳴関係』によって最終的に包摂力を高めてゆく」[47]と述べている。日本社会に

40 間庭充幸『日本的集団の社会学―包摂と排斥の構造』（河出書房新社、一九九〇年）、一六頁。
41 同、二一頁。
42 同、二一頁。傍点原文。
43 同、二一頁。なお、現代医療においてこの刻印された「しるし」による象徴的排斥がもつ意味については、大谷藤郎『現代のスティグマ―ハンセン病・精神病・エイズ・難病の艱難』（勁草書房、一九九三年）参照。
44 前掲、間庭、二一頁。傍点原文。
45 同、二三頁。
46 同、二三―二四頁。傍点原文。

おいては「思想や信仰に基づく厳しい原理上の統合（連帯）」は必要とされず、いかなる理由から「同質的なものの包摂に（あるいは包摂されることに）執念をもやす」[48]のかを了解する際に、こうした間庭の分析視座は極めて重要であるといえよう。

間庭の議論は、次いで「異質の排斥・追放が象徴的にはその包摂を意味し、個人としての自己同一性（同質性）をますます高める場合」[49]に焦点を定めていく。具体的には、日本における「子殺し」や「心中」等にみられる包摂と排斥の「日本的な結びつき（というより連続性）」に注目しつつ、こう述べている。すなわち、「利己的で冷酷非情なパーソナリティの本質は、純粋なままで他者と一体化したいという──したがって他者＝自己の汚れに気づかう──真摯な同情性の別の表現かも知れない」[50]、と。この「抹殺による完全な排斥（という逸脱）がそのまま完全な包摂に結びつく」[51]という視点は、われわれの考察において極めて重要な意味を持つであろう。

以上のような包摂と排斥をめぐる議論については、社会哲学領域において、より原理的な考察が深められ展開されている。たとえば、今村仁司は近代性と排除＝暴力に関する注目すべき一連の社会存在論的考察を展開している。[52] 今村によれば、排除や差別を「好ましくない不道徳的行為」と捉え、道徳や倫理を錬磨し理性的になるならば、それらの克服は可能であると考えることは間違いである。[53] なぜなら、「人々が集団の中で生きているという原事実は、断じて平和的ではない。それは原初の暴力を内包している」[54]からである。ここでいわれる「原初の暴力」とは、「ある個人が『現に《そこに》存在する』ことは、他者が『そこに《存在》する』ことを原理上、排除」し、「自己の存在をできるかぎり完全に十全に維持し保存しつづけ」、それゆえに自己の「存在持続を妨害する他の個物を排除する」─「自己保存の力」[55]のことである。しかし、こうした自己保存の力の発動は、つねにすでに相互に敵対しあう状態、つまり戦争状態としてありつづけるのである。だが、この状態はトマス・ホッブズのいう死への恐怖に耐えつづけねばならず、永続しえない。自己は他者と「共倒れに終わる」からである。残された選択肢は、「暴力の圧力、排除の力を、どこかべつのところ（第三項）にふりむけ、共倒れをなくすこと」[56]である。こうして野蛮から文明への根源的な移行を可能にするモラリティ・宗教性として、原初の秩序や規則が多種多様な姿において創造されていくのである。

この秩序形成において排除される第三項（犠牲者づくり）の要請は、市民社会においてすら回避することはできないものとしてある。なぜなら、市民社会もまた、犠牲者として「排除されなかった幸福な者」たちが相互に承認し合うなかで形成される社会秩序にほかならないからである。[57]今村によれば、こうしたおぞましく絶望的な根源的事実を直視することなく、「排除や暴力にたんなる道徳的態度の良し悪しの観点から対処するだけでは、人間にとっての暴力の宿命的性格の本質に迫ることはできない」からであり、したがって

47 同、二一七頁。
48 同、二一八頁。
49 同、三三一頁。傍点原文。
50 同、三三二頁。
51 同、三三二頁。
52 今村仁司『近代性の構造――「企て」から「試み」へ』（講談社、一九九四年）参照。
53 同、二一〇頁。
54 同、二一三頁。
55 同、二一三―二一四頁。
56 同、二一七頁。
57 同、二一八頁。

「事態の改善を一歩前進させる見込み」もまたないからである。[58]

確かに、今村のいうとおりであろう。しかし、ではわれわれにはどういう対処が残されているのか。この問いへの今村の回答は、「排除と差別のメカニズム」に気づき、それらを逆手にとり、「自らを犠牲者の位置におく覚悟を持つ」という対処法である。[59]

今村は「罪もなく正当な理由もなく排除される犠牲者にこそ、正義がある」[60]と述べて、こう結論づけている。

一般に、個々人は、互いに異者である。異者を同一性の文脈にのせて、「秩序のなかでの他者」に作りかえることが、人間社会の余儀ない作法である。異者が「同一性の枠内での他者」に切り換えられる（つまり「市民的人間になる」）としても、だれでも自己の内部に、完全には同一化されざる異者を抱えている。……社会のなかで生きる人間は、すでに自分の内部で異者の排除と差別という社会性のドラマと同じドラマを生きているのである。自己の内部の異者に気づくことからはじめるのが、排除と差別の回路を断つ第一歩である。自分の内部の異者を見ることは反省の努力であり、そこでこそ理性の能力が試される。[61]

以上の考察を踏まえて小括をしておくならば、以下のようにいえよう。前近代社会（伝統社会）においては、包摂と排斥の作用が一般的に弱く穏やかである。それゆえ、特定の社会集団は他の異なる社会集団や諸存在をおのれの集団の周縁領域（通底項）に許容している。周縁領域（通底項）とは、内部でもあり外部でもあるような両義的存在者の存立領域である。そこでは種々の虚構としての異人（marginal man）が許容されている。要するに、虚構としての異人は特定の集団の外部へと完全には排除されきらない両義性に彩られている。[62]

しかし近代に入るにつれて、社会集団の中の包摂と排斥の作用は極度に強く厳しいものとなる。すなわち、近代の社会集団は自己同一性を過剰に追求することになり、その結果として当然であるが、前近代社会においては社会集団の内部と外部があいまいに交ざりあう両義的な社会的諸領域が存在しえたのであるが、近代社会になると、そうした両義的な社会的諸領域は許容を許されなくなり、あってはならないものとして完璧に消去され打ち捨てられていくのである。こうした近代社会の過剰排除作用は同時に過剰包摂作用と一体化しながら、これからみる「国民国家」を形成していくことになるのである。

2　国民国家の原理とナショナリズム

以上の考察から明らかなように、近代日本社会の深層構造には集団形成に伴う普遍的な力学としての「包摂と排斥」作用の過剰化によってもたらされる国民国家とナショナリズムの問題が控えている。だがなにゆえに、国民国家とナショナリズムが問題となるのであろうか。

58　同、二一九頁。
59　同、二三一頁。
60　同、二三二頁。
61　同、二三三頁。なお、ここでは議論できないが、今村のこうした議論の背景にある包括的な社会哲学の体系については、今村仁司『排除の構造―力の一般経済序説』（青土社、一九八五年）、同『抗争する人間』（講談社、二〇〇五年）などを参照されたい。
62　赤坂憲雄『異人論序説』（砂子屋書房、一九八五年）参照。

よく知られているように、アレクシス・ド・トクヴィルは『アンシャン・レジームと革命』において、「旧制度の多くの諸制度を破壊した民主的革命〔フランス革命〕」が先行する絶対王制の下で押し止めがたく形成されていた「行政の中央集権化」（行政の専制化による画一的支配の浸透）という事態の中に準備されていた歴史的経緯を実態に即して子細に分析していた。トクヴィルは述べている。「旧制度のこの部分〔行政の中央集権化〕が、どうしてこのように〔革命後の〕新社会にまるごと移植され、合体されえたのかと問われるならば、わたくしは次のように答えるであろう。すなわち、『中央集権化が革命で滅亡していないのは、中央集権化自体がこの革命の発端であり、その革命の兆候であったからである』と。[63]」またトクヴィルは『アメリカの民主政治』においても、アメリカ社会における自由への平等な情熱が逆説的に多数派の一般意志（世論）に支配されるという均質化された世界を生み出すであろうことも予言していた。[64] こうした視点が重要であるのは、本章で考察する国民国家とナショナリズムをめぐる問題が、トクヴィルが分析してみせた近代における人々の自由への平等な情熱がその意図に反して均質化された社会をつくりだしていく事態と一体不可分の関係にあるからである。

国民国家とナショナリズムについて考察する際に、ここではラルフ・ペットマンの議論を手がかりに考察をしてみたい。[65] ペットマンはまず国民国家が出現してくる歴史過程とナショナリズムが果たした役割について、こう述べている。ペットマンによれば、国民国家は近代の西ヨーロッパ世界にみられた「典型的な政治過程」が生み出したものである。つまり、「拮抗する社会的諸権威―ローマ教皇と様々な聖職者からなる世界や封建貴族、ギルド組合、都市国家など―の広範な領域の整理統合や排除」を推進した「絶対主義時代（君主権力の絶対性）の逆説的な成果」として形成され、同時に「国民（nation）と国家（state）とを結びつけんがために用いられた感情（emotions）」、つまり「忠誠心（loyalty）」、「愛国心（patriotism）」という情動が動員された点であろう。[66]この情動こそ、ナショナリズム（nationalism）なのである。ナショナリズムについてペットマンはこう述べている。国民と国家が結びついていく際に、この「ナショナリズムの理念は極めて重要であった。なぜなら、国家をある歴史事実から政治イデオロギーに、つまり国家という排他的［独占的］な正当化原理―それは社会的諸権威の分散した諸領域をまとめ上げるために国王や女王によって採用された原理であった―に仕立て上げたのはこのナショナリズムの理念だからである。その後、ナショナリズムの理念は、増大するブルジョアジーに吸収され、彼等の制定した様々な憲法のなかに書き記されたのである」[67]、と。そしてさらに、「全市民の心情的な支持を取り付けんがために拡張されたもの、つまり領土としてその範囲を定められた政治領域は、単一の人民にまつわる共通の諸理念を表明しうるだけではなく、表明すべきでもあるという（ナショナリズムの）観念は、もっとも重要なイデオロギー的な力、というよりか擬似宗教的な力となった」[68]、と述べている。

　そしてペットマンは、ナショナリズムについて極めて重要な指摘をするのである。すなわち、「ナショナリ

63 A・トクヴィル（井伊玄太郎訳）『アンシャン・レジームと革命』（講談社学術文庫、一九九七年）一九一―一九二頁。

64 トクヴィルの「持続的」歴史観については、訳者「あとがき」（井伊玄太郎訳）『アメリカの民主政治（下）』（講談社学術文庫、一九八七年）六〇四―六一三頁を参照されたい。

65 ここで手がかりとするのは、Ralph Pettman, *State and Class : A Sociology of International Affairs*（Croom Helm Ltd, London, 1979）である。

66 Ibid., pp.117-118.

67 Ibid., p.117.

68 Ibid., pp.117-118.

ズムとは日常性（triviality）からの離脱（escape）を生み出すもの」である。しかしその離脱の内実は何かといえば、人間の「労苦を気高きもの、高貴なるものに変換」し、「人間の努力に希望と目標を与え」るように作動する力である。この力こそが人間の社会的「現実のねじれ・ゆがみ（distortions）」を受け入れさせて、「人間が本来ならば耐えられないであろう状況に対抗させる」[69]のである。

こうしたナショナリズムの動員を介して形成された国民国家について、さらに独自に敷衍すれば、以下のようにいえるであろう。先にみたように、自己保存への意志は人間の原事実としてあるが、これを忠誠心と愛国心という情動の動員により、国家と国民は想像の共同体（Imagined Communities）としての国民国家へと変貌する。[70]しかし、こうして形成される国民国家には、以下の三つの特徴がみられるであろう。第一に、国民国家という同一性によって正当化された階層的序列の導入である。いいかえれば、聖と俗の分離による差別・偏見の動員である。[71]第二に、民衆のコンヴィヴィアリティ（自律的協働性）とヴァナキュラーを根源的に独占し、伝統的な共同体や種々の中間団体の徹底的破壊を遂行する。かくして人一般、個人、ないしマスとしての大衆が創出される。[72]第三に、社会編成原理としての属性原理を廃止し、業績原理、つまり能力主義に基づく階層間移動を激化させる。[73]

こうした国民国家の熱くダイナミックな特質は、歴史的システムとして作動するためには、少なくても以下の四つの要素を条件として満たしていなければならないであろう。第一の要素は、創出すべき共同幻想としての国民国家にとっての異質なもの、つまり非同一性の創出である。第二の要素は、国民国家の規律訓練装置としての軍隊・学校・工場を介した「健民・健兵」、つまり同一性としての国家目標に従順なものの作為的な創出である。第三の要素は、国民国家による多様な地域言語の単一言語への強制的均質化（Gleichschaltung）でである。第四の要素は、資本主義と産業主義との融合による人間労働の疎外と物象化である[74]。

アンソニー・ギデンズによれば、近代性とは「およそ一七世紀以降のヨーロッパに出現し、その後ほぼ世界中に影響が及んでいった社会生活や社会組織の様式[75]」のことである。そしてギデンズは的確にも、今日の社会をポストモダンではなく、「モダニティのもたらした帰結がこれまで以上に徹底化し、普遍化していく時代[76]」として特徴づけている。さらにギデンズは、「近代の時代的特質」を正しく捉えるためには「近代イコール資本主義という方程式[77]」を放棄しなければならないと述べ、近代の「根本的な制度特性」を四つ示している。

---

69 Ibid., p.120.
70 この点については、ベネディクト・アンダーソン（白石隆・白石さや訳）『想像の共同体―ナショナリズムの起源と流行』（リブロポート、一九八七年）参照。
71 竹内芳郎『文化の理論のために―文化記号学への道』（岩波書店、一九八一年）三七七―三七八頁参照。
72 樋口陽一『憲法　近代知の復権へ』（東京大学出版会、二〇〇二年）一六六―一六八頁参照、また樋口は別の著作の中で「人権が語義どおり『人』の権利であることが、何より問題なのである。身分への帰属ゆえでなく、人一般としての個人ゆえに権利の主体とされるようになったこと、そのことに、人権の近代性がある。……現実の歴史過程では、集権化してゆく主権国家が、身分制中間団体を解体させて、人権主体としての個人を創り出してゆく。その過程が典型的に進行していったのが、革命後のフランスであった」（同『人権（一語の辞典）』三省堂、一九九六年、三五頁）、と述べている。
73 この点については、桜井哲夫『「近代」の意味―制度としての学校・工場』（日本放送出版協会、一九八四年）参照。
74 これらの点にかかわる文献としては、A・ギデンズ（松尾精文・木幡正敏訳）『近代とはいかなる時代か？―モダニティの帰結』（而立書房、一九九三年）参照。なお、こうした見解をより体系的に展開した著作としては、同（同訳）『国民国家と暴力』（而立書房、一九九九年）がある。
75 前掲、ギデンズ『近代とはいかなる時代か？』一三頁。
76 同、一五頁。
77 同、一二三頁。

第一の制度特性は、資本主義である。それは近代世界において「財の衝動的蓄積を不断にあおる競争圧力」として働き、社会形態や経済形態を不安定化させ浸食する原理として作動する。

第二の制度特性は《産業主義》である。それは科学技術を媒介として自然界に介入し、「創出環境」を生み出す力である。

第三の制度特性は、国民国家に代表される「一元化された《統治権力》の出現」である。この《統治権力》は、「近代社会の出現を可能ならしめた主要な条件のひとつ」[78]であり、「統治対象となる人びとの活動を日常的にモニターするため」[79]の《監視》権力として作動するのである。

第四の制度特性は、《軍需力》と関係する「直接的権力」である。かくして近代とは、これら四つの制度特性が複合した多元的なシステムなのである。

ギデンズによれば、今日、「近代社会の変容に対抗する唯一の集合的反応」が労働運動だけではなく、それから「少し距離を置く別のかたちの」「市民権運動や人権運動、平和運動や軍縮運動」という形をとり、しかもそれらが「モダニティとその将来に影響を及ぼす、根本的に重要な役割を担っている」かが明白になるというのである。[80]

国民国家においてはこうした諸要素が複合し合いながら、あらゆる人々の強制的同質化が押し進められていくのである。しかしここで注意すべきは、この強制的同質化は国民国家から絶対隔離され撲滅・消去されるべき存在とみなされた人々を暴力的に創出する過程と表裏一体の関係にあるという点であろう。

こうした国民国家の原理とナショナリズムとの関係の考察から、次にみるべきなのは、当初、西ヨーロッパ世界にみられた国民国家の形成運動が、その後グローバルに波及・展開し、明治維新に始まる日本社会の近代化をも枠づけている点である。本章ではこの点の考察には立ち入らないが、日本社会はこの運動から根底的な影響を受けつつ、近代史を展開してきたといえよう。そこで近代日本社会が構想した国家のグランドデザインは、近代以前の土着的な天皇崇拝感情を国民と国家を結合させるナショナリズムとして利用し、しかもその動員に際して、政治と宗教を分離させることなく疑似宗教的なイデオロギーとして天皇崇拝感情を作為的に利用したものである。軍人勅諭と教育勅語は、いうまでもなく、そのためのイデオロギー注入装置であったわけである。

とすれば、近代日本の国民国家形成は端的には、前近代の天皇を中心とする統治原理を積極的に存続させながら近代の統治原理を構築するという矛盾を構造的に内蔵させていたということになるであろう。こうした日本近代にその初発から内蔵されていた構造的矛盾は、その後、近代化をいびつな形で押し進め、国外にも植民地を設営する大日本帝国への自己拡張・自己暴走を許容していくことになる。[81] 総力戦体制の構築とハンセン病患者の隔離・撲滅をめざした民族浄化運動の激化がその端的な表れである。[82]

---

78 同、一二三四頁。
79 同、一二三四頁。
80 同、一二三四頁。
81 この点については、さしあたり藤田省三『(第二版) 天皇制国家の支配原理』(未來社、一九七四年) 一〇–一一頁参照。またこのような原理に支えられながら自己拡張・自己暴走していく日本帝国がおのれの植民地とした外部世界においてどのような強制隔離・撲滅空間を形成していったのかについては、滝尾英二『朝鮮ハンセン病史―日本植民地下の小鹿島《ソロクト》』(未來社、二〇〇一年) を参照されたい。
　なお、戦前の大東亜共栄圏と重なり合う日本植民地下の各地域のハンセン病施設入所者への対応については、本書第一部二章を参照されたい
82 藤野豊『戦争とハンセン病』(吉川弘文館、二〇一〇年) 参照。

三　国民国家の構造的暴力と生産力ナショナリズム

1　国民国家と構造的暴力

先にわれわれは国民国家を支えるナショナリズムの二つの要素、つまり忠誠心と愛郷心という情動について言及しておいた。その際とくに注目すべきであるのは、この情動としてのナショナリズムが人間に社会的「現実のねじれ・ゆがみ」を受け入れさせて、「本来であれば耐えられないであろう状況に対抗させる」力として作動する点であった。

われわれはこのナショナリズムから発生してくる特有の力を暴力の作用として捉え返すことができるであろう。なぜなら、こうした国民国家の形成の基盤であるナショナリズムの力は、人間の「社会性という原事実」に本来的に内在している「原初の暴力」の近代的形態として理解できるからである。[83] 今村仁司は、人間の現存在自体が「自己保存の力」の発動と不可分であるとの見地から、この「原初の暴力」についてこう述べている。すなわち、「人間的現存在の様式は、自己保存の様式である。あるいは、現存在とは、自己保存の力そのものであるといってよい。自己保存の力に等しい現存在は、薄明の闇の中で『場所をあけろ！』と叫ぶ力である。場所をあける力は、特定の空間を暴力的にこじあけて切断線を引くことである。自己の存在の維持と保存は、たえまない切断線を際限なく引きつづけることである。存在すること自体は、このような原初の暴力をはらまざるをえない」[84]、と。

いわば人間は、その根源的な存在様式の中にこうした「原初の暴力」を宿命として孕み込むことになるが、しかしその「原初の暴力」と対峙しそれを抑制・制御する中で、多様な「制度や規範的秩序」を創造し、自己累積的に拡張させながらおのれの歴史や国家・文明を形成してきたのである。[85] ペットマンのいう「ねじれ・ゆがみ」や、「本来であれば耐えられないであろう状況に対抗させる」力とは、根源的には人間社会の深層に横たわり、秩序や規範そのものを生み出す「原初の暴力」という存在論的な文脈において捉えておく必要があるであろう。

しかし、ここにいう多様な「制度や規範的秩序」が成立し自己累積的に増大していく事態とは、具体的にはどういうことなのであろうか。ここで注意すべきなのは、こうした事態は「原初の暴力」が消失したことを意味しない、という点である。反対に、「原初の暴力」は消え失せるどころか、自己累積的に拡大・強化されていくからである。

萱野稔人によれば、こうした「原初の暴力」は歴史的にみて自己の他者に優越する組織化された暴力を行使するなかで国境を画定することになる。そしてさらに、こうして画定された国境は自己に敵対する他者の組織化された暴力との相互承認を獲得しながら、最終的に主権として自己を定義することになる。しかもこの他者との相互承認が自律した力として主権に反作用するにつれ、主権自体は「脱人格化」されていくのである。いずれにせよ、こうした「原初の暴力」にはむき出しの暴力を他者の同意や協力をとりつける正当性／正統性、あるいは権力（「支配の保障」）へと自らを変貌させながら、一貫した「富の我有化」への意志が共

83　前掲、今村『排除の構造』二一三頁参照。
84　同、二一三頁。
85　同、二一四頁。

通してみられるのである。[86] こうした意志を効果的に実現するには暴力の組織化が必要かつ不可欠だからである。こうして他者の介入を排除しながら「富の我有化を可能にするための暴力」は組織化（強化・蓄積）され、組織化された暴力をとおして「富の我有化」がまた果たされていくという相互に循環しあう関係がつくられていくのである。[87]

かくして萱野はこう述べる。すなわち、「支配の保証や富の我有化といった効果を暴力がもたらすことができるからこそ、より強大な暴力をもちいようとする運動が生じ、その運動のまわりで国家をはじめとする政治団体が生み出されるのである」[88]、と。またこうも述べている。ホッブズのいう「自然状態」＝「各人の各人に対する戦争」状態が内包する多元的な流動状態を離脱して国家が安定して存立するためには、「暴力の持続的な組織化によって暴力の審級が他の社会的領野から自律化しなくてはならない」[89]、と。かくして「暴力への権利が一元化」された近代の「主権国家体制」が形成される。[90] しかし、主権が「人格的な権力源泉」としての君主に依拠しているかぎり、「暴力の組織化は社会全体によって担われる」[91] とはいえ、国民国家は成立しない。なぜなら、国民国家は全住民を動員し「従順で生産的な身体にする」と同時に、「主権国家内部の権力関係を脱人格化」しなければならないからである。[92]

以上、今村と萱野の触発的な議論に導かれて国民国家の形成へと至る論理構造の骨格を跡づけてみたが、われわれが次に考察したいのは、こうした国民国家の形成に原理として内在している暴力をより具体的にどう捉えるかという問題である。この問題を考察するに際して注目しておきたいのは、こうした「原初の暴力」に根ざす国民国家の形成とナショナリズムの力がヨハン・ガルトゥングの提起する魅力的な「構造的暴力」概念と深い共鳴関係にあるものと思われるからである。しかもこの「構造的暴力」という概念は、本章においてひときわ重要な理論的意義を持つものである。なぜなら、この構造的暴力は社会関係や国際関係の中に非対称的な重層構造（社会的な現実のねじれ、ゆがみとしての格差・差別・偏見の重層構造）を生み出す不可視のメカニズムを的確に捉えることを可能にする概念装置でもあるからである。

ガルトゥングは暴力をこう定義する。すなわち、「ある人にたいして影響力が行使された結果、彼が現実に肉体的、精神的に実現しえたものが、彼のもつ潜在的実現可能性を下まわった場合、そこには暴力が存在する」[93]、と。そしてさらに、「潜在的可能性と現実的可能性とのあいだのへだたりを増大させるもの」であるこの暴力は、さらに二つに分けられる。個人的暴力（直接的暴力）と構造的暴力（間接的暴力）がそれである。個人的暴力とは、「主体―客体関係があきらかな暴力」であり、それは「行為という型をとるので顕在的暴力である」[94]。後者の構造的暴力は「主体―客体関係」を欠く暴力であり、それは「構造のなかに組み込まれてい

86　萱野稔人『国家とは何か』（以文社、二〇〇五年）九一―一三六頁。
87　同、萱野、九六―九七頁。なお、こうした「原初の暴力」に対峙しながらも、同一性原理に抵抗し、国家形成を選択しなかった未開社会（野生）の理性分析については、ピエール・クラストル（渡辺公三訳）『国家に抗する社会―政治人類学研究』（書肆風の薔薇、一九八七年）、拙稿「野生の理性を聴く」季刊『クリティーク9　特集　権力とフーコー』（青弓社、一九八七年）一七四―一七七頁参照。
88　前掲、萱野『国家とは何か』九九頁。
89　同、一三一―一三二頁。
90　同、一五九―一六〇頁。
91　同、二一七頁。
92　同、二一六頁。
93　前掲、ガルトゥング『構造的暴力と平和』五頁。傍点原文。
94　同、一三頁。

る」[95]ものである。

ガルトゥングは構造的暴力の理解のために、以下のような事例を挙げている。「一人の夫が妻を殴った場合には、それはあきらかに個人的暴力の例である。しかし、百万人の夫が自分たちの妻を無知の状態に置いておくとすれば、それは構造的暴力となる。同様に、上層階級の平均寿命が下層階級のそれの二倍である社会では、ある人が他の人を殺す場合のように他人を直接攻撃する具体的行為主体を示すことはできないとしても、暴力が行使されていることになる」[96]。ガルトゥングは、こうした「構造的暴力の存在する状態を社会的不正義」[97]として的確に捉えている。

ここまでくれば、以下の点がはっきりと理解されることになろう。すなわち、近代日本社会において、すさまじい社会の偏見と差別の中で長期にわたりハンセン病患者・回復者を絶対隔離・撲滅政策の対象としつづけ、患者・回復者・家族をも巻き込んで、本来ならば実現しえたであろう人間としての潜在的可能性を奪い去ったものは、「原初の暴力」の自己運動の果てに歴史的に形成されてきた国民国家の下で作動するこの構造的暴力であり、同時にこの暴力に支えられているわれわれの社会の不正義にほかならなかったのである。

2　生産力ナショナリズムと生活世界の根源的独占

しかし、ここでわれわれはこう問わねばならない。なぜわれわれはこうした社会の不正義を許容してきたのか、あるいは許容しているのか、と。この問いに対しては様々な応答がありうるであろう。とはいえ、この問いは少なくても、近代日本社会の存立を深々と規定している深層構造と密接にかかわっていると思われるのである。

こうした近代日本社会の深層構造について考察しようとする際に、まず手がかりとしたいのは、イヴァン・イリイチの一連の仕事である。というのも、イリイチは近代社会を学校・医療・交通のトリアーデ（Triade）からなる産業主義的生産様式によって根源的に独占された社会として捉え、その内在的な克服をその生涯を貫く思想と実践の課題としていたからである。

イリイチによれば、現代社会は「産業主義的生産様式」によって深々と規定されている。つまり、われわれの社会生活はその深部までこの生産様式によって支配されたものとなっている。ここに成立する現代「産業文明」は、人類が近代以前には享受していたような多種多様な自然・文化・風土に根ざし適応してきた地域に固有の〈合理性〉―イリイチはこれをヴァナキュラー（vernacular）とかコンヴィヴィアリティ（conviviality）といった言葉でいい表そうとする―を破壊しつくし、自律・自足した人々の生活能力を不能化するのである。

イリイチは、コンビビアリティについて以下のように説明している。「わたしは〈コンヴィヴィアリティ〉というタームを、制度化されている生産性（institutionalized productivity）とは反対のものを示すべく選びました。人と人とのあいだの、そして人々と環境との、自律的で創造的なかかわりあい（autonomous and creative intercourse）、という意味を、わたしはこのタームにもたせたいのです。……今日現存している制度が目指している諸目標は、人々がコンヴィヴィアリティを犠牲にしてはじめて達成されるものである、とい

95 同、一三頁。
96 同、一三頁。
97 同、一三頁。

うかたちで生産性は神聖化され、崇拝されていますが、これこそが現代社会を悩ましている無定形さや意味の喪失といったあり方の主だった要因なのです[98]」。

このような意味が込められたコンビビアリティと密接に関係するヴァナキュラーについては、生産性を神聖なものとして崇拝する近代産業社会以前の多様な伝統的諸社会に広くみられたようなその土地の暮らしに根ざした固有の自立・自存の生活スタイル、つまり特定の地域に深々と根を下ろした生活の仕方が内包する固有の実質的合理性であるといえるであろう。

イリイチは、人々のあいだの自立的で創造的な交わり、人々の環境との交わり、人間的な相互依存のうちに実現された個的自由が奪われていく事態を「現代化された貧困」と捉えて、こう述べている。「市場依存の強度がある境界に達すると、現代化された貧困が現れる。……それは欲求不満を生む豊かさの経験であり、そのような経験は、莫大な産業的生産力への依存によって不具にされた人々に生ずるのである。現代化された貧困は、その影響を受けた人々から自立的に活動し、創造的に生きる自由と能力を奪うのであり、市場の関係のなかに押し込められることで生存していく状態にかれらを閉じ込めてしまうのである[99]。」

人々の生活がこのように破壊され奪われる事態をイリイチは、「産業主義的生活様式（industrial mode of production）」による「根源的独占（radical monopoly）」と呼ぶ[100]。こうした視点から、イリイチが近代社会の深層にある「産業主義的生活様式」を分析し批判する際に、操作概念として活用するものが「学校化（Schooling）」と「病院化（Expropriation of Health）」と「モーター化（Motorization）」のトリアーデである[101]。すなわち、「学校化」とは人々が独自に持つ固有の学ぶ能力を一元的な速度や方法、内容を学校という場に囲い込み、その能力がたたえる別様の可能性や想像力を排除・抑圧することである。「病院化」とは人々の生と死を病院という場に囲い込み、抽象化され対象化された医学的身体へと変換・疎外し搾取することである。「モーター化」とは地域に根ざした人々の生活の仕方が持つ実質的合理性を動力つきの空間移動手段の開発・普及の徹底をとおして破壊し、疎遠で抑圧的で非合理的な生活様式へと変容させることである。こうした分析視座と問題提起は、一般には時代錯誤の言説であると理解され批判されかねないものであろう。だが、そうした理解や批判は実は誤った理解に基づくものであって、イリイチの言説は近代社会の深層にある構造的病理の本体を深くかつ鋭く捉えているとみるべきである。

以上に簡潔に要約したイリイチの近代社会の構造病理批判は、その背後に控えている深層構造の本体を射程に収め分析する上で極めて有効な視座である。同時にその言説は、人間が本来的に内包している暴力の自己拡大的な循環から相対的に離脱し、さらに非暴力的なものへと変換し制御するための構想力と客観的な可能性の自覚を促すものとして示唆するところ極めて大であるといえよう。

そうであれば、次に問われなければならないのは、産業主義的な生産様式による生活世界の根源的独占が生み出す具体的な社会意識形態とは一体何か、という点であろう。思うに、この問いを掘り下げる上で示唆的であるのは、「生産力ナショナリズム」という概念である。この概念は、イリイチの思想と深い共鳴関係に

98　I・イリイチ（滝本往人訳・解題）『政治的転換』（日本エディタースクール出版部、一九八九年）三―四頁。
99　I・イリイチ（大久保直幹訳）『エネルギーと公正』（晶文社、一九七九年）七九―八〇頁。
100　I・イリイチ（渡辺京二・渡辺梨佐訳）『コンヴィヴィアリティのための道具』（日本エディタースクール出版部、一九八九年）九六―一〇八頁。
101　このトリアーデに直接かかわるイリイチの著作としては、東洋・小澤周三訳『脱学校化の社会』東京創元社、一九七七年、金子告嗣郎訳『脱病院化社会―医療の限界』（晶文社、一九七九年）、前掲『エネルギーと公正』の三冊を挙げておきたい。

ある栗原彬の開発したものである。

栗原は「座談　挑戦するダイアローグ」[102]において、「近代日本の資本の運動」の政治レベルにおける表現形態が「生産力ナショナリズム」であると述べている。つまり、「明治期の『富国強兵』から戦時期の『生産増強』、そして戦後の『高度経済成長』に至る政治」的表現が「生産力ナショナリズム」なのである。そしてさらに、栗原はこう述べている。「国民国家の自己形成と国民経済の自己形成と国民教育の自己形成がパラレルであり重なり合っていて、そのことが個人という主体を絶えずつくり、それに『国民』とか『大衆』とかさまざまな虚構のアイデンティティを与えたわけでしょう。しかも、生産的な人間と生産的でない人間とを絶えず振り分けていきながら、生産的でない人間を生産的な人間に矯正する。その措置が近代の『社会問題』であり、福祉の問題ですね。基本的にいえば、同一律と排中律を軸にした近代システムが自己形成されていく。その運動の基軸になったのが生産力ナショナリズムですね[103]。」

栗原のいう「生産力ナショナリズム」が生み出す社会的世界とは、「天皇制と近代国家と近代産業と市民社会を束ねる近代システムが、『公衆衛生上』、ハンセン病者や精神病者を『可及的浮浪者』として排除する風景[104]」と完全に一致するのである。この風景には「『日本民族宗教』としての天皇制、生産力ナショナリズム、優生思想、軍事思想、人種改良論」等によって裏支えされている「戸籍・国籍による国民（定住者）の製作と管理、思想と風俗の管理、近代家族の製作と生殖管理、医療・健康管理による強健な労働者と兵士の製作と管理[105]」を志向する「近代システム」の意志が厳然と控えているのである。

このように「生産力ナショナリズム」を捉えるならば、その本体は等身大で生きるあるもの（「事実存在」）をすべてあるもの以上のもの（「本質存在」）へとねじまげ、抑圧し、徴発し搾取しつつ、おのれのイデアールな目的である価値増殖を弛まずはかろうとする資本の同一性への意志でもあるといえるであろう。[106]

われわれがこれまで試みてきたハンセン病問題を手がかりとする近代日本社会の深層構造に向けた分析は、あるもの（「事実存在」）を、資本と産業にとって意義のあるあるもの以上のもの（「本質存在」）、つまり開発・搾取に貢献する生産性・生産力へと暴力的に変換するすぐれて形而上学的な欲望としての同一性への意志であった点を暴き出すことになったわけである。[107]

この点に関連してアドルノは、この「飽くことを知らない同一性の原理こそ、異議を唱える者を弾圧することによって敵対関係を永続化している当のものであり、「何もかも同じものにしてしまうこの暴挙は、自分が除去するところの異論を再生産している」[108]、と述べている。またこの同一性への意志は「何物かを―眼前に―立てる」（vergegenständlichen）行為としての生産活動でもある。その点でこの生産活動はすぐれて「観

---

102 この座談は栗原の示唆的な論文「水俣病という身体―風景のざわめきの政治学」とともに、栗原彬ほか『内破する知―身体・言葉・権力を編みなおす』（東京大学出版会、二〇〇〇年）に収録されている。なお、同論文「水俣という身体」は現在、同『「存在の現れ」の政治―水俣病という思想』（以文社、二〇〇五年）に再録されている。

103 前掲、栗原、二七〇―二七一頁。

104 同、四二頁。

105 同、四二頁。

106 ここでいう資本の形而上学的欲望としての同一性への意志については、前掲、拙著『梯明秀の物質哲学』を参照されたい。なお、関連する基礎文献としては、前掲、木田『哲学と反哲学』参照。さらに「徴発（Ge-stell）」については、M・ハイデッガー『技術論』（理想社、一九六五年）、同（関口浩訳）『技術への問い』（平凡社、二〇一三年）、G・スタイナー（生松敬三訳）『ハイデガー』（岩波書店、一九九二年）参照。

107 同一性への意志については、テオドール・W・アドルノ（木田元ほか訳）『否定弁証法』（作品社、一九九六年）一七二―一七三頁参照。

108 同、一七三頁。

念論的な活動」、つまり形而上学（metaphysics：反自然を志向する超自然学）であるといえよう。[109]

おわりに

国家がハンセン病患者・回復者に対して策定・実施した絶対隔離・撲滅政策は、近代性、つまり国民国家の原理とナショナリズムの融合がもたらすジェノサイド（genocide：ある集団に属する人々を計画的かつ組織的に殺戮する行為）[110]を内包している近代日本社会の深層構造に深く根ざしたものであった、ということができるのである。こうした事態を論理的に表現すれば、絶対隔離・撲滅政策は異質性を排除しつくそうとする過剰化した形而上学的欲望としての同一性への意志＝暴力の所産であった、といいかえることができるであろう。

だが、この過剰化した形而上学的欲望としての同一性への意志はその意志に反して、ある種の臨界点に遭遇することになるのである。その臨界点とは、国民国家の同一性への意志に抗する非同一的なものとしての生命の尊厳、あるいは人間存在の根源的自律性である。つまり、ナショナリズムを動員しつつ成立した近代の国民国家は、等身大の「事実存在」（ガアル）の世界に、自己拡張を原理として強いる生産力・生産性という「本質存在」（デアル）の論理を導入し、そこに発生するゆがみ・ねじれとしての非本来的な労苦を気高く崇高なものへと変換してみせるおのれの形而上学的欲望によって、生活世界の根源的独占を暴力的に果たしていくのである。

しかし、同一性を意志してやまない国民国家原理に回収されつくさないものとしての非同一的なものの現れに立ち合うことになる。端的にいって、それはおのれの製作意志も管理欲望も原理的に到達不可能な臨界点、つまり国民国家が原理として欲望する「本質存在」（デアル）の世界＝生産の形而上学は様々に定義し創造しえても、しかし「事実存在」（ガアル）なしには成り立ちえない。しかも「事実存在」（ガアル）は原理的に定義不可能であり、「本質存在」（デアル）の世界からは創造できないという原事実に遭遇するからである。なお、ここにいう「事実存在」の定義不可能性とは「けっして無くすことができない非同一的なもの（das unauflöslich Nichtidentische）」といいかえることもできよう。[111]

このように近代社会にあっては、あらゆる存在は何ものかに向けて徴発され拡張されていくという形而上学的な欲望構造に深々と規定されている。だが、こうした欲望構造の規定作用には回収されない等身大の自己と他者と自然の実存的な交響が近代性の臨界点に露呈してくることになる。つまり、近代日本社会の深層にある特有の近代性の構造に回収されながら、それには回収されつくさない生命そのものが存在しつづけているのである。[112]現行憲法体制の下でハンセン病患者・回復者が「このままでは死んでも死にきれない」（谺雄二）思いから違憲国家賠償請求訴訟に踏み切ったとき、そこに立ち上ってきたものは、この意味での生命の

109　詳しくは今村仁司『精神の政治学―作る精神とは何か』（福武書店、一九八九年）一九二―一九五頁、前掲、拙著『梯明秀の物質哲学』八六―八九頁参照。
110　前掲、栗原『内破する知』五四―五五頁。なお、この点についてはミシェル・フーコー（渡辺守章訳）『性の歴史Ⅰ　知への意志』（新潮社、一九八六年）一七四頁参照。
111　詳しくはテオドール・W・アドルノ（渡辺祐邦訳）『三つのヘーゲル研究』（河出書房新社、一九八六年）二一二―二一四頁、前掲、アドルノ『否定弁証法』参照。またこの非同一的なものについては、前掲、拙著『梯明秀の物質哲学』一六三―一六五頁、前掲、栗原『「存在の現れ」の政治』をも参照されたい。
112　ここでいう生命そのものとは「人間存在の代替不可能性」ともいいかえられよう。前掲、栗原『「存在の現れ」の政治』二〇八―二一〇九頁参照。

尊厳を回復すべく促迫された人々の社会の不正義を弾劾する声、正義を求める叫びであった。ここで問われてくるのは、栗原彬の言説を踏まえていえば、「『私を死にゆくままにするな』『私から人間の尊厳を奪うな』という声」への応答責任であり、「すべての生命に『あなたが存在して欲しい』と呼びかける……『存在の現れ』」(「人間の尊厳の回復」)のための交響・応答倫理であろう。[113]

先に触れたルークスはその権力論の中で、人間主体には社会の客観的諸構造の規定作用にさえ支配されつくさない相対的自律性があり、その構造と主体の弁証法から垣間みえてくる客観的に可能な反事実性(relevant counterfactual)、つまり別様にありうる可能性、行為者が内蔵する他行為可能性の中に、権力同定の根拠を見定めようとしていた。[114] なぜなら、ルークスは初期の労作『社会理論論集』の中で、こう述べているからである。いわく、「社会生活は権力と構造の弁証法として、つまりその本質が能動的であると同時に構造化されている行為者が、ときにより拡大・収縮する一定の限界の中で選択をし戦略を追求する可能性の織物(a web of possibilities)としてのみ的確に理解されるのである」[115]、と。

思うに、この構造と主体の弁証法(a dialectic of power and structure)への注目は極めて重要である。なぜなら、ここにおいてこそ、厳密な意味における事態対応能力としての応答責任(responsibility)が問われてくるはずだからである。ハンセン病問題が明らかにした問題の地平は、命がけの人権思想の形成をもたらしたばかりではなく、こうした構造と主体の弁証法のあり方をも告げ知らしめていたというべきであろう。そこで鋭く問われるのは、社会にある不可視の不正義の構造への傍観、加担、居直りではなく、その不正義の構造の直視による人権の選択という応答責任の取り方こそが、公正な社会の構想のための必要不可欠な条件であろう。なぜなら、社会が社会としてより善く秩序立つには、受苦する他者たちを排除することなく、自己の他在として捉える推量的想像力が根源的モラル（つまりは重なり合う合意としての人権＝「万民の法[116]（The Law of Peoples）」）として要請されねばならないからである。[117]

さらに踏み込んでいえば、この要請は根源的偶有性としてあるわれわれのあり方から生まれるモラルの世界、自他不二の世界（我と汝が相互に反転する世界の実相）の自覚と反省に成立する社会正義とその根底において深く重なり合い響き合うものであるといえよう。[118] 原初の暴力が自己増殖的に組織される近代社会にあって、既存の構造的暴力として作動する差別・偏見の体系に対して傍観するのでも加担するのでも居直るのでもなく、社会正義（普遍的人権の擁護）の立場から構造的暴力を縮減する客観的可能性に向けて、しなやかにかつ多様に選択し的確に行為しつづけることの中に、新たな希望が別様の可能性として顕現してくるのである。

113　詳しくは前掲、栗原『「存在の現れ」の政治』二七頁、二一〇‐二一一頁、二三一頁参照。

114　S.Lukes, *Essays in Social Theory*, (The Macmillan Press 1977), pp.3-29. 前掲、ルークス『現代権力論批判』、「訳者解説」一四二‐一四三頁。

115　Ibid.29.

116　J・ロールズ「万民の法」（前掲、『人権について』所収）参照。

117　受苦者への推量的想像力については、久重忠夫『非対称の倫理』（専修大学出版、二〇〇二年）一一‐一三頁、花崎皋平『〔増補〕アイデンティティと共生の哲学』（平凡社、二〇〇一年）三四三‐三八六頁参照。

118　この点については、本書第二部第四章「四　ルークスの権力論からロールズの正義論へ」の論述を参照されたい。

第二部

原子力文明の批判と脱原発の倫理的基礎づけ

第一章　福島第一原発過酷事故の意味を問う

はじめに

本章の目的は、東京電力福島第一原子力発電所（以下、福島第一原発）の過酷事故（原発震災）によって露わにされた現代科学技術文明の本質的な問題について考察することである。前半では、福島第一原発（一―四号基）の過酷事故を人類史の視座から捉え、原子力（核力）に依存する現代科学技術文明の危険性や暴力性、自滅性を見定める。後半では、ハイデッガーやヨナスの科学技術文明批判を手がかりにしながら、それらを回避するための判断や選択がどうあるべきなのかを明らかにしたい。

一　科学技術文明の歴史的位相

われわれはあの東北地方太平洋沖地震（以下、東日本大震災）とこれと連動して発生した福島第一原発の過酷事故（原発震災）の恐ろしさを実際に経験した当事者として、石橋克彦の以下の言説を手がかりにして本章の考察をはじめたい。なぜなら、石橋は福島第一原発過酷事故以前から、「私たちは、《原発震災前夜》

にいる」との警告を発していた稀有な地震学者だからである。

石橋によれば、「原発とは、炉心に莫大な核・熱エネルギーと〝死の灰〟を凝縮しつつ、無数の配管とポンプと弁を通って高流速で循環する大量の高温・高圧の熱水と蒸気が、核分裂連鎖反応を微妙にコントロールしている巨大システムである」[2]。

そして今回の福島第一原発事故については、過酷事故の最中にあって流動する事故状況の分析と真実をＮＰＯ法人「原子力資料情報室（Citizens' Nuclear Information Center）」の都内事務所から動画配信サイト（ユーストリーム）で発信しつづけた後藤政志の以下の言説にも従いたい。後藤によれば、今回の原発事故は「設計条件を大幅に超えて炉心損傷などが起こる」過酷事故となっている。[3] この過酷事故について、後藤はさらにこう述べている。すなわち、「過酷事故は原発の技術的な特徴であり、個々の技術的な対応では到底防ぐことはできない」[4]、と。しかもこの過酷事故は、東日本大震災と密接に連動した複合事故であるがゆえに、より正しく包括的に捉え返すならば、石橋のいう「原発震災」として了解されるべきものである。

その石橋によれば、原発震災とは「大地震によって通常震災と原発災害が複合」して発生するものであり、かつ「地震動を感じなかった遠方にまで何世代にもわたって深刻な被害を及ぼす」ものである。その結

1　石橋克彦『大地動乱の時代―地震学者は警告する』（岩波新書、一九九四年）、同『原発震災―警鐘の軌跡』（七つ森書館、二〇一二年）参照。
2　同「原発震災―破滅を避けるために」「科学」編集部編『原発と震災―この国に建てる場所はあるのか』（岩波書店、二〇一一年）三頁。
3　石橋克彦編『原発を終わらせる』（岩波新書、二〇一一年）二頁。
4　同、二頁。

果、「膨大な人々が二度と自宅に戻れず、国土の片隅でガンと遺伝的障害におびえながら細々と暮らす」世界が現実のものとなる。[5] なお、児玉龍彦によれば、福島第一原発から放出された放射性物質の総量は、「熱量からの計算では広島原爆の二九・六個分に相当するものが漏出」し、「ウラン換算では二〇個分のものが漏出していると換算」される。[6] さらに日本国政府の報告書（『原子力安全に関するＩＡＥＡ閣僚会議に対する日本国政府の報告書』[7]（原子力災害対策本部、二〇一一年六月）によれば、大気中に放出されたセシウム１３７（半減期三〇年）の総量は1.5×10^{16}Bq（Becquerel《ベクレル》）（放射性物質の原子核が一秒間に壊変する数を示し、放射能の高さを表す単位）、キセノン１３３は1.1×10^{19}Bqと推定されている。小出裕章は、これをもとに広島原爆の一六八個分に相当すると述べている。しかし、ノルウェーの研究チームによれば、「キセノン１３３の量は1.7×10^{19}Bq、セシウム１３７の量は3.5×10^{16}Bqで、政府の見積もりよりキセノンが約一・五倍、セシウムが約二倍」と推定されている。[8]

一体、われわれが遭遇しているこの危機的状況はどのような経緯から、なにゆえに生起したのか。この危機の本質は何であるのか。われわれはなぜこのような危機にこれまで気づかなかったのか。われわれは今ここで、この危機にどう対処すべきなのか。この危機はどうすれば克服できるのか。われわれはこれから何を基準に判断・行動すべきなのか。一体、なぜこんなことになってしまったのか。この責任は一体だれにあるのか。自身を含め、われわれはなぜこの原発問題を真剣に考えつづけてこなかったのか。事故に遭遇して、多くの人々は次々に湧き上がってくるこうした疑問の洪水に襲われつづけたであろう。だが、これに対して主要メディアは淡々と事故状況を伝え、規制当局である「原子力安全・保安院」の事故対応や原子力の専門家やコメンテーターによる「ただちに危険とはいえない」といった論調の安全・安心の言説を伝えつづけている。[9]

国会事故調査委員会（国会事故調）（二〇一一年一〇月三〇日に施行された「東京電力福島原子力発電所事故調査委員会法」に基づき同年一二月に発足）は、報告書（＋会議録・参考資料：二〇一二年七月に衆参両議長に提出）の「結論と提言」の中で、以下のように述べている。

規制当局は原子力の安全に対する監視・監督機能を果たせなかった。専門性の欠如等の理由から規制当局が事業者の虜（とりこ）となり、規制の先送りや事業者の自主対応を許すことで、事業者の利益を図り、同時に自らは直接的責任を回避してきた。規制当局の、推進官庁、事業者からの独立性は形骸化しており、その能力においても専門性においても、また安全への徹底的なこだわりという点においても、国民の安全を守るには程遠いレベルだった。[10]

5　詳しくは、一九九七年一〇月に発表された前掲、石橋「原発震災」四頁を参照されたい。
6　児玉龍彦『内部被爆の真実』（幻冬舎新書、二〇一一年）一三頁。
7　詳しくは「原子力安全に関するＩＡＥＡ閣僚会議に対する日本国政府の報告書─首相官邸ホームページ─（kantei.go.jp）」（二〇二三年八月一八日閲覧）参照。
8　詳しくは「放射性物質はどのくらい放出された？─地震特集─Nature 特別翻訳記事─Nature Portfolio（natureasia.com）」（二〇二三年八月一八日閲覧）参照。
9　この点については、島薗進『増補改訂版　つくられた放射線「安全」論』（専修大学出版局、二〇二一年）、同『原発と放射線被ばくの科学と倫理』（専修大学出版局、二〇一九年）、川村湊『福島原発人災記―安全神話を騙った人々』（現代書館、二〇一一年）などを参照。
10　国会 東京電力福島原子力発電所事故調査委員会『国会事故調　報告書［本編］』（二〇一二年）一八頁。なお、「規制の虜（Regulatory Capture）」の含意については、黒川清『規制の虜―グループシンクが日本を滅ぼす』（講談社、二〇一六年）参照。

このような危機的状況にあって、われわれはひたすら手をこまねき、当事者として真剣に考え発言も行動もしなくていいのか。本章は、われわれがあの原発事故に遭遇する中で突きつけられたこうした一連の問いに答えようとするささやかな試みである。

二　人類史の中の諸革命の意味

この問いに答えるべく設定する第一の分析視座は、人類史である。福島第一原発の過酷事故に関する数多くの科学技術的分析や調査報告書などを手がかりとしつつも[11]、われわれはそれらとは異なる人類史という分析視座から、東日本全体の壊滅すら予測された巨大危機《メガクライシス》を生み出している今回の原発震災（国際原子力・放射線事象評価尺度（ＩＮＥＳ）では最も深刻とされる「レベル７」）の本体とその意味についてまずは予備的な考察を試みたいと思う。

筆者の問題関心からすれば、過酷事故（原発震災）の本体は原子力（核力）の発見や開発・利用をその背後にあって支えている現代の科学技術文明の深層構造にあると思われる。だが、現代の科学技術文明の深層構造とは何か。本章の考察をはじめるに際して、われわれはまずこの難問に答えなければならない。そこで必要になるのが、科学技術文明を生み出し支えているこの現代《モダニティ》に固有の特質を自覚・反省するための知的な相対化の作業であるといえよう。この知的な相対化作業を可能にする分析視座こそが、筆者の考える人類史のアウトラインである。なぜなら、人類史に関する最新の研究成果を採り入れた超長期の視座からホモ・サピエンス（われわれ現生人類）の特異性を見極めることは、現代の科学技術文明の深層構造を同定する上で非常に有効であるばかりか、不可避の課題でもあると考えるからである。原子力（核エネルギー）の発見と開発・利用を可能にしている現代の科学技術文明は、人類史という超長期の視座から相対化して分析することで、その固有の特質を際立たせて捉えることができるのである。

ここでいう人類史とは、大略、以下のようなプロセスのことである。人類史に関する自然人類学や進化人類学の最新の知見によれば、人類史は約五八〇万前から約四四〇万年前のアフリカにおいて始まる。その人類史の大枠についていえば、まず約四〇〇万年前、アウストラロピテクスが二足歩行をはじめ、脳容積が五〇〇ミリリットルとなっている。やがて約二五〇万年前、ホモ（人）属に分類される人類が出現する。ホモ属では脳容積の拡大やその必要条件としての肉食がはじまる。なぜなら、脳の組織は五〇-六〇%が脂質で形成されており、大容量の脳を維持するには肉食が必要不可欠だからである。具体的には、ホモ・エレクトスからホモ・ハイデルベルゲンシス、ホモ・ネアンデルターレンシスなどをへて約一〇万年前にホモ・サピ

11　ここで詳細な科学技術的分析という場合、筆者が念頭に置いているのは、田中三彦『原発はなぜ危険か――元設計技師の証言』（岩波新書、一九九〇年）、伊東良徳『原発暴走事故』（三一書房、一九九〇年）、高木仁三郎『原発事故はなぜくりかえすのか』（岩波新書、二〇〇〇年）、井野博満編『福島原発事故はなぜ起きたのか』（藤原書店、二〇一一年）、黒田光太郎ほか編『福島原発で何が起きたか――安全神話の崩壊』（岩波書店、二〇一二年）、小岩昌宏・井野博満『原発はどのように壊れるか――金属の基本から考える』（原子力資料情報室、二〇一八年）などである。
またここでいう調査報告書とは、具体的には、東京電力福島原子力発電所事故調査委員会『国会事故調 報告書』『国会事故調 会議録』『国会事故調 参考資料』（二〇一二年）、東京電力福島原子力発電所における事故調査・検証委員会『政府事故調 中間・最終報告書』（メディアランド、二〇一二年）、一般財団法人日本再建イニシアティブ『原発事故独立検証委員会 調査・検証報告書』（ディスカヴァー・トゥエンティワン、二〇一二年）、日本科学技術ジャーナリスト会議『4つの「原発事故調」を比較・検討する――フクシマ原発事故の13のなぜ？』（水曜社、二〇一三年）などである。

エンスと呼ばれる現生人類が誕生する。[12]

この大枠の人類史をより詳しく分類していえば、最古の人類の祖先であるアルディピテクス・ラミダス（エチオピアに生息していた原始的な人類の一種で、四五〇-四三〇万年前に直立二足歩行を開始し、アフリカ大陸の地殻変動に伴う山脈や大地溝帯〔グレート・リフト・バレー〕の形成に伴いサバンナ＝熱帯草原地帯へと進出する）からアウストラロピテクス・アナメンシス（約五〇〇万年前、脳容量五〇〇ミリリットル、直立二足歩行）、アウストラロピテクス・アファレンシス（三七〇-三〇〇万年前、脳容量四四六ミリリットル）、ホモ・ハビリス（二〇〇万年前、脳容積は約五五〇ミリリットル）、ホモ・エレクトス（約一五〇万年前、脳容量一〇〇〇ミリリットル、石器の完成、組織的な狩猟、火の使用、狩りによる肉食の開始とこれに伴う脳容積の拡大や心の進化がはじまる）、やがて「出アフリカ」に至り、ホモ・ハイデルベルゲンシス（約八〇-二〇万年前、アフリカ、脳容量一二八〇ミリリットル）、そしてホモ・サピエンス（約二〇万年前、脳容量一四〇〇ミリリットル、死者の埋葬、身体装飾、壁画、彫刻、価値判断、音声言語の獲得、アフリカから世界各地へ分散して二〇万年前から現在にかけて明確な言語能力と抽象的な推理能力を持つ現生人類）へと、人類の多様な諸系統がほとんど絶滅する中で存続・進化してきた、と種々の科学的知見に基づき分析・推定されている。

この間、その存在が確認されているネアンデルタレンシス（約三五-約二万五〇〇〇年前、脳容積は一二〇〇-一七五〇ミリリットル）は、現生人類との若干の交雑の痕跡をDNA上に残しながら、三〇-四万年前に絶滅している。ホモ・サピエンスは、一〇-七万年前、ユーラシア大陸に進出して、耐寒性に優れていたホモ・ネアンデルターレンシスと交雑しており、現生人類のDNAの一-五パーセントはホモ・ネアンデルターレンシス由来であるといわれる。いずれにしても、最終的にはこのホモ・サピエンスは、その高い知能や言語の発明、道具の使用、集団での狩りや敵の撃退などにより、他の野生動物よりも個体数を増やすことができたといわれている。[13]

こうした人類史の全体像の解明は最新の進化人類学（古代DNA研究）の革新的な研究手法の開発と成果によって大きく前進してはいるが、未だ多くの謎が残されている。[14] しかし、現生人類に至る人類史のいくつかの転換点をあえて包括的に捉えていえば、直立二足歩行から肉食の開始に伴う脳容積の拡大をへて、人類史上の諸革命（つまり認知革命、農業革命、科学革命）を経験することになる。[15]

ユヴァル・ノア・ハラリは『サピエンス全史』の中で、この三つの革命について以下のように説明している。ハラリによれば、認知革命とは「七万年前から三万年前」にかけてホモ・サピエンスの認知能力に起こった一大変革である。その結果、ホモ・サピエンスに「新しい思考と意思疎通の方法」がもたらされたのである。なぜなら、遺伝子に突然変異が発生して「サピエンスの脳内の配線が変わり、それまでにない形で考え

12 「古代DNA解析（ancient DNA analysis）」を手法とする進化人類学の最新成果を踏まえた人類史像については、篠田謙一『人類の起源―古代が語るホモ・サピエンスの「大いなる旅」』（中公新書、二〇二二年）一―七七頁、尾本恵市『ヒトはいかにして生まれたか―遺伝と進化の人類学』（講談社学術文庫、二〇一五年）一三九―一四二頁、池田清彦「人類の進化と少子化」『現代思想―変貌する人類史』（青土社、二〇一七年六月号所収）などを参照されたい。

13 前掲、池田「人類の進化と少子化」、山際寿一・中沢新一「『人類史』のその先へ」（『現代思想―変貌する人類史』所収）参照。

14 前掲、篠田『人類の起源』、前掲、尾本『ヒトはいかにして生まれたか』、片山一道ほか『人類史をたどる―自然人類学入門』（朝倉書店、二〇二一年）、大塚友美編『人類の歩み―二一世紀の分岐点』（文眞堂、二〇一七年）参照。

15 ここでいう認知革命、農業革命、科学革命については、ユヴァル・ノア・ハラリ（柴田裕之訳）『サピエンス全史―文明の構造と人類の幸福　上・下』（河出書房新社、二〇一六年）、人類の起源については、前掲、篠田『人類の起源』、森達也『私たちはどこから来て、どこへ行くのか―科学に「いのち」の根源を問う』（筑摩書房、二〇一五年）などを参照されたい。

たり、まったく新しい種類の言語を使って意思疎通をしたりすることが可能となった」[16]からである。つまり、この認知革命によって「架空の事物について語る能力」[17]が獲得され、この能力によって多様な「神話、神々、宗教」さらには「近代国家の国民主義の神話」などにみられるような〈想像上の共同体〉を「虚構」として紡ぎ出し、「無数の赤の他人と著しく柔軟な形で協力できる」ようになる。[18]この認知革命の上に農業革命と科学革命が生み出されていくのである。

要するに、認知革命以前では、「すべての人類種の行動は、生物学……の領域に属していた」と考えられるが、認知革命以後では「歴史的な物語《ナラティブ》が生物学の理論に取って代わる」[19]ことになる。当然のことながら、たとえば「キリスト教の台頭」や「フランス革命」を理解するには、「遺伝子やホルモン、生命体の相互作用」を捉えるだけでは不十分であって、「考えやイメージ、空想の相互作用」などを採り入れて理解する必要があるからである。[20]

つづく農業革命は、約一万年前に起きた事件である。これは「動植物種の生命を操作することに、サピエンスがほぼすべての時間と労力を傾け始めた」ことを意味している。人間は「日の出から日の入りまで……働けば、より多くの果物や穀物、肉が手に入るだろう」[21]と考えたからである。

こうした農業革命に伴う「農耕への移行は紀元前九五〇〇―八五〇〇年ごろに、トルコの南東部とイラン西部とレヴァント地方（東部地中海沿岸地方）の丘陵地帯」[22]ではじまっている。具体的には、小麦の栽培植物化やヤギの家畜化（紀元前九〇〇〇年ごろ）、エンドウ豆とレンズ豆の栽培（紀元前八〇〇〇年ごろ）、オリーブの木の栽培化（紀元前五〇〇〇年ごろ）、馬の家畜化（紀元前四〇〇〇年）、ブドウの木の栽培化（紀元前三五〇〇年ごろ）、ラクダの家畜化やカシューナッツの栽培化（紀元前三五〇〇年ごろ）などが行われている。[23]

「農業革命以後、人間社会はしだいに複雑になり、社会秩序を維持している想像上の構造体〔神話と虚構〕も精巧」になるにつれて、「人工的な本能のネットワーク」としての文化が形成されていくのである。[24] そしてやがて「人々が共有する想像の中だけに存在する新しい共同主観的現実」[25] としての「貨幣」が発明されると、それ以前の物々交換の限界は突破される。この発明された交換媒体としての貨幣は、やがて「最も普遍的で、もっとも効率的な信頼制度」から「需要と供給の冷酷な法則」へと転化する。ここから「多様な民族集団と生態圏を単一の政治的傘下に統一し、人類と地球のますます多くの部分を融合」させていく「帝国」が形成されることになる。[26]

16 前掲、ハラリ『サピエンス全史　上』三五―三六頁。
17 同、三九頁。
18 同、三九―四〇頁。
19 同、五五頁。
20 同、五五頁。
21 同、一〇四―一〇五頁。
22 同、一〇五頁。
23 同、一〇五頁。
24 同、二〇二頁。
25 同、二二〇頁。
26 同、二三六頁。なお、湯浅赳男は今西錦司の影響を受けた谷泰の論考「乾燥地域の国家―オープン・ランドにおける重層異質社会」に論及しながら、このような農業革命以後、「貨幣」の発明から「帝国」の形成へと至る過程を「重層異質化」（つまり「他人労働の余剰である食料」に全面的に依存して「専業で支配をおこなう」非個性的な人々の出現）（「重層化」）と、以上の「重層化」に支えられて食料を「交換」によって獲得する商人や手工業者の出現（「異質化」））という「権力財」の観点から捉えて考察している。詳しくは、湯浅『文明の歴史人類学―「アナール」・ブローデル・ウォーラーステイン』（新評論、一九八五年）就中一五〇―一五八頁を参照されたい。

最後の革命は科学革命である。ハラリいわく、「近代科学は従来の知識の伝統のいっさいと三つの重大な形で異なる」[27]、と。なぜなら、科学革命は「自然界を支配する諸法則」の発見にとどまらない変化をもたらすからである。

しかし、「従来の知識の伝統」とは異なる三つの点とは何か。第一は、「進んで無知を認める意志」が生み出された点である。つまり、「近代科学は、私たちがすべてを知っているわけではないという前提に立つ」、ということである。この前提からすれば、「私たちが知っていると思っている事柄も、さらに知識を獲得するうちに、誤りであると判明する場合がありうる」ことを受け入れるのである。第二は、「観察と数学の中心性」がみられる点である。この点についてはこう説明されている。「近代科学は観察結果を収集し、それから数学的ツールを用いてそれらの観察結果を結びつけ、包括的な説にまとめ上げる」。第三は、「新しい力の獲得」である。「近代科学はそれらの説を使い、新しい力の獲得、とくに新しいテクノロジーの開発を目指す」のである[28]。ここに「過去五〇〇年間にわたって歴史を動かす最大のエンジン」となって作動する「科学と帝国と資本の間のフィードバック・ループ」が形成されることになる。

以上は筆者の問題関心から捉えたハラリ『サピエンス全史』の言説の要約であるが、これをさらに以下の考察のための第二の分析視座として設定する「人類史の三段階」論に媒介して敷衍展開すれば、次のようにいえるだろう。

ホモ・サピエンス（現生人類）の歴史は、概略、約七〇〇万年前のアフリカの熱帯雨林において現生アフリカ類人猿（ゴリラ属やチンパンジー属）の系統からの分岐をへて約二〇万年前に誕生し[30]、先に述べたように、「架空の事物について語る能力」、つまり実際には存在しない物事をあたかも存在しているかのように思い描く能力の獲得である認知革命から、「動植物種の生命を操作する」農業革命や牧畜革命へと進み、さらに文化の形成や貨幣の発明、帝国の形成へと至るのである。これに普遍的にみられる多種多様な呪術（mana）や魔術（magic）の世界から数学と融合した無人称的な科学（science）の世界への発展・深化が一六世紀文化革命と一七世紀の科学革命を介して成立すると、科学と貨幣と帝国は相互のフィードバックを介しながら融合し[31]、その後、巨大な歴史の推進力となって作動しつづけることになる[32]。

鈴木亨は、この無人称的な科学の世界を支える「近代精神の論理学的構造」についてこう分析している。いわく、「近代精神の論理学的構造は自我を絶対者とする大一人称判断世界の成立であると同時に、他面、対象的世界の征服を計画するために自己を空しくする、自己否定の立場であったのであり、これによって近代科

27 前掲、ハラリ『サピエンス全史　下』五八–五九頁。
28 同、五八–五九頁。
29 同、二六九頁。
30 詳しくは、山極寿一『暴力はどこからきたのか―人間性の起源を探る』（日本放送出版協会、二〇〇七年）一九〇–一九六頁を参照されたい。
31 この点については、本多修郎『魔術から科学への道』（未來社、一九七一年）、久野収『歴史的理性批判序説』（岩波書店、一九七七年）就中、山本義隆『福島の原発問題をめぐって―いくつか学び考えたこと』（みすず書房、二〇一一年）五九–六八頁。なお、一六世紀文化革命と一七世紀科学革命については、同『一六世紀文化革命 2』（みすず書房、二〇〇七年）六二一–七二一頁を参照されたい。
32 ここに述べるような人類史に普遍的にみられる多種多様な呪術から神話をへて西欧世界に誕生したギリシャ的理性の「弁証法的発展と変質の過程を、現在の時点から反省しなおす」歴史的理性批判の試みの意義や射程については、久野収『歴史的理性批判序説』（岩波書店、一九七七年）参照。

学がその本来の機能を発揮したのであった。そのことは近代精神が主観を消去して客観的世界の実相をあきらかにしようとする科学的精神を本質とすることを意味するのであり、これはいわば、それを問題とし、彼すなわち誰でもありうるが誰でもないところの認識主観が中心となる世界、すなわち三人称判断世界の成立を意味するのである。それは人称性そのものを欠くところの非人称判断世界なのではなくして、人称性そのものに無関心な世界であり、いわば無人称判断世界なのである」[33]、と。

以上にみたようなホモ・サピエンスの歴史（人類史）に関連して、川勝平太は人間と自然の関係史としての人類史を今西錦司の自然学とＫ・マルクス『資本論』にみられる労働過程論を独自の「文化・物産複合論」の視点から捉え返しつつ、人類史を第一段階の自然社会の時期、第二段階の農業・牧畜社会の時期、第三段階の工業社会の時期に分けて考察している[34]。

第一段階の自然社会は、狩猟採集段階に対応する社会である。それは、いわば人類のつくる社会が大自然の中に深く埋め込まれている段階の社会、いわば「棲み分け（habitat segregation）」[35]の原理に従って成立する社会である。だが、この段階の自然社会は、人類による「人口増加の条件」[36]の発見、つまり人類史の第一の分水嶺としての農業革命と牧畜革命をへて、農業・牧畜社会へと移行する。

ここでいう農業革命とは、「生物全体社会」、つまり「棲み分け社会」に対する人為的干渉の始まりを意味している。具体的には、種々の「野生植物の栽培植物への転換」が可能となり、これにより定住や急速な人口増加、新しい地域への移動による栽培植物の伝播などが可能となる。牧畜革命とは、大乾燥地帯で起こった「群れをつくっている動物を家畜化する」[37]技術の獲得、具体的には「乳しぼりと去勢という二つの技術の発明」[38]によって成立する社会である。この二つの革命によって、人類社会は自然への依存から次第に離脱して、「棲み分け」の原理を逸脱して破壊する時代へと移行することになる。ここに形成される社会が農業社会と牧畜社会である。

やがて農業・牧畜社会が形成したコア文明の辺境にあった二つの地域、つまり「遊牧社会の暴力からまぬかれた」西ヨーロッパと日本において、「農業を中心とする封建社会から工業を中心とする資本主義社会へ」[39]の革命的な移行が遂行される。これが人類史の第二の分水嶺としての産業革命である。

私見によれば、この工業社会の段階では、「棲み分け」はとめどなく破壊される時代へと移行することになる。いいかえれば、この第二の分水嶺を画期として、人類史は科学・技術によって地下資源を開発・利用する工業〔＝産業〕《インダストリアリズム》社会へと移行し、これを支える社会編成原理を属性原理（ascription）から業績原理

33　『鈴木亨著作集』（三一書房、一九九六年）「第四巻　響存的世界」二三六頁。傍点原文。
34　川勝平太『日本文明と近代西洋―「鎖国」再考』（NHK出版、一九九一年）一八二頁。
35　この「棲み分け」とは、「自然学」の提唱者今西錦司が『生物の世界』で提起した独自の概念であり、同種の個体によってつくられる多様な社会＝「種社会」の共存現象を捉えた概念である（同、川勝参照）。なお、福井雅美は今西が影響を受けた西田哲学の独自の論理展開（『善の研究』）と重ね合わせながら、この「棲み分け」概念の論理構造を以下のように説明している。「棲みわけとは、相対立しながらも相補う生物同士の平衡と共存の原理、その意味で安定の原理である。しかし、生物は決して安定に甘んじることはない。安定の中にも新たな対立が生じ、また新たな平衡が求められていく。……『生物が生きるということは働くということであり、作られたものが作るものを作って行くということである。』（今西錦司『生物の世界』全集第一巻、講談社、一九九三年）」（福井「『生物の世界』を読む―自然哲学としての今西自然学」立命館大学人文学会編『立命館文學』第六二五号、二〇一二年二月）。
36　同、川勝、一七八頁。
37　同、川勝、一七九頁。
38　同、川勝、一八〇頁。
39　川勝平太『NHK人間講座　近代はアジアの海から』（日本放送出版協会、一九九九年）一二―一三頁、同「イギリス産業革命とインド」鈴木健夫ほか『「最初の工業国家」を見る眼』（早稲田大学出版部、一九八七年所収）参照。

(achievement)へと転換させていく。しかしそれは同時に、人類が大地と伝統的な共同体に埋め込まれた状態から根こぎ(uproot)されることでもあったのである。

この根こぎされた無一物(vogelfrei)の個々人は、K・マルクスが『資本論』第一巻第二四章「いわゆる本源的蓄積」の中で描いた「一つの自然史的過程」として発現する法制的暴力(「グロテスクでテロル的な法律」傍点原文)の所産でもあった。[40] 彼らは、資本制的労働市場の下で土地を収奪され労働力商品として自由かつ平等に非対称的な協働関係(つまり資本家と賃労働者という近代的な主従関係)に取り込まれ、同時に国民国家と資本によって開発された科学技術と結合させられながら、自然と人間を新たな搾取・開発の対象として位置づける工業社会《インダストリアリズム》への移行(つまり生産力の飛躍的な増大)を強いられていくのである。いわば工業社会はこうした人々が業績原理(人々の社会的地位はその能力や努力、業績に基づいて配分されるべきだと考える価値基準)に従っておのれの属性(人々の社会的地位はその能力や努力によっては変えられない生得的なものであると考える価値基準)にかかわりなく、かつ他者に優越すべくつねに社会の階層間移動をダイナミックに追求する「熱い社会(Hot Society)」(C・レヴィ＝ストロース)、つまり欲望《アノミー》過剰開発社会(E・デュルケーム)なのである。[41]

この工業社会は、人々の知的欲求や利己心を肯定し解放する一方で、種々の新たな社会的格差や不正義をさけがたく生み出すメカニズムとしての近代《モダニティ》の原理と一体不可分のものなのである。[42]

三　人類史の原始分割と生産力としての知の増殖

以上を小括しておこう。人類史は大きく捉えれば、三つの革命（認知革命・農業革命・科学革命）を介して棲み分けの時代から棲み分けの無限破壊時代への移行史として捉え返すことができるであろう。なお、川勝は生物社会にみられるこうした棲み分け現象を背後から支える原理へと問いを深める今西錦司の自然学に注目し、そこから「プロトアイデンティティ（proto-identity）」概念を見極め、その意義を検討している。ちなみに、今西自身の説明によれば、プロトアイデンティティとは「甲乙のないようにつくられた〔あらゆる種社会にみられる〕個体同士のあいだで、彼らが同じものであるということをみとめあうはたらき」[44]のことである。しかしその際、川勝も指摘しているように、この棲み分けの原理に従う生物社会とは異なり、人類はこの原理を「退化」させてしまい、それゆえ生物社会全体へと介入して巨大な「攪乱要因」となっていくのである。[45]

---

40 この点については、前掲、拙著『梯明秀の物質哲学』一九―二一頁、七四―八九頁参照。

41 近代の工業社会にみられる特質については、サン＝シモン（森博訳）『産業者の教理問答』（岩波文庫、二〇〇一年）、桜井哲夫『近代の意味―制度としての学校・工場』（日本放送出版協会、一九八四年）、同『社会主義の終焉―マルクス主義と現代』（講談社学術文庫、一九九七年）などを参照されたい。

42 ここでいう《近代性》については、さしあたり今村仁司『精神の政治学―作る精神とは何か』（福武書店、一九八九年）、同『近代性の構造―「企て」から「試み」へ』（講談社、一九九四年）などを参照されたい。

43 この今西が提起した「プロトアイデンティティ」（原帰属性）については、前掲、川勝『日本文明と近代西洋』一六一―一六三頁参照。なお、この概念に関連した論考としては、安村克己「生活空間再生論における人間社会の成立の根本的要件―フッサール『生活世界』と今西『生物全体社会』の概念を手がかりとして」（奈良県立大学編『地域創造学研究』第二三巻第二号、二〇一二年一二月）参照。

44 今西錦司『自然学の展開』（講談社学術文庫、一九九〇年）二〇一頁。

45 前掲、川勝『日本文明と近代西洋』一七二―一七三頁。

ところで、この生物社会全体の巨大な「攪乱要因」となる「退化」の本体については、さらに認識を深める必要があるように思われる。その際、大きな手がかりとなるのはA・ケストラーの『ホロン革命（JANUS, 1978）』であろう。ケストラーは、同書「プロローグ　新しい暦」の中で「人間の神経系にある人類特有の欠陥」が生み出してしまう「合理的思考と不合理な信念の慢性的対立、人類史をつらぬく妄想傾向、科学と倫理の成長曲線の差」[46]が増大しつづける理由について以下のように述べているからである。

人間の脳の中核にあって、本能、激情、生物的衝動をコントロールしているこの古い脳〈辺縁系を構成する「爬虫類型」の脳と「古代哺乳類型」の脳〉の構造が、ほとんど進化の手の影響を受けていないのに対し、ヒト科の新皮質〈「人類特有の〈思考の帽子〉」〉は、過去五〇万年に、進化史上例を見ない爆発的スピードで発達をとげた。実際、解剖学者のなかには、この急成長ぶりを腫瘍の成長にたとえるものさえいる。……かくして脳の爆発的成長は、古い脳と新しい脳、情動と知性、信念と理性とが相克する精神的にアンバランスな種を誕生させた。一方で青白き合理的、論理的思考がいまにも切れそうな細糸にぶらさがり、一方で感情に縛られた不合理な信念が、過去と今日の大虐殺の歴史のなかに狂気となってくっきりと姿を映している。[47]

ケストラーは、人類のこうした狂気に満ちた歴史を生み出す根源的な原因を彼が独自に造語する概念「〈生理機能分裂〉（schizophysiology）」（人類の脳にみられる新皮質と旧皮質の「機能上の断絶」）によって捉えて、さらに以下のように説明している。[48]

生理機能分裂を人類にもたらした「進化のてぬかり（Evolutionary Blunder）」。どうやらその発端は、新皮質が急速かつ粗暴に祖先伝来の旧構造の脳に覆いかぶさった結果、両者の間に不調和を生じ、前者が後者を不適当に支配したことにありそうだ。……神経系というもっとも重要で精巧な器官の回路構成には重大な欠陥があるという考え方は、進化論の立場からみて何ら不適当ではない。生物学者が「進化のてぬかり」を口にする場合、それは進化が何らかの理論的理想状態に到達できなかったことを非難しているのではなく、人類が自然の工学的効率から明らかに逸脱したという単純かつ正確な事実を指している。[49]

以上にみたように、人類は合理的な思考を生み出し支える脳の新皮質（「人類特有の〈思考の帽子〉」）を爆発的に成長させる中で「進化のてぬかり」が発生し、脳神経系に「生理機能分裂」という重大な欠陥を抱

46　アーサー・ケストラー（田中三彦・吉岡桂子訳）『ホロン革命─全体と部分のダイナミックス　新装版』（工作社、二〇二一年）三〇頁。
47　同、二八─二九頁。
48　同、二九─三〇頁。なお、こうした「人類特有の欠陥」といわれる人間の脳の構造や機能の特殊性について考える際に、人類をホモ・サピエンスとしてではなく、「ホモ・デメンス（Homo demens：錯乱人）」として捉え分析する意義については、竹内芳郎『文化の理論のために─文化記号学への道』（岩波書店、一九八一年）、また科学技術を生み出す人間の「理性脳」（新哺乳類脳）とその深層にある「情動脳」（哺乳類原脳）との関係性を脳神経科学の見地から考察する意義については、A・ダマシオ（田中三彦訳）『意識と自己』（講談社学術文庫、二〇一八年）などを参照されたい。
49　同、三〇─三一頁。

え込む結果となった。これにより、生物世界全体や自然環境全般への人類の撹乱的な介入が可能となったのである。思うに、認知革命から農業革命へ、そして科学革命への人類の歩みは、脳の新皮質を爆発的に増大させた結果、脳神経系に重大な問題を抱えてしまった人類の歴史として了解される必要があるのである。このような問題を特異性として抱える人類は、悠久の歴史を積み重ねる中で、人間相互のコミュニケーション力や組織力を増大させ、やがて科学革命を介して新たな次元へと自然認識をさらに深めていくのである。このようにして獲得されていく人類の能力の本体は、つまるところ脳神経系の「生理機能分裂」という重大な欠陥を内包するがゆえに「科学と倫理の成長曲線の差」を宿命的に解消しえないままに実現される生産力としての知の飛躍的増大といい表すことができるであろう。

ところで、この生産力としての知について了解する際には、人類史に普遍的にみられる原始の呪術から中世魔術をへて近代科学へと至る移行過程について別途詳しく検討しなければならない[50]。ここでは、こうした呪術や「中世魔術から近代科学へ」と至る移行の過程と論理について分析する山本義隆の言説に注目したいと思う。なぜなら、山本は以下のように述べているからである。いわく、「近代社会、もっと限定すれば西欧近代社会の最大の発明品のひとつは科学技術だと思う。科学と技術ではない。客観的法則として表される科学理論の生産実践への意識的適用としての技術である。それを発明したがゆえに、西欧近代に生まれた文化が、現在では世界を席巻するに至っている。実際、今日では科学技術は個人の日常生活から国家間の国際政治にいたるまで、巨大な力を有している」[51]、と。

山本は近代以降「巨大な力」を発揮することになる科学技術成立の背景を次のように分析している。

現代の科学技術の「隆盛」は通常は一七世紀科学革命と言われる西ヨーロッパの文化的変動に始まる。それ以前までのヨーロッパでは、哲学、神学、文学のすべての世界で、技術は自然に及ばないと考えられていた。……この状況が大きく変化したのがルネサンス期であった。ルネサンス期は、中世キリスト教社会では異端と見なされ日影に追いやられていた魔術思想やヘルメス主義が公然と語られ始めたことで特徴づけられる。……そしてルネサンス後期（一六世紀）の自然魔術は、それまでの妖術とは異なり、人間は、デーモン（悪魔）に頼ることなく、自然の法則に随順することによって秘められた自然の力を使役しうるという可能性を公然と語り始めた。……さらなる変化は、それまで手仕事を蔑み、論証技術に長け、もっぱら古典文献の釈義に明け暮れていたエリート知識人のうちに、職人や魔術師に担われてきた知のあり方の有用性を認めるものが出現したときに始まった。こうして文書偏重・論証優位の知から技術にも関心を寄せ経験をも重視する知へと視座が転回していくに応じて、一六世紀文化革命は一七世紀科学革命へと発展していく。[52]

以上のとおり、筆者の問題関心に即して、人類史の中の三つの革命（認知革命・農業革命・科学革命）に関するハラリの歴史人類学的考察、棲み分けやプロトアイデンティティに関する川勝や今西の言説、脳の神

50 この点については、本多修郎『魔術から科学への道』（未來社、一九七二年）二一頁参照。
51 前掲、山本『福島の原発問題をめぐって』五九頁。
52 同、五九―六三頁。なお、一六世紀文化革命から一七世紀科学革命へと転回する経緯の詳細については、前掲、山本『一六世紀文化革命 2』六二一―七二二頁参照。

系にみられる新皮質の爆発的増殖とこれに伴う旧皮質との生理機能分裂を抱えたことにより生み出される人類の苦悩をめぐるケストラーの透徹した考察、西欧世界における「中世魔術から近代科学へ」と至る移行の過程と論理をめぐる山本の科学史的研究などに導かれながら順次その要点を捉えてみた。

そしてさらに、以上の各要点を筆者の立場から総括して敷衍すれば、以下のようになるであろう。すなわち、人類史は「自然の法則に随順することによって秘められた自然の力を使役しうる」とのルネサンス期以降顕在化し支配的となる確信に立脚しつつ、おのれを維持・存続させるべく内部自然である社会の中に他者支配の回路を共同主観として重層的に生み出しながら、外部自然である環境を科学技術によって数理的に対象化し、これを客観的な法則性として捉えた上で生産実践に意識的に適用・応用する近代科学技術文明（工業文明）への諸革命を介しての歩みとして総括されるだろう。近代科学技術文明の本体は、いうまでもなく、おのれの自己増殖するイデアールな欲望（「人類史をつらぬく妄想傾向」の典型としての帝国や貨幣・資本の論理）のためにあらゆるものを総動員する科学技術力の自己増殖として捉えられるであろう。[53]

しかしここで翻って、以下の点はやはり再確認されるべきであろう。すなわち、こうした人類の現代《モダニティ》への歩みは、たとえばピエール・クラストルが労作『国家の抗する社会』の中でみごとに分析したように、人類史の始原にある分割によって選択される「一なるもの」（同一性への意志）が生み出す主要な結果（実現された可能性）であって、それとは別様の可能性（現生人類に先行する種々の系譜の滅亡、あるいは歴史や国家をあえて持たない未開社会への選択）も実際にはありえた点については、やはり想起されてしかるべきであろう。「非-歴史から歴史への移行、非-強制から暴力への移行」に成立する政治権力について、クラストルはこう分析しているからである。いわく、「政治権力こそ、社会（人類史）における絶対的差異を構成するのではないか、と問うことができる。そこにこそ、社会〔人類史〕の根源としての……始原的分割があるのではないだろうか」、と。クラストルは自身が「コペルニクス的転回の問い」と呼ぶこの問いに答えるべく、「国家の普遍的本質としての『一』の根源的な否定によって不幸を廃絶しようという、未開社会の英雄的な試み」[54]の意義と射程を見極め、われわれに伝えようとしているのである。

ここで以上を小括しておこう。人類はその誕生以来、現生人類に先行する種々の系譜の滅亡や淘汰、さらにはクラストルがいう「国家の普遍的本質としての『一』の根源的な否定」という「未開社会の英雄的な試み」を内包する悠久の試行錯誤を重ねながら、より善き生（幸福）を目的とする合理性を追求してきたと考えられよう。だがその追求の果てに、その合理性からは不幸を廃絶するという実質的な目的が次第に見失われてゆき、目的（理念）を欠いた手段の探求のみが理性の役割（たんなる道具化された理性）となって自己運動を始め、やがて制御不能になり暴走することになる。[55]つまり、善や美との一体性を失ったまま異様に増殖した脳の新皮質による真理のみの過度な合理性の追求は、自己抑制力を失った非合理性（過剰合理性）へと転化して暴走するに至るのである。

かくして、回復不可能なレベルにまで自己の生存の基盤（つまりは根源的な自己自身）である自然生態系

53　この点の哲学的考察としては、前掲、拙著『梯明秀の物質哲学』参照。
54　P・クラストル（渡辺公三訳）『国家に抗する社会―政治人類学研究』（書肆風の薔薇、一九八七年）三〇―三一頁、二六九―二七〇頁。筆者による同書の書評「野生の理性を聴く」『季刊　クリティーク10　特集：戦争状態論』（青弓社、一九八八年所収）一七四―一七七頁参照。
55　マックス・ホルクハイマー（山口祐弘訳）『理性の腐食』（せりか書房、一九八七年）参照。

を破壊するということに不条理な結果を恒常的にかつ大規模に招き寄せている。[56]現に、この合理性の臨界点を超えた過剰合理性（非合理性の構造的暴力）の暴走は、象徴的にいえば一九四五年八月六日のヒロシマ、同月九日のナガサキ、そして二〇一一年三月一一日のフクシマに端的に露呈してわれわれの眼前にある。依然として終息の見込めない福島第一原発の過酷事故は、自然生態系というわれわれの生命活動の基盤を想像しがたいレベルの放射性物質（核種）によって汚染（破壊）しつづけている。[57]

四つのプレート（北米プレート、ユーラシアプレート、太平洋プレート、フィリピン海プレート）がせめぎ合い、無数の活断層が複雑に入り組み、火山活動や巨大な地震・津波が宿命的に多発する日本列島の大地のうえに、国策として極度に複雑で制御しがたく、想像を絶する超長期の厳格な安全管理が求められる高レベル放射性廃棄物その他を大量に産み出しつづける原子力発電所（冷却システムがすべて外部電源と海水に依存している核反応炉五四基）を大都市圏の周辺地域（辺境）にある海岸に立地させることが、どれほどの差別・抑圧・分断と不正義の構造への加担であるのか、またわれわれにとって計り知れない規模のリスクとコストを発生させているのか、いまやだれの目にも明らかである。[58]

四　科学技術文明の危険性と暴力性

ここまでくれば、本章の中心テーマである人類史の中の科学技術の意味についても、またおのずから顕わになるであろう。すなわち、科学技術とは人類史の中でつくられる社会体が自己を存続させるべくおのれの内部環境を再編成して外部環境との絶えざる不均衡を解消させようとする歴史的に合目的的な相互媒介形式なのである。そうであれば、この合目的な相互媒介形式としての科学技術には、社会体の自由度の増大（進化）、つまり外部環境としてある自然（身体という内部環境を含む）への自己制御力の増大という意味での解放性が含意されるであろう。一八世紀の啓蒙思想家たちが希求した理性の時代の到来と科学技術による無限の進歩への熱望は、フランス革命後の「国民国家による強力な梃子入れを前提とし、自然および人間に対する強さと大きさを極限的なまでに追求する」巨大科学（Big Science）[59]へと変貌して、二〇世紀から二一世紀へと、ますます進歩の速度と規模を拡大しつつある。現代日本の科学技術創造立国という総合戦略もその例外ではなく、こうした文脈において捉えておく必要があろう。[60]

しかしこの点については、先にみたように、科学技術には合理性の臨界点を超えてまで追求されることから発生する過剰合理性という非合理性の問題が宿命的に伴うことにもなる。ひとたびこの過剰合理性が成立し自己運動を開始すればどうなるのか、もはや明らかである。というのも、この過剰合理性が社会体の求める本来の合理性、つまり適正規模の身の丈にあった合理性を抑圧しはじめ、ひいては破壊しはじめるからである。科学技術文明の解放性と表裏一体の危険性や暴力性は、デュアルユース（dual-use）の文脈とは異な

---

56 このような筆者の問題関心と重なり合う文明論的研究としては、湯浅赳男『環境と文明―環境経済論への道』（新評論、二〇〇〇年）がある。

57 前掲、山本『一六世紀文化革命 2』七三二―七三五頁。

58 石橋克彦『大地動乱の時代―地震学者は警告する』（岩波新書、一九九四年）、石橋克彦編『原発を終わらせる』（岩波新書、二〇一一年）、前掲、田中『原発はなぜ危険か』、土井和巳『原発と日本列島―原発拡大政策は間違っている！』（五月書房、二〇一三年）などを参照されたい。

59 吉岡斉『テクノとピアを超えて―科学技術立国批判　改訂版』（社会評論社、一九八五年）二二―四頁参照。

60 同、吉岡参照。

るこの過剰合理性（近代科学の自己破壊的な攻撃的性格）[61]が生み出す問題として了解されるべきである。

この点に関連して付言すれば、本章の考察においては通常使われるscience and technologyに対応する概念として「科学技術」が用いられ、「科学・技術」は用いられない。[62]なぜなら、科学はあらゆる価値判断から自由に真理を探究する営みであり、ゆえに価値判断に関わる技術とは異なると考える立場に対して違和感があるからである。たとえば、今回の福島第一原発過酷事故（原発震災）にみられる現代の科学技術文明の危険性や暴力性について考察する場合、かつて久野収が鋭く指摘したように、「問題は、科学とテクノロジーの誤用であって、科学とテクノロジーの責任ではない、といなおってすまされるか、どうか」[63]であるだろう。

現に二〇世紀を振り返るまでもなく、近代の国民国家による科学技術の軍事利用は第一次世界大戦と第二次世界大戦を契機として、強力に推進されて現代に至っている。象徴的にいえば、こうした科学技術の軍事利用は、ナチスによるユダヤ人のジェノサイドからアメリカによる広島・長崎市民のジェノサイドへと極まっている。[64]しかし、われわれはこれらの歴史的な悲劇を当事者として体験しながらも、原子力（核エネルギーに関する）技術の独占的軍事利用に支えられたアメリカ帝国の核不拡散戦略としての「平和利用（atoms for peace）」に、潜在的核保有国たらんとする倒錯した大国主義的政治願望（潜在的核保有への野心）から便乗して拙速に導入したマークI型原子炉（一九六〇年代から安全上の構造的欠陥が指摘されていたアメリカGE社最初の量産型商業用原子炉）の過酷事故という未曾有の悲劇をまたもくりかえしている。[65]

こうした悲劇はなぜ繰り返されるのか。この問いに答える一つの手がかりは、デール・ブライデンボーや田中三彦の証言の中にあるといえよう。

マークI型原子炉の設計上の欠陥について、デール・ブライデンボーは米CNNのインタビュー

（二〇一二年三月一五日放送）に答えて以下のように証言している。

マークIは大規模事故に耐えうるようには設計されていません。冷却システムがギリギリの容量で設計されているため、電力供給が途絶えて冷却システムが止まると、爆発を起こす危険性がある。使用済み核燃料の貯蔵プールも最新型のように自然に冷やされるタイプではないため、電気が切れるとすぐに温度が上がってしまう。……マークIが欠陥を抱えているとの米国での指摘は当時から知られていました。格納容器全体の容積が小さいため、炉心部を冷却できなくなって、圧力容器内の蒸気が格納容器に抜けると格納容器がすぐに蒸気でパンパンになってしまう。最悪の場合は格納容器が破裂してしまう心配がありました。……社員だった当時、上司にマークIの廃炉を嘆願すると、上司は「そんなことをしたら、わが社の原子炉部門だけでなく、会社自体がなくなってしまう」と聞き入れられなかった。[66]

61　前掲、山本『一六世紀文化革命2』七〇七―七一一頁参照。
62　同、七三一―七三三頁参照。
63　前掲、久野『歴史的理性批判序説』一七五頁。
64　同、一七四―一七五頁参照。
65　このような悲劇がくりかえし生み出される歴史背景については、前掲、山本『福島の原発事故をめぐって』五一―一五頁、九〇―九四頁参照。なお、関連文献としては、山崎正勝『日本の核開発：1939～1955―原爆から原子力へ』（績文堂、二〇一一年）、吉岡斉『脱原子力国家への道』（岩波書店、二〇一二年）、加藤哲郎ほか編『原子力と冷戦―日本とアジアの原発導入』（花伝社、二〇一三年）などを参照。
66　証言の詳細は、原発元設計者が告白「原子炉構造に欠陥あり」〔AERA dot.（アエラドット）（asahi.com）〔二〇一四年三月二八日閲覧〕参照。

さらに福島第一原発四号基の圧力容器などの設計に関わった田中三彦は、以下のように証言している。

圧力容器に付属する再循環ポンプは、重さが数十トンもあるのに支えが不安定で、大地震時に再循環系の配管が壊れないかがよく問題になってきました。もし壊れると、ここから冷却材が格納容器へ噴き出し、「冷却材喪失事故」という悪夢になってしまうからです。[67]

このような設計上・構造上の欠陥があるマークI型原子炉の導入と利用を主体的に受け容れ、その結果未曾有の過酷事故という犠牲を強い生み出しつづける日本というシステムの不条理性と暴力に対して、われわれはどう対峙すべきであろうか。[68]

一九二九年、オーストリア系ユダヤ人としてパリに生まれたG・スタイナーは、第二次世界大戦後、ホロコーストが露わにした現代西欧文明の深層にある問題(「抽象的な真理、とくに自然科学の道徳的に中立な真理」のあくなき追求が招来する西欧文明の自己破壊への衝動)に触れないT・S・エリオットの『文化の定義への覚書』[69](一九四八年)に対する不満の表明(「エリオットの『覚書』は魅力のない書物である」)を端緒とした記念講演(一九七一年)[70]の中で、こう述べていた。

いかにしても地獄を必要とした現代人は、この地上に地獄を建設し、地上に地獄を運営する技術を学んでしまった。それも、ゲーテのワイマールから数マイルの所に、あるいはギリシャの島々の上になのである。この地獄の技術以上に危険なものはない。われわれが現にそれを持ち、しかもわれわれ自身にむけてそれを用いている以上、今われわれが住む時代は文化果てた後《オースト・カルチャー》の時代でしかない。地獄を大地の上に位置づけたという、まさにそのことにおいて、われわれはすでに西洋文明の主要な秩序と調和を後にしてしまったのである。[71]

ここに語られているのは、スタイナー自身、アウシュヴィッツの収容所での死をからくも逃れた（スタイナーの両親はナチスによる迫害の犠牲となったといわれる）のであるが、ヨーロッパ文明に対する当事者ならではの切実かつ深刻な反省であり、深淵な危機意識である。

しかしこのスタイナーの言説を人類の一員としてのわれわれ日本人が経験してきた一連の悲惨や悲劇―たとえば太平洋戦争末期におけるサイパン、グアム、テニアンの諸島をはじめレイテ島や硫黄島の日本軍潰滅や一般市民を巻き込んでの沖縄戦、日本の主要都市に対する大規模無差別空爆の激化といった帝国日本の「大東亜共栄圏」崩壊過程を前史とした広島・長崎への原爆投下（一九四四―一九四五年）、戦前から戦後へと

67　同、アエラドット参照。なお、ここにいう安全上の構造的欠陥（圧力容器等を構成する金属の脆化に伴う破断リスク）の詳細については、前掲、田中『原発はなぜ危険か』を参照されたい。

68　この問いを引き受けて考えぬくためには、高橋哲哉『犠牲のシステム―福島　沖縄』（集英社新書、二〇一二年）、カレル・ヴァン・ウォルフレン（篠原勝訳）『人間を幸福にしない日本というシステム』（毎日新聞社、一九九四年）、高木仁三郎『原子力神話からの解放―日本を滅ぼす九つの呪縛』（講談社＋アルファ文庫、二〇一一年）五八―九四頁、前掲、山本『福島の原発問題をめぐって』が重要である。

69　T・S・エリオット（深瀬基寛訳）『荒地／文化の定義のための覚書』（中公文庫、二〇一八年）。

70　S・スタイナー（桂田重利訳）『青髭の城にて―文化の再定義への覚書』（みすず書房、一九七三年）一〇七―一五九頁。

71　同、六〇―六一頁。

強化されていくハンセン病患者の絶対隔離・撲滅政策[72]（一九〇七－一九九六年）、第五福竜丸事件[73]（一九五四年）、水俣病の発生[74]（一九五六年公式発見）、東日本大震災と連動する今回の福島第一原発過酷事故（二〇一一年から現在）－と重ねあわせながら読み直すとき、われわれもまたスタイナーとおなじく、おのれの文明に対する深刻な反省と危機意識を持たなければならないであろう。

とはいえ、ここでおのれの文明に対する深刻な反省と危機意識を持つべきだという場合、「太平洋地域における核実験」の意味をネイティブ・アメリカンやオーストラリアのアボリジニ、太平洋諸島の環礁民などの「核実験ヒバクシャ」の視点から捉え考察するロニー・アレキサンダーの言説を念頭に置かなければならないであろう。アレキサンダーによれば、以下の主要各国（国連常任理事国）の核実験場として吟味され選定された場所は、アメリカでは国内のネバダ州、国外のマーシャル諸島のビキニ環礁やエヌエタック環礁、イギリスではオーストラリアのモンテ・ベロ、エム原〔Emu Field〕やマラリンガ原〔Maralinga〕など、フランスでは国外のアルジェリア、南太平洋にあるフランス領ポリネシアに属するツアモツ諸島のモルロア環礁やファンガタウファ環礁、さらには旧ソビエトでは中央アジア・カザフスタン北部のセミパラチンスクなど、中国では新疆ウイグル自治区のロプノールなどである。

以上にみた主要各国の核実験場の選定から了解されるのは、国家間の相互不信と敵に対する恐怖に駆られて最終兵器の保有を渇望する大国（「原子力暴力団」と一体化した帝国）の露骨な植民地への人種差別（非白人・先住民・環礁民に対する「核植民地主義」）と直接的暴力／構造的暴力であろう。[75] アメリカによる日本の広島と長崎への原爆投下や第五福竜丸事件などはアメリカによる核兵器独占の崩壊以降連鎖的に激化する東西冷戦下の一連の核実験の先駆けでもあったのである。

以上のような「原子力暴力団」と一体化した主要各国（帝国）の非白人・先住民・環礁民に対する「核植民地主義」の直接的暴力／構造的暴力については、その後の被曝者認識が深められる中で、新たな概念装置である「グローバルヒバクシャ」という視点が提示されている。この『グローバルヒバクシャ』について、日本平和学会は以下のように述べている。

グローバルヒバクシャとは、広島・長崎の原爆被害と共に、核開発が推進されてきた結果、被害者が世界で生み出され、甚大な環境汚染が地球規模で引き起こされてきた現実を明確に可視化すべく、作り上げた新たな概念装置である。グローバルヒバクシャは、各地の差異に留意しながらも、地域の特殊問題としてのみとらえるのではなく、広島・長崎を含め様々な核被害の問題を横断的にとらえ、核被害者を結びつけていきたいという問題意識を投影した言葉でもある。[76]

72　この絶対隔離・撲滅政策に関する社会哲学的考察の詳細については、本書第一部第二章―第四章を参照されたい。
73　この事件については、「核開発競争とビキニ水爆実験―『第五福竜丸』と延べ九二隻の被災船」（静岡平和資料センターのホーッムページ「オンラインミュージアム　戦争と静岡」、二〇二四年二月二五日閲覧）、大石又七『ビキニ事件の真実』（みすず書房、二〇〇三年）参照。
74　原田正純『水俣が映す世界』（日本評論社、一九八九年）、石牟礼道子『苦海浄土　全三部』（藤原書店、二〇一六年）参照。
75　ロニー・アレキサンダー『大きな夢と小さな島々―太平洋島嶼国の非核化にみる新しい安全保障観』（国際書院、一九九二年）参照。
76　詳しくは、⑭グローバルヒバクシャ―日本平和学会ホームページ（psaj.org）（二〇二四年二月二九日閲覧）、ならびにグローバルヒバクシャ研究会編著『隠されたヒバクシャ―検証＝裁きなきビキニ水爆被災』（凱風社、二〇〇五年）参照。

われわれはこうしたヒバクシャ認識の深まりを踏まえた上で、以下の問いに改めて立ち向かわなければならないであろう。すなわち、近代日本の国民国家あるいは文明は、なぜこれほどまでの悲惨や悲劇を累積しつづけるのか。あまりにハイリスク、あまりにハイコストの原子力発電所(五四基の原子炉)は、だれによってなぜ必要と意思決定され、反対を許さぬ国策として立案・実施されてきたのか。そこに作用し介在した国内外の政治力学や利害状況、思想の原理は何か、それらはどのような人々によって担われ、いかに作動したのか。われわれは問いつづけ、明らかにしなければならない。[77]

この問いに対する応答は、勿論、立場により多様なものであろう。今回の福島第一原発過酷事故は、スベトラーナ・アレクシエービッチがいうように、やはり人類にとって依然として新たな未知の次元の経験であるがゆえに想像することも理解することも難しいのかもしれない。がだ、以下の問いからは逃れられないであろう。われわれは福島第一原発過酷事故の経験からどれほど深く徹底して学びつづけることができるのか、あるいはやはり学ばないのか。翻っていえば、過去の経験から「われわれは何を学ばなかったのか」。これらの重い問いは、未だに答えられることなく、われわれの前にありつづけている。[78]

五　ハイデッガーの科学技術文明批判

このような現代科学技術文明の解放性と表裏一体の危険性や暴力性について、かつてマルティン・ハイデッガーは「技術《テクネー》」をめぐる思索(論考「技術への問い〔Die Frage nach der Technik〕」[79])の中で、テクネー(technē)と近代技術(die moderne Technik)をテーマとしてとりあげ、問題の根源へと深く降り立って思索したことはよく知られている。

筆者の問題関心からここで検討するのは、このハイデッガーの論考である。とはいえ、導入としてはじめに手がかりとするのは、この論考の訳者の小島威彦に宛てた書簡「日本の友に」（一九六三年八月）である。なぜなら、近代技術の本体を立たせる力（macht des stellens）としての「立て-組（『モノとヒトの一切をひとしなみに物的、人的資源として徴用して地球規模で膨張し続ける現代技術のシステム」である「総かり立て体制」」[80]（Ge-stell）」概念によって捉え、批判・克服しようとするハイデッガーの意図が簡潔にわかりやすく明快に語られているからである。

この書簡は以下の三つの問いをめぐって展開されている。すなわち、「世界のヨーロッパ化」とは何か、

77　これらの課題に関しては、さしあたり前掲、山本『福島の原発問題をめぐって』、川村湊『福島原発人災記―安全神話を騙った人々』（現代書館、二〇一一年）、吉岡斉『新版　原子力の社会史―その日本的展開』（朝日新聞社、二〇一一年）、秋元健治『原子力推進の現代史―原子力黎明期から福島原発事故まで』（現代書館、二〇一四年）、世良邦夫『原子力の深い闇―国際原子力ムラ複合体と国家犯罪』（藤原書店、二〇一五年）などを参照。

78　これらの問いに答えるためには、アプローチは異なるとはいえ、川村湊『原発と原爆―「核」の戦後精神史』（河出書房新社、二〇一一年）、山本昭宏『原子力の精神史―〈核〉と日本の現在地』（集英社新書、二〇一二年）、高橋昇ほか編『「技術と人間」論文選―問いつづけた原子力1972–2005』（大月書店、二〇一二年）、スベトラーナ・アレクシエービッチ（松本妙子訳）『チェルノブイリの祈り―未来の物語』（岩波書店、一九九八年）、S・アレクシエービッチ・徐京植「（対談）小さき人々の声を聞く―暴力と破滅の二〇世紀を見据えて」『世界』（第六八二号、岩波書店、二〇〇〇年一二月）一八二―一九五頁などが貴重な同時代の証言として参照されるべきであろう。

79　この論考は、M・ハイデッガー（小島威彦・アルムブルスター共訳）『技術論』（ハイデッガー選集18）理想社、一九六五年）、同（関口浩訳）『技術への問い』（平凡社ライブラリー、二〇一三年）、同（森一郎編訳）『技術とは何だろうか―三つの講演』（講談社学術文庫、二〇一九年）に収録されている。

80　森一郎「編訳者まえおき」（前掲、ハイデッガー『技術とは何だろうか』）一〇頁。

「人間喪失」という言葉は何を意味しているのか、「人間の本来性に到達する道」はどこにあるのか、以上三つの問いである。[81]

ハイデッガーによれば、「世界のヨーロッパ化」とは、近代ヨーロッパ世界から現れたある種の支配力が「止まることを知らず全地球に拡がってゆく」事態のことである。そして「どこからこの支配は、その無気味な力（unheimlich：非-故郷的なもの）を受け取っているのか」、と問うている。この問いに対するハイデッガーの答えは、近代技術の中にある。なぜなら、近代技術の「結実として、近代産業社会が形成されてきた」[82]からである。

ハイデッガーは先の論考「技術への問い」において、ギリシャ的思惟にかつてみられたテクネーについて深く沈思する中で、こう述べている。いわく、「テクネーは、aletheuein〔アレテウエーン、露わに発く〕の一つのあり方である。それは、自分自身で出で-来たらず未だ眼前にはなきもの、従って色とりどりな見え方をとって結末をつけるでもあろうものを、露わに発くのである」[83]、と。そしてさらに、「技術は、露わに発くこと、従って事割り《ウンフェアボルゲンハイト》〔理《ことわり》〕が生起する領域、すなわちアレテイア（aletheia）〔事割られたる真事《まこと》〕、真理《ヴァールハイト》が生起する領域のなかに存《ウエーゼン》している」[84]、と述べる。この「露わな発き（Entbergen）」の中で、出で-来-たらすこと（her-vor-bringen, こちらへと-前へと-もたらすこと、持ち来たらすこと）、つまりポイエシス（poiesis）は、「蔽われている状《さま》〔Verborgenheit, 事割られざる状〕から蔽われていない状〔Unverborgenheit, 事割り〕へ連れ出すことである」[85]。だが、近代技術は、この「ポイエシスの意味における出で-来-たらしの形で展開されているのではない」[86]、とハイデッガーはいう。

では、近代技術とは何であるか。ハイデッガーは自ら立てたこの問いに対して以下のように答えている。

「近代技術も露わに発くことである。この根本特性に私たちのまなこを静かに注ぐと、そこに初めて近代技術なる新種がその姿を見せてくれる」[87]、と。それではこの「近代技術を終始支配しているこの露わな発き」とは何か。ハイデッガーは、この核心をつく問いに答えて以下のように述べている。

近代技術のなかで統べている露わな発きとは、自然にむかって、エネルギーとして搬出され貯蔵されうるような、エネルギーを供給すべき要求を押し立てる挑発《ヘラウスフォルデルン》なのである。このことはしかし、昔の風車にもいえるのではないか。そうではない。風車の翼はなるほど風に廻され、その吹きつけに直接委ねられたままである。風車はしかし、エネルギーを貯蔵するために、その気流のエネルギーを開発《エルシュリーセン》はしない。

それに反して、或る地帯は石炭や鉱石の採掘のために挑発される。その地域は今や石炭鉱区として、その土壌は鉱床として、自らの姿を露わに発いているのである。田畑は一変した姿を現す。かつては農夫が手入れをしていた〔bestellen, 仕立てる、手入れする〕田畑、―そこではまだ仕立てることを、育て

---

81 前掲、ハイデッガー『技術論』五頁。
82 同、五―六頁。
83 同、二九頁。
84 同、二九―三〇頁。
85 同、二六―二七頁。
86 同、三一頁。
87 同、三〇頁。

るとか耕すと呼んでいたその田畑が。農夫の仕事は耕地を挑発するのではない。穀物の播種にあっては、その芽生えは生長力に委ねて、その繁殖を看守る《シュッテン》のである。ところがもはや田畑の手入れ〔仕立て〕も、自然を立たせる、全く変貌を遂げた仕立ての渦のなかに、巻き込まれてしまった。その仕立ては、挑発の意味において自然を立たせる《シュテッレン》のである。耕作は今日では、動力化された食品工業である。空気は窒素を引き渡すように立たされ、土地は鉱石を、鉱石は例えばウラニュームを、ウラニュームは原子力を引き渡すために立たされ、原子力は破壊にも平和利用にも放出されうるのである[88]。

ところで、ハイデッガーのいう「無気味な力（Das Unheimliche）」とは、右にみるような近代技術に極まる「立て上げる（her-stellen）」力のことである。すなわちハイデッガーによれば、近代技術とは「立て上げる以前には未だそこに現存していなかったものを、顕わな、近寄りうる、処置しうるものへと立たせる」力である。そしてこの「技術に固有な特質」である「立て上げること」が「ヨーロッパ的西欧の歴史の内部で、近代の数学的自然科学の展開を通じて、比類ない仕方で実現されて[89]」いるのである。

この点について、ハイデッガーはこう述べている。「ひとはこういうだろう。―近代技術は、それが近世の精密自然科学に基づいているがゆえに、それ以前のいかなる技術とも比較を絶した全く別個のものであると。ところが近頃、その逆も当たっているということがいよいよ明瞭に認められてきた。すなわち、近世の物理学は実験物理学として、技術的装置や従ってまたその装置製作の進歩に頼っているのである[90]」。

さらにハイデッガーは近世の精密自然科学と技術的装置製作の進歩に支えられながら誕生してくるこの近

代技術の本体である立たせる力について、「この避けることも制することもできない力は、その支配を全地球上に否応なく拡大してゆく」[91]もの、いいかえれば「時間的にも空間的にもその都度達成されたどんな段階をもたえず乗り越えてゆく」ものとしてその特質を捉えている。そして、「この立たせる力の支配の結果、世界文明といったものを仕立てたり切り揃えたりするために、風土的・民族的に芽生えた国民文化が（一時的にか永久的にかはともかく）消えうせてゆく」[92]、とも述べている。

ハイデッガーのいうこの「立たせる力」とはどのようなものなのか。加藤尚武は以下のように述べている。

> ハイデッガーの見た近代技術社会では、あらゆる事物が「……立てる」（……stellen）という強制、利用、要求の関係でなりたっている。……実はハイデッガー自身は「……シュテレン」をあつめて「ゲシュテル」（Ge-stell）と呼ぶ（「集立」）。「ゲシュテル」には「骨組み」（骸骨）という意味もある。「わざとらしさ」とか「作為性」という意味も含まれる。……近代技術社会は挑発性（ゲシュテル Ge-stell）というお化けにとりつかれ、引き回されている。……人間は挑発性（ゲシュテル Ge-stell）にとりつかれたとき

88 同、三一頁。傍点原文。
89 同、六頁。
90 同、三〇頁。この問題関心をめぐってミュンヘンで行われたハイデッガーの同時期の講演「科学と省察（Wissenschaft und Besinnung）」（一九五三年八月四日、）は、根源へと向う奥深い思索の成果として示唆的であり依然としてアクチュアルであるといえよう。詳しくは、ハイデッガー論考「科学と省察」が収録されている前掲、『技術への問い』を参照されたい。なお、この点に関連する筆者の問題関心と了解については、前掲、拙著『梯明秀の物質哲学』三一一‐三三五頁参照。
91 前掲、ハイデッガー『技術論』七頁。
92 同、七‐九頁。

に、自己実現の錯覚にとらわれ、自己をうしなったのではなくて、自己の目的が達成されたと思い込む。[93]

このような意味を内包するハイデッガーの「立て―組（Ge-stell）」概念について、スタイナーもまた、こう述べている。「現代の技術は存在を光にもたらすのではなく、存在を覆い隠してしまうのである。この隠蔽作用をあらわすために、ハイデガーは立て組み〔徴発性〕Gestellという用語を使う。彼はその中に、『足場・死刑台』'scaffold'「からくり・手品のたね」'gimmick'「武器・甲冑」'armature'といった不毛・虚偽の含意をすべて押し込めている」[94]。

「人間喪失」については、「長い間伝承されてきた人間の規定」が「今や解消されようとする危険にさらされて」おり、その結果「人間はもはや、かつてこの立たせる力に圧倒されてしまう以前にあったような、人間」[95]では、もはやなくなっているという。だが、「この涯しのない技術化の世界の時代における人間」が経験する危険は、「もう一つ別個の危険」に属する点が指摘される。それは、「自らに適った人間になることが、人間に拒絶されているという危険」[96]である。

「人間の本来性に到達する道」については、「この立たせる力が統べているということ―つまり世界の技術化の本来的な意味―を垣間見る閃き《ブリック》が、まさしく人間の本来的なるものへ到る道を教えてくれ」る、とハイデッガーは述べ、以下のような反省を求めている。「西欧的・ヨーロッパ的思惟が従来『存在』という名の下に、描き立て《フォールシュテッレン》ねばならなかったものの本来の特質が、どこに潜み、どこに自らを隠蔽しているかを、反省する」[97]ことである。ハイデッガーによれば、この反省が「仕立ての進歩や退歩が生起している路面から抜け出す歩み」[98]によって「指し示される道を辿らないかぎり、いつまでも横行してやまぬ迷誤が狼藉をくりひろげるばかり」である。この迷誤とは、「人間が技術の主人となって、もはや奴隷に止まるべきではない、という要請のなかにある」[99]ものである。

かくしてハイデッガーはこう応答する。すなわち、「たとえ原子エネルギーを管理することに成功したとしても、そのことが直ちに、人間が技術の主人となったということになるのでしょうか。断じてそうではない。その管理の不可欠であることが取りも直さず、立たせる力を証明しているのであり、またこの力の承認を表明しているとともに、この力を制御しえない人間の行為の無能をひそかに暴露している」[100]、と。だが、「しかしそのことは同時に、まだ覆い匿されているこの立たせる力の秘密に、自ら反省しつつ適応するようにという合図《ウィンク》をも含んでいる」[101]、とも述べるのである。ハイデッガーは先の書簡の最後をこう結んでいる。

このような反省は、もはや従来の西欧的・ヨーロッパ的哲学をもってしては遂行することはできませ

---

93 加藤尚武『哲学原理の転換―白紙論から自然的アプリオリ論へ』(未來社、二〇一二年)六六―六七頁。
94 前掲、スタイナー『ハイデガー』二四九頁。傍点原文。
95 前掲、ハイデッガー『技術論』九頁。
96 同、九頁。
97 同、一三頁。
98 同、一一頁。
99 同、一三頁。
100 同、一三頁。
101 同、一三頁。

ん。さればといって、その哲学なくしてはまた不可能なことです。すなわち、改めてわれわれのものにされたその哲学の伝承が、それにふさわしい道に持ち来たらされることなくしては、到底できることではありません。数世紀ならずして展開された、しかし二千年を通じて準備されたこの世界の近代は、一朝一夕にしては、あるいは一般的にいって単に人間の巧みだけによっては、人間本来の自己の本土のなかへ救出された人間がそこに逗留する住み家を見いだしうるほどに、明るみ《リヒト》に持ち来たされるものではありません[102]。

こうしたハイデッガー晩年の深い思索からなされる現代科学技術文明批判は、プラトンやアリストテレスに開始される西洋形而上学へのハイデッガーの批判をも含意したものである。なぜなら、プラトンやアリストテレス以降の西洋形而上学の歩みは、アナクシマンドロス、ヘラクレイトス、パルメニデスらに代表されるソクラテス以前の自然哲学者たち（Vorsokratiker）にみられるギリシャ的思惟の終焉、つまり「偉大な始まりの終末」であり、かつ「一つの堕落」であると、ハイデッガーは考えているからである[103]。

以上から明らかなように、ハイデッガーはギリシャ的思惟にみられたようなテクネーを近代技術へと変質させている「徴発性 Ge-stell)」の働きから、われわれがどう離脱するのかを問い、「技術との自由な関係」、つまり「現在の技術理解とは全く異なった新たな技術とのかかわり方」への転回可能性について検討している[104]。つまるところ、「大地を力ずくで疲弊させ濫用し尽くし、人工のものに変えてしまう[105]」のではなく、「大地の恵みを受領し、そしてこの受領の掟にしたがって、存在の秘密を見守り〔hüten〕、〈可能なもの〉の犯しがたさを見張るために、故郷に住み慣れる[106]」ことをハイデッガーは希求するのである。

以上の問題関心を私なりに敷衍すれば、形而上学（metaphysics：超自然学）とは、根源的に贈与されてある野生の自然を否定し、これに優越し、これを人工の自然―数理的に抽象化された単なる記号・素材―へと貶め、操作可能なものとして支配・利用しようと意欲するあくなき運動のことである。

この西欧世界に成立した形而上学の特質について、木田元はこう述べている。すなわち、形而上学（哲学）とは「『自然』から発現してきた精神がおのれの出自を消し去り、おのれ自身の力でおのれの存在を根拠づけんとする企て」[107]である。

歴史的理性としてのヨーロッパ近代理性、つまり形而上学がスタイナーのいう意味での地獄の創造にさけがたく帰結していくのは、等身大で生きるあるもの（「事実存在」esse existentiae：Daß-sein）が自己拡張していく力学としての近代技術の本体である「徴発性（Ge-stell）」の働きによって、人間性の臨界点を超えて、あるもの以上のもの（「本質存在」esse essentiae：Was-sein）へと徴発され引っ立てられ用立てられるからなのである。

---

102 同、一三―一四頁。
103 前掲、木田『哲学と反哲学』二〇〇頁。
104 田村純一「解説―技術との自由な関係とは？―福島原子力発電所事故とハイデッガーの技術論」マルティン・ハイデッガー（関口浩訳）『技術への問い』（平凡社ライブラリー、二〇一三年所収）、三〇一―三〇二頁。
105 マルティン・ハイデッガー「形而上学の超克（一九三六―四六年）〔Überwindung der Metaphysik〕」（前掲、『技術への問い』所収）一六三頁。
106 同、一六四頁。
107 前掲、木田、三三―三四頁。

六　ヨナスの科学技術文明批判

最後に取り上げるのは、かつてハイデッガー哲学に期待する弟子でもあったハンス・ヨナスのさらに意義深い倫理的な問題提起である。[108] なぜなら、ヨナスは労作『責任という原理—科学技術文明のための倫理学の試み（*Das Prinzip Verantwortung–Versuch einer Ethik für die technologische Zivilisation,* 1979）』[109]において、かつての師であったハイデッガーの哲学（「存在そのもの」の意味を問う「基礎的存在論」〔Fundamental ontologie〕への批判と決別、そしてその克服の意を込めた独自の「未来に対する責任の倫理学（Ethik der Zukunftsverantwortung）[110]」や「生命の哲学（Das Prinzip Leben）[111]」を構想・展開しつつ、科学技術文明の原理的かつ実践的な批判を可能にする考察を遂行しているからである。なお、右労作『責任という原理』の各章の言説に内在しつつ、その思索の構造と論理を追思惟（Nachdenken）して、ヨナスの科学技術文明批判の全体像を子細に描き出すことは、本章のテーマ設定やその他の諸制約からここでは行えない。とはいえ、現代の科学技術文明が直面している危機の深刻さからすれば、ヨナスの思索の基本モティーフについてはやはり簡潔に確認されなければならないであろう。

この点に関連して筆者が手がかりとするのは、以下のような考察を示す品川哲彦の言説である。というのも、品川はヨナスの技術論とハイデッガーのそれとを対比し、技術の問題とそれを通して照射される人間の概念について考察する中で、なぜハイデッガーの議論にはつねに「責任という論点の欠如」が伴うのかを問うヨナスに共感しながら、両者の哲学の深層に降り立って比較吟味し、対立の核心に迫ろうとしているからである。その品川の考察によれば、ヨナスの技術論は戦時下にあってはナチズムに協力し、戦後にあってはそれとの関係性について沈黙しつづけたハイデッガーの「存在論にたいする倫理学からの異議申し立てであり、倫理的に尊重すべき存在者を組み入れた別種の存在論を突きつけるものであった、ということになる。[112]

ヨナスの思索の基本モティーフの背後にある問題意識を踏まえつつ、ここで筆者が主に手がかりとするのは、右労作に収録されたヨナスの「序文」である。一九七九年にドイツ語で書かれたこの「序文」によれば、『責任という原理』の基本モティーフについては以下のように述べられている。すなわち、技術という現代に生けるプロメテウス（Prometheus）は、科学と経済によって力を与えられたが、しかしいまや一つの倫理を呼び求めている。それは、「人間の禍いとならないように私の力を押さえてくれ」という叫びである。そしてヨナスはこう述べる。「現代技術がもたらすはずの約束の地は脅威と化し、その脅威が現代技術と不可分となっている[113]」、と。

108 ヨナスの思想形成や問題関心（グノーシス研究から生命の哲学、責任という原理、一元論的な宇宙生成論への歩み）やハイデッガーへの尊敬と離反（訣別）等については、ハンス・ヨナス（盛永審一郎ほか訳）『ハンス・ヨナス「回想記」』（東信堂、二〇一〇年）、就中「第一一章　ハイデガーとの決別」、ならびに同（品川哲彦訳）『アウシュヴィッツ以後の神』（法政大学出版局、二〇〇九年）、同（尾形敬次訳）『哲学・世紀末における回顧と展望』（東信堂、一九九六年）を参照されたい。

109 ハンス・ヨナス（加藤尚武監訳）『【新装版】責任という原理―科学技術文明のための倫理学の試み』（東信堂、二〇一〇年）。

110 同、七七頁。

111 ハンス・ヨナス（細見和之・吉本陵訳）『生命の哲学―有機体と自由』（法政大学出版局、二〇一四年）、ならびに前掲、ヨナス『ハンス・ヨナス「回想記」』の「第一二章　生命の価値と尊厳―有機体の哲学と責任の倫理学」参照。

112 この点に関する比較考察の詳細については、品川哲彦「技術、責任、人間―ヨナスとハイデガーの技術論の対比」（Heidegger-Forum.vol.7 2013）を参照されたい。

113 前掲、ヨナス『責任という原理』ⅲ頁。

思うに、人類の「過去の経験の中に類例がない」この脅威こそが、われわれの同時代史の核心にある問題であるとのヨナスの指摘は正しく、それゆえ極めて重要である。そうであれば、従来の伝統的倫理学は「まったく新しい力の様態やその力の産み出しかねないものを支配する『善』『悪』の規範について、何もわれわれに教えてはくれない[114]」ことになるであろう。こうした認識からヨナスは、従来の「同時代人の領域」に留まる伝統的な倫理学（「怜悧の倫理学〔Ethik der Klugheit〕」、つまり人間と人間の関係を中心とするカントの定言命法「汝の意志の格率が普遍的な立法の原理となるように行為せよ」）ではなく、「現在の人間と未来の人間、未来の自然との関係」をも含める「未来に対する責任の倫理学」（つまるところ、人間の本質が傷つかないよう求める「畏敬の倫理学〔Ethik der Ehrfurcht〕」）を構想しなければならない、と考える。なぜなら、「未来に対する責任の倫理学」は、現代技術がもたらす脅威から、つまり「地球的な広がりを持ち、深く人間性に突き刺さるものであることが予想される[115]」危険から、導き出されるべきこれまでにない新しい倫理学だからである。

ヨナスによれば、この新しい「未来に対する責任の倫理学」の原理は、想像上の「恐れに基づく発見術〔Heuristik der Furcht〕[116]」（つまり「好ましい予測よりも好ましくない予測を優先しなければならない」という実践規則[117]）に立脚するものである。なぜなら、この発見術に従えば、「人間の歪みを予測することによって初めて、歪みから守られるべき人間の概念が得られる」からである。つまり、「危険な賭にさらされているということを知って初めて、危険な賭にさらされているのが何かがわかる[118]」のである。

それでは、ヨナスが新たに構想するこの「未来に対する責任倫理」（未来倫理〔Zukunftsethik〕）とは、どのようなものなのか。この問いに答えるには、ここでも『責任という原理』の言説を手がかりにする必要があるだろう。[119] ヨナスによれば、未来倫理とは以下の命令に応答しようとするものである。

「人類の生存が要求されるそもそもの理由に反するような在り方は、人類の将来の子孫の在り方として許されない」。要するに、「人類をあらしめよ」という命令が、人間だけを念頭に置く限り、第一の命令（Imperative）なのである。[120]

だが、人類の未来は滅亡することなく、存するべきだという命題の哲学的根拠が示されなければならない、とヨナスはいう。なぜなら、その命題の哲学的な根拠が示されなければ、現在世代に属するわれわれが将来世代に対し自己利益を優先するという選択をしたとしても、それを責められないからである。ヨナスは、この「人類の未来は存するべきだ」という命題に関する原理論の探求へと向かうのであるが、その際、以下の未来倫理に伴う二つの義務を確認している。[121] 第一の義務は、「恐れなければならないもの〔害悪〕のイメージ」を「現実を先駆ける思考で獲得する」ことである。いいかえれば、「後世の人々を待ち受けている幸不幸

---

114 同、iii頁。
115 同、iii–iv頁。
116 四九–五一頁。
117 同、五六頁。
118 同、iv頁。なお、この「賭」については、六一–六八頁参照。
119 同、四七–八八頁。
120 同、七六頁。
121 同五一–五二頁。

をともかく考えてみる」ことである。第二の義務は、「後世の人々を待ち受けていると考えられる幸不幸によって自分の感情が動かされるように**しむける**こと、そうすることを自ら積極的にめざすこと」である。[122]

ところで、未来の予測はどれほど科学技術が向上したとしても、不確実性を逃れられない、とヨナスはいう。かくして、未来の予測に関する倫理原則が示される。それは「好ましい予測よりも好ましくない予測を優先しなければならない」、「救いの予言よりも、不吉な予言にこそ耳を傾けよ[123]」という実践規則である。つまり、「重大な帰結をもたらしかねないことがらについては、幸運の予言よりも威嚇的警告のほうを重視せよ。そして、黙示録的な災厄が見通されるなら、たとえ終末論で約束された究極的充足を取り逃がすことになっても、その災厄をさけよ[124]」、という倫理原則である。

つまるところ、未来倫理は「将来世代による現在世代に対する告発を推測し先取りする」ところに成立する。その際、この未来倫理に伴う義務は、当然のことながら、通常の「権利‐義務」の対称性から独立した「本源的な義務」(「人類をあらしめよという第一の命令(Der erste Imperative : daß eine Menschheit sei)」)に従うことになる。[125]

まだ存在していないものにこそ、われわれの求める倫理学はかかわっている。**この倫理学の**責任原理は、権利という観念から、同時に相互性という観念からも完全に自由でなければならない。だからこの倫理学の枠内では、この倫理学を茶化す意図で「未来が今まで私に何かしてくれたことがあったかね。いったい未来は私の権利を尊重してくれるのかい」と問うことは、絶対に許されない。[126]

かくして、「**なぜ**人間が存在しなければならないのか」、また「人間は**いかに**存在しなければならないか」という問いに答えるべく原理論的な思索をつみ重ねる中で、ヨナスがたどりついた結論は、以下の未来倫理の定言命法に集約されるといえよう。すなわち、「汝の行為の因果的帰結が真に人間の名に値する生命が永続することと折りあうように行為せよ」、あるいは「人類が地球上でいつまでも存続できる条件を危険にさらすな」という無条件の倫理的命令がそれである。[127] したがって、この定言命法に反する行為は、未知の新しい技術が予測される悪い結果を解決してくれるだろうという根拠のない期待からなされるものとなる。未来倫理とは、こうした根拠のない期待を退け、進歩主義に支えられた科学技術の乱用を抑制するように求める倫理なのである。

ところで、こうしたヨナスの未来倫理に関する言説の深層には、以下のような根源的な問いが伏在している、と加藤尚武は指摘している。

> 技術はいかにして可能的か。技術による自然破壊はいかにして可能的か。自然の存在が一元的なものであるとすれば、自然自身による自然破壊はいかにして可能的か。こうした問いが、ヨナスの論述の背

122 同、五二―五三頁。
123 同、五六頁。
124 同、五七頁。
125 同、七五―七七頁。
126 同、六九頁。
127 同、二二頁。

後にあるように思われる。この問いは、神による被造物において、存在そのものは善であるにもかかわらず、いかにして悪は可能的かという弁神論の問いと同じ構造をしている。そしてヨナスのめざす地点は、存在そのものは善であるから、存在は自己の存在を要求できるという存在論的規定である。[128]

要するに、ヨナスの問題関心はこうである。現代科学技術文明は、「途方もない冒険を冒して」おり、だからこそまた、「われわれのほうでも、こうした途方もない省察という冒険を強いられる」[129]ことになる。ヨナスはこうした現代科学技術文明の認識と省察を踏まえた上で、一九八三年に書かれた「英語版への序文[130]」において、『責任という原理』が展開した主要な五つのテーゼについて、以下のようにまとめている。

（i）人間の行為の本性が従来とは変わり、「人間の地球的規模での未来に大きなインパクトを与え」ている。この点から派生してくる新たな問題に対して、従来の倫理学は応答できず、新たな倫理学が構想されなければならない。

（ii）人間の力の広がりと行使は、畢竟、責任問題である。そして人間が「今日責任を果たすためには、われわれには長期的な予見が……必要である。」

（iii）だが、この予見には限界がある。「予測の確実性と完全性という点では、われわれの科学技術の行為が持つ意味深長な因果性に及ばない」からである。したがって、「従来の希望の投影」は、想像上の「恐れに基づく発見術」で置き換え、これにより「何が賭されている可能性があるのか、われわれは何を知っている必要があるかを教わらなければならない。」それは実用的規則「幸いな予言より不吉な予言を優先せよ」に集約される。

（iv）「われわれがどうしても避けなければならないもの」は、「われわれがどうしても保護しなければならないものによって決定」されなければならない。そしてその決定は「われわれが持つ『人間像』」に基づいてなされる。こうした人間像は倫理学の土台をなすが、その土台は「科学的に確証される『存在』と道徳的拘束力を持つ『当為』との橋渡し」を可能にする形而上学（「生命の哲学」）によって基礎づけられなければならない。

（v）かくしてわれわれ人間は、「人間の生存と人間性を、人間自身の力の過剰からすくうために、もっと控えめで適した目標を設定しなくてはならない」。

筆者の立場から以上の考察をまとめれば、以下のようになる。人類にとって核エネルギーの開発と利用へと帰着する科学技術は軍事利用であれ平和利用であれ、人類の存続とは根本的に相容れない。端的にいえば、「放射能と生命は相容れない」のである。[131] 科学技術文明の本体は、あらゆる存在を立たせる力としての「挑発

128 加藤尚武「訳者による解説」（前掲、ヨナス『責任という原理』所収）四一〇頁。なお、こうしたヨナスの言説の深層に伏在する根源的な問いに応答すべく構想されているのがヨナスの未来倫理であり、その根底にある「責任（Verantwortung）」概念なのである。

129 前掲、ヨナス『責任という原理』iv頁。

130 同、ix–xiv頁。

131 この点の詳細については、落合栄一郎『放射線被ばくの全体像—人類は核と共存できない』（明石書店、二〇一二年）、同『原爆と原発—放射能は生命と相容れない』（鹿砦社、二〇一二年）、同『放射能と人体—細胞・分子レベルからみた放射線被曝』（講談社、二〇一四年）等を参照されたい。

性（Ge-stell）」（ハイデッガー）であり、その実相は「人間の地球的規模での未来に大きなインパクト」を与えつつある生けるプロメテウス（ヨナス）なのである。このプロメテウスに体現される「挑発性」こそは人間が本来的な存在の世界（事実存在としてのあるもの）をただの対象性へと貶め、「途方もない冒険」（自己拡張）へと駆り立て挑発して、科学技術文明を成立させ、やがて暴走させる当のものである。かくしてもたらされる人類滅亡の危機を回避するためには、「人間の力の濫用から、人間の世界と人間の本質が傷つかないように守られなければならない[132]」のである。

畢竟、暴走する科学技術文明が包蔵する危険性や暴力性、自滅性によって地球上のすべての自然や生命が回復不可能なまでに毀損されるのを回避し、人類の未来における存続を確保するには、人間性の臨界点を超えて過剰合理化する科学技術の欲望（悪魔的な「自己神化の衝動」としてある「ラプラスの魔」）を想像上の「恐れに基づく発見術」（ヨナス）に支えられながら批判・抑制・脱構築しなければならないのである。

おわりに

われわれが今ここで日々経験しつつある福島第一原発過酷事故は、以上にみた現代科学技術文明の構造的暴力と深く一体化した日本という犠牲を強いるシステムにおいて生起し顕わになったものである。ヨハン・ガルトゥングの定義に従えば、この構造的暴力とは、社会の中に支配、搾取、不平等などの社会的不正義（つまり非対称的な社会関係）の状態を生み出す構造の作用のことである。[133]ガルトゥングによれば、この構造的暴力は「静かで、目には見えない。それは本質的に静的なものであり、それはおだやかな水面そのものである」[134]。また、この構造的暴力を受ける者は「暴力をまったく知覚しないように条件づけられている」[135]のである。それゆえ、この種の暴力行使は、多くの場合気づかれないものとなる。現に、この構造的暴力と一体化した日本という犠牲を強いるシステムとの対決は、すでにだれもが回避しえない深刻な課題となっている。[136]

われわれの国家や学知がこの課題に真剣にとりくまず、社会に身の丈で生きる人々に対する現代科学技術文明の構造的暴力（たとえば種々の放射線被爆による超長期の遺伝子破壊と棄民政策）に徹底して無頓着であり、[137]またあまりに正当な不安や恐れから発する小さき人々の声や人権配慮への切実な要求に対して的確に応答できていないとすれば、国家のレゾン・デートル（raison d'être）は厳しく問いただされなければならないし、旧来の学知は脱構築されなければならない。

最後に、近現代の科学技術文明を批判しつづけた果てに、欲望の自己制御を人間の義務・道徳であると述

132　前掲、ヨナス『責任という原理』v–vi頁。
なお、ここでいう科学技術には、量子力学・相対性理論・素粒子物理学・放射線物理学等を基礎とする核物理学や原子力工学、分子生物学の発展に支えられてDNAレベルでの生命操作を可能にしつつある現代の遺伝子工学や生命工学（細胞工学、発生・再生工学、生体高分子工学、ゲノム工学など）、自律的な人工知能の実現を射程に収めている最前線の脳科学・情報工学が含まれるであろう。

133　詳しくは、前掲、ガルトゥング『構造的暴力と平和』を参照されたい。

134　同、一八頁。なお、こうした暴力の作用は「人々の知覚、認識、選好を形づくり、彼らの真の利害に気づかせず、不平不満を持たせないように働く力」として定義されるルークスの三次元の権力と基本的に重なり合うものといえよう。詳しくは、前掲、ルークス『現代権力論批判』を参照されたい。

135　同、一八頁。

136　この点については、前掲、ウォルフレン『人間を幸福にしない日本というシステム』、前掲、高橋『犠牲のシステム』などを参照されたい。

137　原田正純『豊かさと棄民たち―水俣学事始め』（岩波書店、二〇〇七年）を参照されたい。

べ、「真の文明」の復権を唱え実践するに至ったマハートマ・ガンディ、産業社会を道徳の観点からいち早く鋭く批判して、ガンディにも多大な影響を与えたジョン・ラスキン、自律的協働性（conviviality）やヴァナキュラー（vernacular）、根こぎ（uprooting）などの観点から現代社会における産業主義的生産様式の根元的独占（radical monopoly）の自覚と転換を求めたイヴァン・イリイチ、あるいは晩年、おのれの罪の意識から「今度生まれ変わったら、科学者にならないで、行商人か鉛管工になりたい」と告白・懺悔したアインシュタイン[138]、同じく晩年「核の開発利用は構造的な差別・抑圧の上に成り立っている」ことに気づき、「核と人類は共存できない」と結論するに至った森瀧市郎[139]らを思い起こしながら、本章の考察から倫理的かつ合理的選択としてえられた結論を示しておきたい。

捏造された原子力安全神話が崩れ去ったいまこそ、政・財・官・学・メディアの利権複合体によるマインドコントロールから真に目覚めるときである。いまこそ、悠久の未来へと受け継がれるべき人間＝自然の生命と安全を最優先にして、すべての原子炉の稼働を直ちに停止し、順次、廃炉とするときである[140]。そしていまこそ、原子力文明を選択させられていることの不幸に気づき、この日本の現実から人類の身の丈にあった文明を再興させなければならない。

あまりにハイリスク、あまりにハイコストな原子力（厳密にいえば、原子核の安定性の人為的破壊から膨大に発生する邪悪なエネルギー）に依存しない正気の生活スタイルを奪回することこそが、未だ終息しない福島第一原発複合震災の悲劇から真に解放される道である[141]。

138 この点に関する文献としては、前掲、唐木「『科學者の社會的責任』についての覺え書」(筑摩書房、一九八〇年)四一―四三頁、一二四―一二五頁が極めて重要である。

139 森瀧市郎『核と人類は共存できない――核絶対否定への歩み』(七つ森書館、二〇一五年)参照。

140 福島第一原発の過酷事故との遭遇から筆者が当事者としてつかみ取ったこの結論と重なりあう文献は数多くある。たとえば、筒井哲郎『原発は終わった』(緑風出版、二〇一七年)、同『原発フェイドアウト』(緑風出版、二〇一九年)などを参照されたい。

141 前掲、高木『原子力神話からの解放』、前掲、落合『原爆と原発』、前掲、同『放射線被ばくの全体像』、渡辺悦司・遠藤順子・山田耕筰『汚染水海洋放出の争点――トリチウムの危険性』(緑風出版、二〇二二年)参照。

第二章　科学の原罪への問いと論争

はじめに

いまわれわれは二〇一一年三月一一日に発生した東日本大震災とこれと連動して発生した東京電力福島第一原子力発電所の過酷事故（原発震災）の衝撃を経験する中で、以下の問いを突きつけられている。[1] すなわち、現代社会（科学技術に支えられた工業文明）は、その支持原理である自然支配への意志を追い求めつづけた果てに、軍事利用であれ平和利用であれ、ともにおのれの生存の基盤である地球の自然生態系を原子核の安定性の人為的な破壊から生み出される想像を絶する原子核エネルギーと人工放射性核種によって破壊し自己否定するというまことに不条理な事態に陥っている。[2]

思うに、この不条理な事態とはアメリカのニューメキシコ州で行われた人類史上初の核実験（爆縮型プルトニウム原子爆弾の爆発実験：一九四五年七月一六日）からヒロシマ（リトルボーイ〔小さな男の子〕・ウラン原爆：同年八月六日）とナガサキ（ファットマン〔太っちょ〕・プルトニウム原爆：同年八月九日）への原爆の投下、くりかえされる核実験[3]、削減されない世界の核弾頭数（二〇二三年六月現在、一二、五二〇）、そしてスリーマイル島の原発事故（一九七九年）、チェルノブイリ〔チョルノービリ〕の原発事故（一九八六年）、福島（二〇一一年）の原発事故などに典型化される現代の科学技術（高木仁三郎のいう「科学の原理」による核の火の探究）がつくり出す未曽有の自然と生命環境の破壊（「地上の生命の原理」の否定）のことである。この点の具体的な意味について、落合栄一郎は以下のように述べている。

地球上のあらゆる物質（生き物、コンクリート、鋼材などすべて）は化学物質であり、そのエネルギー変化（1eV前後）の範囲で運行している。一方原子核の変化である原子核反応は、その一〇〇万倍ほどのエネルギー変化（一粒子あたり）で運行している。この二つはまるっきり違う世界なのである。その原子核反応の最も単純な崩壊現象（放射線）は、宇宙開闢、地球誕生のころの名残がまだ地球上にある。一方、……太陽のように核融合をし続ける天体の世界は、核反応の世界であり、その生産物のうち、安定なアイソトープ〔原子核の陽子数が同じで、中性子数が異なる元素〕は、化学物質の基礎を提供する

1　ここにいう衝撃については、さしあたり児玉龍彦『内部被爆の真実』（幻冬舎新書、二〇一一年）を参照されたい。

2　この点を鋭く自覚し思索を深めた貴重な労作としては、高木仁三郎『いま自然をどうみるか』（白水社、一九八五年）、同『科学の原理と人間の原理─人間が天の火を盗んだ─その火の近くには生命はない』（方丈堂出版、二〇一二年）、岩田靖夫『極限の事態と人間の生の意味─大災害の体験から』（筑摩書房、二〇一五年）ならびに日本カトリック司教協議会『今こそ原発の廃止を』編纂委員会『今こそ原発の廃止を─日本のカトリック教会の問いかけ』（カトリック中央協議会、二〇一六年）がある。

3　大気圏内核実験と地下核実験は二〇〇七年六月現在の総計では二〇五八回行われたいる。なお、これらの実験以外に、大気圏外や水中で行われる核実験がある。それらの総出力はTNT換算で五三〇メガトンに相当する。しかし、その評価は爆発時の破壊力であって、それ以外の核兵器の使用に伴う放射線障害や放射能汚染は別次元の問題として考慮しなければならない。なお、上記核実験には核爆発を伴わない未臨界・臨界前核実験は含まれていない。

が、大半の放射性アイソトープは、上述のように、化学的世界とは、相容れないのである。……しかし人類は、核分裂、核融合などの現象を発見し、それを使って、天体で起きる現象を地上で、原爆という兵器や原発によって作り、生命と相容れない放射性物質を大量に作り地上に吐き出しているのである。[4]

今日、われわれに突きつけられているのは、この不条理な事態からの問いへの応答である。この問いへの応答に際しては、われわれは以下の点についてまず了解しておかねばならないであろう。すなわち、われわれが福島原発震災で遭遇している事態とは、人間が科学技術を駆使して自然を思いのままに制御し、おのれの目的のために利用しようとする意志をも軽々とすりぬけ、のりこえてしまう予期しがたい荒ぶる自然の根源的な力の露呈である。われわれ人間はこの荒ぶる自然の力の露呈にどう向き合い、いかに対処すべきなのかを、福島原発震災以後、あらためて問われているのである。[5]

つまるところ、この不条理な事態からの問いへの応答いかんによって、われわれ人類を含む地球生命体の命運は基本的に定まるとすらいえるであろう。本章の目的は、以上に述べた問題意識から、「福島以後、自然と科学技術の関係をどう再定義するか」という問いを設定し、これに応答することである。

われわれが設定するこの問いに応答するのに先立ち、ここでは以下の重要な問題提起を思い起こすべきであろう。久野収の問題提起がそれである。久野は、かつてこう述べていたからである。

自然科学とテクノロジー（工学と技術を含めた意味のことば）こそは、人類の確実な進歩の原動力だ。他の原動力と称されているもののすべては、疑わしさ、いかがわしさをまぬがれないとしても、自然科学とテクノロジーだけは、疑うことを許さない。歴史の進歩と目のまえの現実が、その生き証人ではないか。かつてはそう信じられたし、いまも、そう信じられている。それでもいまは、この信仰はかつてのように素朴で、無条件であるわけにはいかないであろう。「科学は今後もわれわれにとってなお存在すべきであるか。それともわれわれは、科学をしてすみやかに終わりをとげさせるべきであるか。科学は一般に存在すべきであるということは、すこしも絶対に必然的なことではない。しかし、もし科学が存在すべきであり、かつ、それがわれわれにとって、またわれわれによって存在すべきであるならば、どのような条件のもとに、その場合、科学は真に存立することができるのであるか。」一九三三年、ドイツの哲学者M・ハイデッガーは、科学への疑問をこう表現したが、このラジカルな問いかけは彼の出した回答への賛否とは別に、やはり、ラジカルな意味をもちつづけている。[6]

久野の言説の中で引用されているマルティン・ハイデッガーの言説は、一九三三年三月にナチスが政権に就き、彼のナチス党への入党と同時期（同年五月）に行われたフライブルク大学学長就任演説「ドイツの大学の自己主張」（Die Selbstbehauptung der deutschen Universität）からのものである。[7]

以下のわれわれの考察は、この久野とハイデッガーのラジカルな問いを踏まえつつ、戦後日本で展開され

4　前掲、落合『原爆と原発』八五―八六頁。
5　この点については、池内了・島薗進『科学・技術の危機―再生のための対話』（合同出版、二〇一五年）一三―一九頁。
6　久野収『歴史的理性批判序説』（岩波書店、一九七七年）一七〇頁。なお、「　　」内のハイデッガーの言説は久野による翻訳と引用である。

た「科学の原罪」をめぐる論争を手がかりにして、設定した問いに応答しようとする試みである。なお、ここでいう論争とは、具体的には「科学の原罪」や「科学者の社会的責任」を厳しく問う唐木順三の言説とこれに激しく反発する武谷三男の言説、さらには両者の背景にある朝永振一郎や湯川秀樹の言説の評価や解釈が生み出す相容れない世界観上の相剋のことである。[8]

一　唐木順三と朝永振一郎の「科学の原罪」論

そこではじめに、こうした問いへの応答の試みとして、唐木順三が最晩年にとりくんだ科学の原罪をめぐる考察について、まずは吟味しておく必要があろう。よく知られているように、唐木には未完の遺作『「科學者の社會的責任」についての覺え書』[9]がある。唐木は、オットー・ハーンとフリッツ・シュトラスマンらによる原子核分裂の発見(一九三八年)[10]にはじまる核物理学理論の形成と実験・検証、またそれらの応用である原爆製造、広島・長崎への原爆投下、水爆の開発と実験などが実際に遂行されるに及んで、いまや全面核戦争による人類の滅亡が現実の問題となってしまったことに対する現代物理学の責任問題とその原罪性の自覚を強く求めている。唐木はこうした立場から、ロバート・オッペンハイマー、アルベルト・アインシュタイン、ヴェルナー・ハイゼンベルク、朝永振一郎、湯川秀樹、武谷三男などを取り上げ、科学者の倫理的自覚と社会的責任を問い、つまりは科学の原罪と科学者の罪を問うているのである。

唐木自身、先の遺作の最後に、こう述べている。いわく、「科學者たちは『核兵器は絶對悪なり』といふ判斷、価値判斷を、社會一般に對して下しながら、科學者自身に對しての、或ひはその研究對象、研究目的に對しての善悪の価値判斷を表白することは稀である。物理學者が己が社會的、時代的責任を表白する場合、單に善悪の客觀的判斷ばかりでなく、自己責任の問題、『罪』の問題にまで觸れるべきであるといふことが、現在のむしろ当然であり、そこから新しい視野が開かれるのではないか」[11]、と。

こうした唐木の言説には、それを支えている深層の問題関心があった点について、われわれは留意すべきだろう。ここにいう唐木の深層の問題関心とは、絶筆となった「An Essay」と題された断片の中に吐露されているものである。彼はこう書き記している。すなわち、「近代科學、乃至近代物理學が唯物論をもつて正

7　この講演の詳細については、M・ハイデッガーほか（清水多吉ほか編訳）『三〇年代の危機と哲学』（平凡社、一九九九年）一〇二―一二六頁参照。なお、ハイデッガーのナチス加担が内包する意味の分析については、ヴィクトル・ファリアス（山本尤訳）『ハイデガーとナチズム』（名古屋大学出版会、一九九〇年）一三一―一四六頁、ならびに中尾健二「ハイデガーの三つの断片　Drei Fragmente zu Heidegger」（静岡大学教養部研究報告、人文科学編、一〇）六九―八〇頁などを参照されたい。

8　この点については、「科学と社会の思想史」という見地から、この論争を整理・分析した吉岡斉『科学者は変わるか―科学と社会の思想史』（社会思想社、一九八四年）、就中、「第四章　核兵器と科学者」を参照されたい。また、この論争に連なる文献としては、日本物理学会の中のサークル「物理学者の社会的責任」の機関誌『科学・社会』の第三号（豊田利幸ほか編、一九八二年）や第二六号（小沼通二ほか編、一九八八年）に掲載された諸論文もあわせて参照されたい。

9　この唐木の未完の遺作は、一九八〇年に筑摩書房から刊行されている、その後、同書は『唐木順三全集（第一八巻）』（筑摩書房、一九八二年）二二七―二八六頁に収録されている。また、唐木「『朴の木改版にあたって』」、同「私の念願」、島薗進「解説　人間の顔を持った科学へ」を収録した同書の増補改訂版がちくま学芸文庫（筑摩書房、二〇一二年）から刊行されている。なお、以下、本書の唐木の著作物からの引用は唐木全集ではなく上記二冊の文庫単行本に準拠している。

10　この核分裂と連鎖反応の発見については、山本義隆『原子・原子核・原子力』（岩波書店、二〇一五年）一七八―一九四頁を参照されたい。吉田正によれば、核分裂の発見者は正しくはオットー・ハーン、リーゼ・マイトナー、フリッツ・シュトラスマン、オットー・ロベルト・フリッシュの四人である。なお、一九三四―一九四〇年という苛烈な時代背景の下で核分裂の発見に至る経緯については、吉田正「核分裂発見八〇年―混乱、高揚そして沈黙までの七年間」（『日本原子力学会誌』第六一巻第一二号、二〇一九年）参照。

11　唐木順三『「科學者の社會的責任」についての覺え書』（筑摩書房、一九八〇年）一二七―一二八頁。

しいと信じ、その立場から自己の研究方法、實驗、検證方法を案出し、つくりだし、それを眞僞の基準とするにいたつたとき、今日の破局へのデジェネレートは決定的であつた。それは二〇世紀以來の新しい物理學、またマルキシズムの唯物辯證法、唯物論、人間の動物化においても同様であり、退歩、退化へのふみだしであつた。[12]」

この唐木の「An Essay」は再入院中（一九八〇年三月八日）にメモ書きされたものであり、それゆえあまりに短くその含意を十分に敷衍展開したものとはいえない。「突如として心に兆したこと。順序も何もなく、ただ己れ自身のために書き留む」と書きはじめられる極簡潔な断片的メモ書き（絶筆）であるが、唐木の深層にある年来の問題関心の本体が凝縮されたメモ書きであるといえよう。つまり、唐木の未完の遺作『「科學者の社會的責任」についての覺え書』は、このメモ「An Essay」に記された問題関心の核心を深層に包蔵させながらも病気ゆえに中断し、その十分な展開がなされなかったものだからである。死後、発見された未完の遺稿の中で、唐木は何をわれわれに伝えようとしたのか。

この問いについては、やはりここで検討しておくべきだろう。それでは具体的に、未展開に終わった部分をどう推し量るのか。この問いに答えるための手がかりは、唐木の随想集にあるといえよう。唐木の『朴の木』である。この随想集は「三六の随想」（一九五七年四月―一九六〇年三月）、「身辺記」（一九五七年）、「周辺記」（一九六〇年）、「時代記」（一九五四年―一九五七年）からなるが、そこには「折々のくさぐさのことが綴られ」ながら、一貫した「主調音」がつねに基底に響いている。[13] 唐木は「改版にあたって」（一九七六年一月）の中で、一九七三年に刊行されたE・F・シューマッハーの『人間復興の経済学（*Small is beautiful*）』[14]への共感を示しながら、随想集『朴の木』の「主調音」について述べている。いわく、「大量生産、大量消費が果たして人間にとって幸福であるか、生産の基礎をなす科学技術の無制限な開発は人類を滅亡におとし入れるのではないかという問題である」[15]、と。そして問題関心の核心に触れてさらにこう述べるのである。

核エネルギイ、核兵器の拡散の傾向を憂えた物理学者たちが昭和三十二年（一九五七）の七月、カナダのパグウォッシュで開いた国際会議の重要なテーマは「核兵器の脅威と科学者の社会的責任」であり、日本からも湯川、朝永両氏がそれに出席した。科学者がみずからその社会的責任を強調せざるをえなくなってきたことはまさに画期的なことである。真理のための真理追究、科学のための科学研究という近代精神、近代文化の主柱にひびが入ったわけである。外的なあらゆる権力、外圧に屈することなく自然や客体を極めるのを本領としてきた近代の科学精神、科学者が、みずからに「社会的責任」を課せざるをえなくなってきたことは、現代の危機の深さと大きさを象徴している。[16]

唐木がくりかえし引用する「今度生まれ変わったならば、科学者にならないで、行商人か鉛管工になりた

12 同、一二九頁。
13 唐木順三『朴の木―人生を考える』（講談社学術文庫、一九七七年）五頁。なお、この随想集は『唐木順三全集（第九巻）』（一九八二年）三―二六頁に収録されている。
14 E・F・シュマッハー（斎藤志郎訳）『人間復興の経済』（佑学社、一九七七年）参照。なお、同書は小島慶三・酒井懋訳『スモール・イズ・ビューティフル―人間中心の経済学』（講談社学術文庫、一九八六年）としても刊行されている。
15 前掲、唐木『朴の木』三―四頁。
16 同、四頁。

い」という最晩年の言葉については、アメリカの雑誌「リポーター」（一九五四年一一月一八日）に掲載されたアインシュタインの手紙の真意と発言の文脈（「私が言いたかったのは、権力ある公的立場を利用して職業的知識人に対して暴威を振るう無知な人々の行為を、知識人が闘争なしに受け入れてはならない、ということでした。……少数者がとりうる唯一の防衛策は消極的な抵抗なのです。」[17]）を都合よく捉えた「誤解」である、と武谷三男から指摘され批判されている。[18]とはいえ、武谷の立場とは世界観上相容れない唐木の真意としては、「真理のための真理追究、科学のための科学研究という近代精神」の主柱に入ったひびわれの自覚から生まれてくる「現代の危機の深さと大きさ」を端的に表す言説としてアインシュタインの先の言葉（懺悔）がくりかえし言及されているのである。「改版にあたって」の中で「変わっていないどころか、一層強くなっている」[19]自身の主調音について、唐木はこう述べている。

科学や技術は凡そ進歩するより外に能《のう》のないもの、進歩がその本領であるにもかかわらず、その無限な進歩に科学者自身が危惧をいだき始めた点に私は深く留意する。……科学技術の進歩を身上としてきた近代のゆきづまりを打開するためには、「進歩」や「真」にかわる新しい価値、それらを統べる価値を必要とする。真にかわる美、繁栄にかわる内面的な幸福、「ソロモンの栄華も野の百合《ゆり》の装《よそおい》に如《し》かず」（『マタイ伝』）という程の転換を必要とする。[20]

唐木は、「三十六の随想」の中の「科学者の社会的責任」において、パグウォッシュ会議の「第三委員会の声明」にとりわけ注目している。そして、以下のパグウォッシュ会議「第三委員会の声明」「自体のうちに、現代の危機の深さと、現代という時代の混乱」が露呈していると捉えて、唐木はこう述べている。「科学はそれが外部からのいかなる独断にも干渉されず、自由であるとき、そしてあらゆる仮定を、科学自身をふくめて、疑うことが許されるとき、もっとも有効に発展する」というこの第三委員会の声明を支える信念、いいかえれば「善悪とか、社会的効果不効果とかいう道徳的または社会的な判断や干渉から離れて、もっぱら客観世界の真理を、真理それ自体のために研究することが、科学者の自由であり、それがまた科学者の責任でもあるとする信念、要するに「伝統的な科学精神の自由」を不動の原理として問うことなく堅持し、しかし他方では「科学や技術の進歩の最先端の生み出した原子核エネルギイが、人類絶滅の可能性をはらむにいたって、『社会的責任』を緊急の課題にせざるをえなくなった」事態がさらけ出されたことに「現代の危機の深さと、現代という時代の混乱」の本質が顕れていると唐木は考えているのである。[21][22][23]

委員会の声明は「もし科学の成果が理性的に用いられるならば、それは全人類の福祉を著しく増進するであろう」という反実仮想の命題を述べるが、現実はその反実仮想の命題とは正反対の事態を益々増大させている。それはなぜなのか。これが唐木の深層にある主調音としての問いである。彼はこの問いに答えていう。

17　武谷三男『科学者の社会的責任―核兵器に関して』(勁草書房、一九八二年)一一六―一二〇頁。
18　同、一一四―一二〇頁。
19　前掲、唐木『朴の木』四頁。
20　同、四頁。
21　同、四〇―四一頁。
22　同、四一頁。
23　同、四一頁。

ここでいう「理性的」とは、「もはや科学の理性ではない。……むしろこの文章は逆に読んで、『人類の幸福』に役立つことが『理性的』という意味であると解すべきであろう。真理のための真理の追及という自由な科学的精神の合理主義ではなく、人類の福祉とか幸福とか、もっと直接にいえば、平和に役立つことが、理性的ということである」[24]だが、実際の現実世界ではこの理性がそのようには働いていない。つまり、「十八世紀以来分離され、分離されながら矛盾を示さなかったものが、現代において新しく矛盾として出てきた」[25]のは、一体なぜか。唐木の答えは、以下の言説にはっきり表れている。

私は、かねがね、真、善、美という価値体系が崩壊してしまったことが、近代のニヒリズムの根本原因だと思ってきた。いわば科学的真理が、善、美を圧伏して独走してしまったことが、近代という時代の性格であると考えてきた。そして、近代ニヒリズムを超える道は、失われた価値体系をとりもどすことにあると考えてきた。そのためには、真、善、美の統一原理として、幸福というものを、深いところから考えねばならぬと思っている。

そして、このことと、科学者のいう真理のための真理、外部からの干渉の排除、つまりは科学的精神の自由の問題をどう考えるべきかに思いなやんでいる。「科学と技術の進歩の非可逆」ということと、人類全体の幸福、人間の幸福ということの結びつきの問題に苦しんでいる。[26]

先に言及した「An Essay」は、以上にみたような唐木の深層にある一貫した問題関心としての主調音に支えられて記されていたものなのである。

このような唐木の深層にある持続する問題関心から、朝永振一郎の「科学の原罪」論や「科学者の社会的責任」論が高く評価され[27]、後にみる武谷三男の科学至上主義（唯物弁証法）の立場が批判されることになる。

いま述べたように、唐木が先の遺作の中でとくに注目しているのは、アインシュタインの懺悔の言葉やパグウォッシュ会議の原点としての「ラッセル・アインシュタイン声明」[28]（一九五五年七月）への問題関心に関連して、科学の原罪について語る朝永振一郎の言説である。実際、朝永は亡くなる三年前に行われた講演「科学と文明」[29]の中で、科学の原罪について、以下にみる重要な証言を残しているからである。たとえば、朝永は現代社会における科学の比重の増大という観点から「文明と科学との関係をあらためて考えなおしてみる必要がある」と述べ、「さまざまな人工的物質、天然には存在しないようなものがつくられて、それがいろいろ問題を起こしている」[30]点を確認している。そして引きつづき、こう語るのである。つまり、「物理学から

---

24 同、四二頁。
25 同、四二頁。
26 同、四三頁。
27 唐木が高く評価する朝永の「科学者の社会的責任」論の内実については、朝永振一郎『科学者の社会的責任　作集5』（みすず書房、一九八二年）を参照されたい。
28 パグウォッシュ会議と「ラッセル・アインシュタイン声明」については、新和訳「ラッセル＝アインシュタイン宣言」（日本パグウォッシュ会議）参照。
29 この講演「科学と文明」は、「岩波市民講座」（一九七六年）として行われたものである。その後、この講演は朝永振一郎『物理学とは何だろうか　下』（岩波新書、一九八九年）一五七―二二四頁に収録され、現在は『朝永振一郎著作集』（みすず書房、一九八二年）「4　科学と人間」に収録されている。なお、本書における講演「科学と文明」からの引用はすべて、朝永の上記単行本（岩波新書版）に準拠している。
30 前掲、朝永「科学と文明」一五九―一六〇頁。

生まれてきたもののなかには原子爆弾のようなものがある。……現在、はたして科学はいいものであるのか、悪いものであるのかという疑問が出てきている」[31]、と。

このように科学の善悪への倫理的な問いを呈示した上で、人類史にみられる魔法から科学への自然認識の深化の系譜にふれながら、以下の点が確認される。すなわち、魔法から科学へと至る系譜の中には、ギリシャ哲学をはじめ、インドやアラビア、中国にみられた種々の技術、そして「たいへん気味の悪い魔法というもの」[32]が含まれている、という点である。朝永によれば、神への冒瀆として宗教家に非難された「たいへん気味の悪い魔法」とは、「自然の造り主である神様の理法、道理、それをあやしげな方法で盗みとって、人間の欲しいままな欲望をみたすために使う」[33]錬金術のことにほかならない。そして、このあやしげな魔法＝錬金術から化学が、占星術から天文学が生まれ、やがてガリレオに至ると、「科学と魔法」の差異が鋭く意識されるようになる。つまり、「彼〔ガリレオ〕は実験と推理とを結び合わせていろんなことを発見している……〔たとえば〕慣性の法則というのはわれわれの直接見ることのできない法則……です。これがほんとうの自然法則だと彼は主張したわけですけど、そういう現象はわれわれの経験には決して現われない。それにもかかわらず彼は、これこそがほんとうの自然法則だということを実験から推論しているのです」[34]。

ガリレオにはじまるこの精神の新しい姿勢（実験を介する自然法則の推論）は、朝永によれば、後にニュートンへと継承されて発展していく。つまり、「ニュートンは、星や、月や、太陽のまわりをまわる地球、そういう天体の運動も、……同じ法則に支配されている」[35]とする普遍的法則の追求へと駆り立てられていくのである。こうして一七世紀に入ると、「自然のなかに隠れている法則を見つけ出す、自然の本質を極める、認識する、そういうものが科学であると考えられるようになってきた」[36]、というのである。

朝永によれば、こうした「自然のなかに隠れている法則を見つけ出す」科学の精神は、実験の確立と数学の導入によって確固たるものとなる。人間が「実験という操作」を介して「こっちから自然に働きかけて、……ありのままの自然を少し人為的に変化させて、自然が隠していた法則」[37]を露わにするのである。朝永は述べている。「科学がただ自然を知る、自然を認識する、自然法則を発見するということを離れて、その実験で使われた自然をかえる技術をうまく使うと、われわれの欲望をみたすために自然をかえることが可能だということがわかってまいりました。自然を知るためだけではなくて、人間の役に立つような自然をつくろうというほうにだんだん科学が向いてきたわけです」[38]。

やがて一九世紀以降になると、「科学は非常に人間の役に立つものだ」[39]という考えが支配的となり、当然のことながら、そこから科学万能主義が形成されてくることにもなる。ここで朝永は、ゲーテの科学万能主義に対する批判にふれて、以下のような重要な指摘をしている。すなわち、朝永は「実験というのはある意味で自然に対する冒瀆かもしれない」[40]と述べ、こう語るのである。いわく、「彼〔ゲーテ〕は、科学者〔ニュート

31 同、一六〇―一六一頁。
32 同、一六二頁。
33 同、一六二頁。
34 同、一六五―一六六頁。
35 同、一六九頁。
36 同、一七二頁。
37 同、一七三頁。
38 同、一七六頁。
39 同、一七七頁。
40 同、一七九頁。

ン〕は実験という方法で人為的に自然をひどくいためつけて見つけたものを自然だと言っているけれども、そんなものは自然じゃない、もっと直接にわれわれに生き生きとした姿を見せるものがほんとうの自然だ、という。……〔ニュートンの〕間違いの原因はどこにあるかというと、自分は複雑なものを根拠として簡単なものを説明しようとしている。ところがニュートン自身は複雑なものを簡単なもので説明したつもりでいる」[41]、と。

ゲーテが批判する複雑なものを単純な要素に還元して説明する科学の手法の延長線上に、現在の物理学的な自然の捉え方（要素還元主義）も成立しているわけである。朝永はいう。すなわち、「物理学者が考える自然というのは、……われわれの日常見る波動とか粒子とかとはまるで違ったものです。そういうものは日常の言葉では言いあらわせないようなものだ。そこで数学という非常に抽象的な言葉を使う」[42]、と。

実際の日常の世界にはみられない極度に抽象的な数学的言語によって普遍的法則の世界が捉えられるようになると、自然はどこまでも変えられていき、さらなる「自然に対する冒瀆」を生み出すようになる。[43] そして、科学の原罪について、朝永はこう述べるのである。いわく、「物理学の世界というものは、実際の日常の世界とは非常にかけ離れた、ある意味では索漠としたものであるにもかかわらず、日常の世界と無関係ではないわけです。……そこから原爆のようなものがつくれることがわかってくると、科学というものはいったい人間にとっていいものであろうか、悪いものであろうかという疑問が出てきます」[44]、と。

朝永は科学の原罪（つまり「科学には非常に罰せられる要素がある」こと）への気づきが、西洋世界には歴史的にギリシャ神話の中に早くからみられ、これが科学への批判や抑制を生み出す背景ともなっている点を指摘している。[45] そしてこの科学の原罪を人間の業として捉え、以下の点を確認している。「私は、科学には非常に罰せられる要素があるんだということ、これは忘れてはいけないんじゃないかという感じがいたします。

それと同時に、それじゃそういうものはまったくやめたほうがいいかといいますと、そうもいかない。というのは、人間は火を使わないでほかの動物と競争ができないと同様に、科学なしでは生きつづけることができないという矛盾した存在であるということです。[46]」「現に原爆の爆発実験が成功しましたときに、オッペンハイマーがこういうことを言っております。物理学者たちは罪を知ってしまった。そしてそれはもう、失うことのできない知識である[47]」、と。

朝永はしかし、科学の原罪を語ることへの疑問が示されていることについて、おそらく武谷三男の批判などを念頭に置きながら、こう語るのである。すなわち、「自然をかえることができることを知った人間が、人間の役に立つようにどんどん自然をかえていくことが問題なんであって、科学そのものは別に悪いことはない。そこに罪があるんじゃなくて、それを悪いほうに使うからだという論法ももちろんありうるわけです。しかし現代の世界は……科学が自然を解釈するとか、認識するとか、そういう段階に止まっていられないような、いまの文明はそういう状況になっている。……つまり自然をかえるというようなことを実際にやらない

41　同、一八〇―一八一頁。
42　同、一八一―一八二頁。
43　同、一八三頁。
44　同、一八三頁。
45　この点については、前掲、高木『いま自然をどうみるか』が詳細な分析を試みている。
46　前掲、朝永「科学と文明」一八九頁。なお、この朝永の問題関心と深く響きあう文献としては、湯川秀樹・梅棹忠夫『人間にとって科学とは何か』（中公新書、一九六七年）も参照されたい。
47　同、一九〇頁。なお、ここで言及されているオッペンハイマーの言葉とその意味解釈については、さしあたり藤永茂『ロバート・オッペンハイマー——愚者としての科学者』（朝日新聞社、一九九六年）三四二―三四九頁を参照されたい。

し、それを利用してうまいことしようと思わなければ問題はないんだと言ってすませないような要素が、いまの文明のなかにあるということです。いったいそういう要素というのはどういう形で、どこから生まれてきたものかということを考えなくちゃいけないわけです」[48]、と。

われわれの問題関心からして、この朝永の言説は極めて重要であり、示唆的である。なぜなら、問題の核心へと迫るための大きな手がかりを与えてくれているからである。つまり、二〇世紀の科学の特徴といわれるその普遍性と抽象性への志向が、現実には原爆と水爆の企画・製造と使用を可能にしたからである。朝永はいう。二〇世紀に入ると、「原子物理学のなかから原子爆弾というような非常に恐ろしいものが生まれてきた」[49]、と。具体的には、「実験室の中で物理学者がいろいろな実験をして発見したウランの原子核の分裂というような現象を、実験室の外で起こすことができるということになってきた。そこで原子爆弾というようなものが実際につくられることになったわけです。」[50]このような「異常な可能性を内蔵している」科学の担い手たちは、「彼らの知能の限りをつくして……恐ろしい、あるいは好ましくないものをつくりつづけている……これは事実です。彼らがそういう仕事をやる動機はいったいなんなのだろうかということが非常に知りたくなります。」[51]

それでは科学者や技術者を突き動かすこの動機とは一体何か。この問いへの朝永の答えはこうである。「その異常さが大きければ大きいほど、その脅威が大きければ大きいほど、つまり恐ろしければ恐ろしいほど、科学者や技術者はかえってそれをつくってしまうという非常にパラドキシカルな、逆説的な状況が現代の社会の構造のなかに存在するから」[52]である。朝永によれば、科学の研究・開発とは、「人間の持つ本能に非常に深く根ざした恐怖心、相手に先をこされることに対する恐怖心」[53]を本体とするものなのである。備えがなければ心配だという衝動、つまりは恐怖心が科学者や技術者をあるものの研究と開発へと限りなく駆り立てるのである。[54]

それでは、この駆り立てる力が実際に求めるものとは何か。それは、科学者や技術者が実験という手段によって追求する「普遍的な法則」[55]である。その結果、「われわれの日常生活と非常に違った世界」を見出し、その世界から「核兵器のような実際の自然にはない、とんでもないものをつくるという可能性が出てきた」のである。[56] このように述べる朝永は、「もうこれ以上普遍性を追求する」のではなく、「ありのままの自然の中でどういう現象が起こり、それがどういう法則に支配されるか……を追求する」ことに意味が見出される時代を展望している。[57] そしてこれ以上の普遍性を追求しないためにも、「恐怖というもののない世界を早くつくらなければ〔つまり、社会の構造や国と国との関係を変え、戦争のない世界をつくらなければ〕……やはり逆説的な状況はなお長くつづくだろう」[58]、と分析する。

48 同、一九〇―一九一頁。
49 同、一九二―一九三頁。
50 同、一九九頁。
51 同、一九九―二〇一頁。
52 同、二〇二頁。
53 同、二〇六頁。
54 同、二〇七頁。
55 同、二一〇頁。
56 同、二一〇―二一一頁。
57 同、二一四頁。
58 同、二一七頁。

最後に、地球物理学にみられるように、「ベールをそのままにしながら自然を知るという方法[59]」、「自然をいためつけないであるがままに見る[60]」方法の重要性を指摘するのである。現代文明と科学の進歩にみられる「逆説的で異常な状況からすみやかに脱却しないと、たいへん危険な事態がやってくる[61]」と述べて、講演「科学と文明」は終了する。

以上は、われわれの見地から捉えた科学の原罪をめぐる朝永の講演「科学と文明」の概要であるが、彼にはこの科学の原罪に関する別の論文「物質科学にひそむ原罪[62]」がある。朝永はそこで、科学は善であるか、悪であるかを端的に問い、応答している。そして、「物質科学にひそむ原罪」性の萌芽が、科学と宗教が対立していた一五、一六世紀の西欧において、「物質科学の中に、何かあやしげな、気味のわるい悪魔と通じるような要素〔具体的には魔術や錬金術〕」があったことを指摘している[63]。それは、先の講演においても確認した、一七世紀のガリレオが試みた「実験という方法にうったえて、自然の中にかくれた自然法則をみつけようというやり方[64]」に内包されているものである。さらに、「宗教と科学は矛盾しない[65]」とするニュートンをへて、一八世紀になると、科学と産業が密接に結びつき、科学の応用がひらかれてくる。そして、一九世紀から二〇世紀になると、「科学というものが完全に産業とむすびつき」、「自然を『変える』ことによって今までにない豊かな生活[66]」を実現していくのである。

西欧世界が世界支配へと自己拡張していく背景には、「科学が使う非常に有力な方法である実験[67]」が、決定的な力を発揮したのである。「自然をありのままの自然でないものに変えて、その中でいろいろな現象をおこさせてみる[68]」ことで、自然法則を推論して捉え、これを産業と結びつけて人間の利益のために積極的に利用しようとする。このような科学による自然法則の探求の果てに、「ウランの核分裂というような現象を発見」するに至り、また「そこからただちに、核分裂で発生するエネルギーを何か他につかおうという考えが生まれてきたのである。[69]

かくして、朝永はこう語る。「原子力のようなまかりまちがえば非常におそろしいものが出てくる要素を自然科学が持っている」[70]。つまり、朝永は科学がプロメテウスの火であることの自覚、科学の原罪の自覚を求めているのである。「物理学者は罪を知ってしまった。そして、それは、もはやなくすことのできない知識である」と語ったのは、オッペンハイマーであった。[71]「何がこのような状況を作り出したのか、なぜ知ったこと

59　同、二三一頁。
60　同、二三三頁。
61　同、二二四頁。
62　この講演「物質科学にひそむ原罪」は、一九七六年六月二八日、朝日講堂で行われたものである。この講演は、現在、前掲、朝永、著作集（第4巻）に収録されている。なお、本章における講演「物質科学にひそむ原罪」からの引用は、朝永振一郎（江沢洋編）『プロメテウスの火』（みすず書房、二〇一二年）に準拠する。
63　前掲、朝永「物質科学にひそむ原罪」三八―三九頁。
64　同、四〇頁。
65　同、四一頁。
66　同、四三頁。
67　同、四三頁。
68　同、四五頁。
69　同、四六頁。
70　同、四七頁。
71　同、五一頁。なお、オッペンハイマーのこの言説は、マサチューセッツ工科大学で行われた講演「現代世界における物理学」（一九四五年一一月二五日）の中で語られたものである。詳しくは、前掲、藤永『ロバート・オッペンハイマー』三四二―三五六頁参照。

は使われてしまうのか、そういう問題を今の時代は、われわれにつきつけている」[72]、という朝永の言葉は、われわれにとって、いまもそしてこれからも重い意味を持ちつづけるであろう。

二　武谷三男の「科学の原罪」論批判

以上にみた科学の原罪をめぐる唐木や朝永の言説に対しては、さまざまな立場から評価や批判がなされている。[73]そうした評価や批判の中で、われわれの問題意識から注目したいのは、科学の原罪を問うことに対する武谷三男の反発である。その要点を確認して後に、武谷の主張を支える科学技術思想の基本構造をその言説に内在して跡づけ、その思想の本体の再検討を試みたい。

先の唐木の遺作が刊行されてわずか二年後、早くも武谷は『科学者の社会的責任―核兵器に関して』（一九八二年）を刊行し、唐木の科学の原罪論や科学者の懺悔論に対する徹底した批判を展開している。武谷は、「序　核戦争の危機と科学者の責任」の中で、「今日、各々の兵器の性能、数量共に圧倒的になっているので、人類の絶滅ということは眼の前にせまっている」[74]との現状認識を示した上で、唐木や朝永の議論を念頭に、こう述べている。

「科学者の社会的責任」について地につかない議論が行われている。原子核物理学が核兵器のもとになったのだから科学者は責任を感ぜよ。これは当然である。その立場から私は誰よりも早くから努力して来たのだ。しかし物理学には原罪があるから「生まれ変わって来たら鉛管工になりたい」（アインシュタインの言説」とか「原子物理学は悪いが、地球物理学ならよいだろう」〔朝永の言説〕と誰々は言って懺悔したからよいが、誰々は「研究の喜び」〔湯川秀樹の言葉〕などと言っていて反省しておらん、などという見解〔唐木の言説〕が大いに迎えられている。懺悔したからといって役に立つものでもない。原子物理学が悪い、止めようと、〔朝永が〕本気でいうのなら、先ずノーベル賞とかその他の栄誉を返上すべきだろう。[75]

武谷は、「科学者の社会的責任」をめぐる先の遺作における唐木の議論をこうした論調で執拗に批判している。その際、重要な視点として設定されているのは、戦前・戦中・戦後にかけて、武谷が科学者の社会的責任を果たすべく、戦前・戦中期の軍国主義（つまり超国家主義という厳しいファシズム状況）の下でも、また戦後改革と民主化状況の下でも実際に提言し行動してきた実績である。武谷はいう。科学技術の現状が「市民の知らない間に、知らない所で恐ろしい開発が進み、思いがけなく恐ろしい結果に冒されることがないように訴え、市民と共に闘う[76]」中で、一九五五年の「ラッセル・アインシュタイン声明」が出され、一九五七年の「パグウォッシュ会議」が実現していく「実績をふまえて私は述べている[77]」、と。そして以下の重要な認

72 同、五一頁。
73 前掲、吉岡『科学者は変わるか』、就中「第四章　核兵器と科学者」を参照されたい。
74 前掲、武谷『科学者の社会的責任』四頁。
75 同、武谷、四―五頁。
76 同、五頁。
77 同、六頁。

識を示すのである。「敗戦までの軍国主義の野蛮は原爆によってはじめて吹き飛ぶほどのものであったこともたしかである。日本国民も侵略戦争の加害者であった。これは広島・長崎の被爆によって帳消しにすることはできない」[78]。

以上の見解は、武谷の科学者としての思想と行動において不動の一貫した立場といえよう。しかし、まさしくこの武谷の立場が原爆の製造と投下へと帰着した物理学に対する反省の希薄さを唐木から批判される理由ともなっているのである。ではこの武谷の立場を支える根拠とは何か。それは後にみる彼の自然弁証法（つまりは唯物弁証法）の立場からする技術論であり、自然認識の三段階論であるだろう。科学の原罪論や科学者の懺悔論に対する武谷の科学者としての根源的な違和感は、武谷自身が唐木の言説を子細に批判する中で、その本体をついに見出すことになる。おそらくその違和感の直接の契機は、武谷の論文「革命期における思惟の基準─自然科学者の立場から」[79]に対する唐木の批判にあるであろう[80]。

具体的には、「アインシュタインが原爆投下の報を受けたときのOh, weh！には無量の思ひ、慚愧、懺悔が含まれてゐる。オットー・ハーンの深く重い懊悩もまた同様である。そしてアインシュタインがラッセルとともに提議した『宣言』（一九五五年七月）はその深い苦しみの底から出てきたものであった。だが、前記武谷には、凡そ懊悩、懺悔などという氣配はない。日本の『野蛮』に対する救ひの神が原爆であつたといふ趣である」、というくだりである[81]。

なお、ここで唐木が引用していない以下の武谷の言説は、行論上、確認されるべきであろう。

今次の敗戦は、原子爆弾の例を見てもわかるように世界の科学者が一致してこの世界から野蛮を追放したのだともいえる。そして この中には日本の科学者も、科学を人類の富として人類の向上のために研究していたかぎりにおいて参加していたといわねばならない。原子爆弾をとくに非人道的なりとする日本人がいたならば、それは己の非人道を誤魔化さんとする意図を示すものである。[82]

つまるところ、「核兵器はまぎれもなく現代物理學、或ひは物理學者また現代科学技術、或ひは技術者のつくりだした産物である。……絶對悪であると斷定されてゐる核兵器を造り、その實験にたづさはつた者はもちろんのこと、それの根據となる理論、條件を明らかにした現代物理學、例へば素粒子論、巨大な實驗装置、例へばサイクロトン《ママ》等々に直接、間接に關與してゐる學者、技術者もまた『悪』にひきずりこまれた者とすべきではないか[83]」、という唐木の問いつめに対する武谷の応答はこうである。「そうじゃない。核兵器は軍事体制がつくり出したものなのだ。……社会体制がなければできない。[84]」こう応答する武谷は、唐木の議論の進め方に憤慨・反発しつつ、武谷自身が戦前・戦中・戦後を通して反軍国主義の立場に立つ科学者としての社会的責任を誠実に果たしてきた実績を子細に示している。そして、そうした批判・反論の中で唐木が入院中

78 同、六頁。
79 武谷三男『科学と技術　武谷三男著作集4』(勁草書房、一九六九年) 一一―一八頁。
80 前掲、唐木『「科學者の社會的責任」についての覺え書』九六―一〇三頁。
81 同、一〇〇頁。
82 前掲、武谷、著作集4、一一頁。
83 前掲、唐木、一一七―一一九頁。
84 前掲、武谷『科学者の社会的責任』一六五―一六六頁。

に書き残した短文「アン・エッセイ」を見出して、「ここに〔唐木の〕本音がやっと出てくる。……これが彼のほんとうは言いたいところなのだ」[85]と述べ、われわれが先に確認した唐木の言説を引用している。
思うに、ここにこそ、唐木と武谷の思想上の根源的な相容れない差異が露呈しているのである。唐木は自身の反マルキシズム・反唯物論の立場、裏返していえば反近代への志向から、原爆を生み出した近代科学、ないし近代物理学とその立脚する唯物論を信奉する武谷が断罪されるべきものと考えたのではないか。対照的に、武谷は近代物理学と唯物論を不動の基準として保持しつつ、そこから発想して、以下のように述べるのである。この点は、唐木と武谷の双方にとって相容れない共約不可能な世界観上の対立点であったように思われる。すなわち、唐木のように科学の原罪の自覚や科学者としての贖罪を求めることは、「全然間違いである。原子力は悪いように使える代物ではない。必ずいいようにしか使えない代物である。人類が、すべて生の本能を持っている限り、人類絶滅の道具として使用することはあり得ない。道徳の問題としてでなく、ザインとしてそういう事はあり得ない。したがって原子爆弾は、ザインとゾルレンの分離に決定的な終止符を完全に打つことになる。」[86]
ここにみられるのは、ザイン（sein）とゾルレン（sollen）を分離し、科学（的理性）の限界性を説いたカント哲学（さらにいえば、新カント学派からマッハの哲学やフッサールの現象学へ至る系譜）の立場と、「自由とは必然性の洞察である」と考える立場、つまりフランシス・ベーコンにみられるような自然支配への意志を伏藏する弁証法のロジックによって、そのザインとゾルレンの二元論の乗り越えを試みたヘーゲルやマルクス、エンゲルス、そしてレーニンの立場との差異であるといえよう。
つまるところ、唐木と武谷にみられるこうした差異は、科学の原罪や科学者の贖罪ないし責任をめぐっての道徳的な相剋であるようにみえながら、実際には意識から独立した物質の客観的実在性を認めないカント主義やマッハ主義その他の観念論の立場と、この観念論を世界観として認めないレーニンの『唯物論と経験批判論』やヘーゲル論理学の独創的な研究草稿『哲学ノート』の唯物弁証法の立場との相剋として了解することもできるだろう。[87]

武谷による朝永振一郎への批判については、以下の言説を引用するに留めたい。「もし朝永氏が自分の物理学の罪を本気で認めるのなら、それで取ったノーベル賞をはじめとしたあらゆる栄誉を返上しているはずではないか。……彼のいっていることと彼の行動したこととはまるで違うのだ」。[88]

武谷のこうした批判は、批判のための批判ではなく、戦前の天皇制ファシズム（つまり超国家主義としての日本軍国主義）への抵抗運動に伴う苛烈な思想弾圧をくぐりぬけながら、つかみ取られたおのれの物理学者としての実績（湯川秀樹・坂田昌一との共同研究の成果）、ならびに世界観としての自然弁証法（唯物弁証法）に立脚した体系的なヒューマニズム思想（つまりは科学技術至上主義）の形成と科学者としての社会的実践を介して獲得された大いなる自負に支えられたものであるといえよう。[89]

85　同、一六七頁。
86　同、六一頁。
87　こうした思想史的な相克の系譜や背景にある根源的自然をめぐる深層構造の分析については、前掲、拙著『梯明秀の物質哲学』の序章をみられたい。
88　前掲、武谷『科学者の社会的責任』一七四頁。
89　よく知られているように、マルキシズム（弁証法的唯物論）の立場には種々のものがあるが、戦前期日本の一九三〇年代に試みられた『世界文化』運動以来、同人として思想交流のあった武谷三男と梯明秀は、マルキシズム（就中、マルクス『資本論』）やレーニン『哲学ノート』の受容や解釈において、おそらく重なり合うところが少なくなかったであろうと推察される。

三　武谷の科学技術思想の基本的立場と問題性

武谷には、晩年の論文「科学が人類につきつけた最後通牒[90]」がある。ここでは、先にみた唐木や朝永に対する武谷の批判の背後に控えている世界観とそれに支えられた科学技術思想の基本的立場を確認しておきたい。武谷によれば、「現在私たちの生活を脅かしている『科学技術の負の副産物』」を取り上げ、「果たして科学は人類を滅亡へ追いやる『罪つくりな』ものなのか[91]」、と冒頭で問うている。

そして武谷は自身の結論、つまり基本的立場について、こう述べるのである。いわく、「科学それ自体は悪でも善でもありません。科学を技術という道具に変える工程とそれをいかに運用するかによって、人間にとって思わぬ危害を生む結果になるだけです」、と。したがって、唐木や朝永のように「現在の危機を『科学文明の限界、ゆきづまり』とみる」ことは、「まったくの見当違い」であり、「浅はかな考え」であるとも述べる[92]。そしてさらにこう述べる。「使い方次第で善にも悪にもなる、科学とはそういうものなのです。何に使われるか前もってわかっていて研究するのは、技術であり、それは科学者ではなく開発者の仕事です[93]」。

このように「科学それ自体は善でも悪でも」なく、「使い方次第で善にも悪にもなる」と考える武谷の立場からすれば、科学の成果を実際問題の解決のために応用・運用する技術の次元で、「人間にとって思わぬ危害を生む結果になる」にすぎないのである。こうした科学技術観は、いまも依然として支配的なものであるが、武谷は結論として、こう述べている。「科学も技術もそれ自体、意志を持って動くものではない以上、社会の中で活用されて初めて、それは作用するものです。つまり、今の危機はこの社会のあり方そのものの危機なのです。……科学技術の進歩に対して社会体制が遅れているということでしょう。ですから、……『科学文明の限界、ゆきづまり』などではなく、『今の社会体制のゆきづまり』が現在のすべての危機的状況を招いているのです[94]」。

武谷によれば、今日の危機は、今日の社会体制から生まれているのであって、「真実や本質を発見していく手段」である科学は、「新しい社会や文明の形を造っていく上でも」、また「現在人類が直面している危機」を解決する上でも、必ず役に立つものである。[95]さらに武谷はいう。「科学とはわからないことをわかるように論理的にその構造を説明するための手段です。……科学とはものごとに見通しを与える術なのです。[96]」さらには、「いま、私たちに必要なのは、これまでの世界を見通し、これからの方向性を見つけるための『科学的なものの見方、考え方』です。[97]」社会や文明のゆきづまりや危機の原因は、科学と技術にあるのではなく、社会や文明自体にあるのであって、これに正しい見通しを与え導くものこそ科学技術なのである。これこそが武谷の強固な信念としてある科学技術思想の本体である。

---

90 この論文は、武谷三男『罪つくりな科学―人類再生にいま何が必要か』(青春出版社、一九九八年)の序として収録されている。
91 前掲、武谷『罪つくりな科学』一八頁。
92 同、一八―一九頁。
93 同、一九頁。
94 同、二〇頁。
95 同、二一頁。
96 同、二一―二二頁。
97 同、二四頁。

武谷の科学技術思想の本体をさらに深く了解するには、彼の技術論の骨格を理解しておく必要があろう。武谷は、おのれの「特高調書」としてまとめられた技術論を戦後に公開しているが、その議論は「日本技術の欠陥」の批判から開始されている。いわく、「私は科学者として支那事変下の日本の『生産増強』という至上命令の下で行なわれているような技術上の失敗や欠陥を見るにつけて、これは日本の技術者を初め哲学者に至るまで、技術の概念を真に把握していない事によっている、と考えた」[98]、と。こうした点が科学的に反省されなければ、生産力や生産物の質の向上は不可能であり、したがって「質の向上をもたらす」「真の大量生産」もまた不可能となるのである。[99] つまり、従来の「日本の大量生産は外国技術の拙劣なる模倣に過ぎなかった[100]」と総括される。

以上の議論を踏まえた上で提起されるのが、武谷のいう「新たなる技術概念」である。具体的には、「技術とは、人間実践とくに生産的実践における客観的法則性の立場において行なわれる[101]」とする技術の概念規定である。ここでいう「生産的実践における客観的法則性の立場」とは、「客観的法則性そのものではなく、人間の行為における法則性の適用」という意味であるとされる。[102] 武谷は、この「法則性の適用」をめぐる動物と人間の差異を強調する、つまり「人間の行動の特徴はそれ故に客観的法則性を意識し、これを実践に意識的に適用する事にある[103]」点を強調している。

以上にみた武谷の技術論についてでは、その背後にある武谷の自然認識の方法論についても、ここでは了解しておく必要がある。要するに、武谷三段階論とはどのようなものであるか。いわゆる武谷三段階論によれば、科学における自然の認識は以下の三つの段階をへてその認識を順次深化させていく、と考えるものである。第一の現象論的段階では、「自然認識において個々の現象を記述する」知識（＝「対象の機構に立入らない知識)が求められる。第二の実体論的段階では、「どんなもので対象ができ上がっているかという実体的な知識(物理系System)」が求められる段階へと進む。そして第三の本質論的段階では、実体として認識された「これらの対象が相互作用の下で行動する基本的な法則を認識し対象の状態を知る段階」へと深まるのである。[104]

このように現象から実体をへて本質へと深められていく自然認識を背後から支えているのは、レーニンがヘーゲル論理学の中に読み込んだ弁証法的唯物論という世界認識の方法、つまりあのレーニンの『哲学ノート』の世界観である。こうした武谷の科学技術思想の中核にあるこの世界観については、武谷自身、論文「自然の論理について」の中で、以下のように語っている。「従って抽象する思惟は、単に感性的素材を抛棄するものとして考察さるべきではない。感性的素材は抽象的思惟によってその実体性に何らの損害も受けず、むしろ抽象する思惟は、感性的素材を単なる現象として止揚し、それを本質的なものに還元するもので、この本質的なものはただ概念においてのみ発現する。」[105]

98 同、二二四頁。
99 同、二二六頁。
100 同、二二六頁。
101 同、二二七頁。
102 同、二二七頁。
103 同、二二七頁。
104 武谷三男「自然の論理について」『弁証法の諸問題　武谷三男著作全集一』(勁草書房、一九六八年所収)二六一頁。
105 同「自然の論理について」、二六四—二六五頁。なお、この箇所はレーニン(広島定吉・直井武夫共訳)『哲学ノート』(白揚社、一九三九年)一六八頁からの武谷による引用である。

また、「『価値とは感性的素材のない範疇であるが、需要供給の法則よりもはるかに真理である。』[106]」価値とはこのように『概念においてのみ』つかみうる『本質的なもの』なのである。そしてこのような『本質的なもの』の『概念に』よる認識の段階これを私は本質論的段階と名づけたのである。[107]」

武谷の科学技術思想は、以上にみた技術論や物理学における自然認識の三段階論にみるような論理構造と世界観から発想されているものである。

ここで改めて問題となるのは、唐木や朝永の「科学の原罪」をめぐる言説を、武谷がどうみているかであろう。武谷の「科学の原罪」批判はすでにみたが、ここで注目したいのは、その批判の理論的根拠についてである。というのも、武谷のおのれの立場に対する自負や信念の由来を考えてみる必要があると思われるからである。武谷は、一九四五年八月の広島（六日）と長崎（九日）への原爆投下以後、将来の核戦争が起これば、「何万発という原爆が使われ……人類の滅亡になる[108]」、と推論して、その「思想的意味」を次のように述べている。「カント主義はザインとゾルレンとを分離して、自然科学をザインの問題として扱うが、ゾルレンの問題は扱っていない。しかしながら自然科学から出発して、提起されたこの問題ではゾルレンを分離することはできないということを、私は新しい科学の与えた思想に対するインパクトの非常に大きなものとして、提起した。[109]」

このように述べた上で、自身の論文「原子力とマルキシズム」の中の「原子力の思想的意義」から、以下のような言説を引用するのである。「原子力が思想的に何をもたらしたかという問題について考えてみると、それは、ザインとゾルレンの分離に対して一つの決定的なピリオドを与えたということだ。……原子爆弾ができた現在においては、原子爆弾を果たして悪いように使いうるかどうかということが、問題になって来た。一発や二発の原子爆弾を広島や長崎に落とすということは、これはどういうふうにも使える問題であるが、もし将来戦争が起こって、原子爆弾を使う場合には……人類の滅亡という大問題になってくる。……原子力は悪いように使える代物ではない。必ずいいようにしか使えない代物である。人類が、すべて生の本能を持っている限り、人類滅亡の道具として使用することはあり得ない。道徳の問題としてではなく、ザインとしてそういう事はあり得ない。したがって原子爆弾は、ザインとゾルレンの分離に決定的な終止符を打つことになる[110]」。

ここに語られていることは、マルキシズム（弁証法的唯物論）の立場からする原子力とそれを生み出した核物理学の擁護である。思うに、「一発や二発の原子爆弾を広島や長崎に落とすということは、これはどういうふうにも使える問題であるが……」という武谷の言説には、三・一一福島原発震災を一回や二回の事故として軽視してしまうような、当為（Sollen）を存在（Sein）に還元しつくす必然性の論理と自然科学至上主義が価値判断として伏蔵されているように思われる[111]。

この武谷の言説は、原子力の研究や平和利用が「公開」「民主」「自主」の三原則[112]を満たすことなく押し進め

---

106 同、二六五頁。なお、この箇所は前掲、レーニン『哲学ノート』（一六八頁）からの武谷による引用である。
107 同、二六五頁。
108 前掲、武谷『科学者の社会的責任』六〇頁。
109 同、六〇頁
110 同、六〇―六一頁。
111 現代遺伝学の発展を踏まえた上で、武谷の科学至上主義を批判した研究文献としては、伊藤康彦『武谷三男の生物学思想——「獲得形質の遺伝」と「自然とヒトに対する驕り」』（風媒社、二〇一三年）がある。

られている従来の原子力行政・政策への批判としては的確でありながらも、三・一一福島原発震災以後の歴史状況にあってすら、安全基準を適正に満たしていれば「原子力の平和利用」は継続・推進すべきだとする社会的諸勢力に対しては、どこまで原理として抵抗できるものなのであろうか。ここには武谷の自然科学至上主義からする「科学の原罪」論への批判のみならず、原子力行政・政策への批判の限界性が露呈しているといわざるをえないであろう。

おわりに

武谷の自然科学至上主義やそれを背後から支えるバナール主義について、吉岡斉は「戦後日本における科学者観の変遷」を確認しながら、一九六〇年代以降の「新しい科学者像の探求」についてまとめている[113]。その際、はじめに確認されるのは、「戦後日本の科学思想にも、非常に大きな影響を与えた」バナール主義（Bernalism）である。吉岡によれば、このバナール主義とは「完全に科学化された社会の建設をめざす」科学者J・D・バナールの科学主義的構想のことであるが、具体的には、以下のように考える立場である。すなわち、「科学は資本主義という非合理かつ不公正な社会体制と本質的に相容れないがゆえに、資本主義の下ではその発展を阻害され、かつ悪用される。しかし科学の発展こそが、社会変革の主要な原動力として、社会主義への道を切り拓くことができるし、また反対に社会主義のもとにおいてのみ、科学は最も急速に発展し、人類福祉に存分に役立てられるのである[114]」。

ちなみに、吉岡はこうしたバナール主義の立場を確認した上で、「日本においてこのバナール主義を継承・発展させた代表的人物として、物理学者の坂田昌一と武谷三男の二人」の名前を挙げ、さらにこう述べるのである。[115] すなわち、彼ら（とくに武谷）の仕事には、しかし「二つの大きな課題が残されている」、と。一つは「研究者の日常的な仕事様式そのものを、根本的に批判し、新しい様式を模索する事」であり、もう一つは「〝科学的理性〟（つまり主体的感情移入を極力排除した客観的・論理的な思考方法）そのものが、実は生活実践と切り離しえないものであり、生身の実践主体の意思と無関係に成り立ちえない、ということを、きちんと解明すること」である。そしてこう述べるのである。「前者の課題に取り組んだ系譜は、五〇年代における民科の〝国民的科学〟の運動〔「工業文明と科学的理性」に対する全幅の信頼〕から、六〇年代における広重徹の〝体制化された科学〟への批判をへて、六〇年代末の全共闘運動に代表される〝自己否定〟の思想〔「エコロジーと反テクノクラシー」〕へとつらなっている。

112 具体的には、「原子力の研究と利用に関し公開、民主、自主の原則を要求する声明」（日本学術会議第一七回総会、一九五四年四月二三日）のことである。

113 吉岡斉「新しい科学者像の探究」辻哲夫監修『撰集 日本の科学精神5 科学と社会 世界のなかの科学精神』（工作舎、一九八〇年所収）三〇四頁。

114 前掲、吉岡「新しい科学者像の探究」三〇七頁、ならびに前掲、同『科学者は変わるか』第二章、第三章参照。また、こうしたマルクス主義の立場に立つバナールらの「ソビエト連邦における科学の国家統制のシステム」論に対する批判を共通の目標とする「科学の自由のための協会」（一九四一年結成）からマートニアンやクーニアンの科学社会学への発展の経緯や意義については、吉岡『科学社会学の構想―ハイサイエンス批判』（リブロポート、一九八六年）八―四六頁参照。なお、バナール自身の科学と社会主義・共産主義の関係性の認識については、バナール（坂田昌一・星野芳郎・龍岡誠共訳）『科学の社会的機能　第二部』（創元社、一九五一年）二四二―二五三頁参照。

115 坂田自身の「科学者の社会的責任」論としては、坂田昌一（樫本喜一編）『原子力をめぐる科学者の社会的責任』（岩波書店、二〇一一年）がある。

そして後者の課題は、七〇年代に入ってから、柴谷篤弘や『ぷろじぇ同人〔梅林宏道・山口幸夫・高木仁三郎ら〕』によって〔「科学的理性」批判として〕追求されはじめる」[116]、と。吉岡によれば、こうしたプロセスの背後にあるのは、「工業文明と科学的理性に全幅の信頼」をよせる人々〔戦後民主主義科学者協会〕と、これを「エコロジーと反テクノクラシー」の立場から批判する人々〔「全学共闘会議」〕の「科学者観の相違」[117]、つまりこれら両者間にみられた根本的な対立である。[118]この対立については「戦後日本における科学者観の変遷」を以上のように整理する吉岡の分析を踏まえつつ、今日のわれわれの課題意識から、あらためてラジカルに再考する必要があるであろう。

116　前掲、吉岡「新しい科学者像の探究」三一一頁。なお、この吉岡の指摘に関連して、柴谷篤弘『反科学論―ひとつの知識・ひとつの学問をめざして』〔みすず書房、一九七三年〕、同『あなたにとって科学とは何か―市民のための科学批判』〔みすず書房、一九七七年〕、同対談集『ネオ・アナーキズムと科学批判』〔リブロポート、一九八八年〕、ならびに梅林宏道『抵抗の科学技術』〔技術と人間、一九八二年〕、同「四〇年目の『ぷろじぇ』」〔前掲『科学・社会・人間』誌一一〇号、二〇〇九年〕等をあわせて参照されたい。

117　この相違については、長崎正幸の証言「武谷三男の共同研究者として」〔収録年月日：二〇一四年六月一二日〕、ならびに山口幸夫の証言「武谷三男の科学主義を批判する」〔収録年月日：二〇一四年六月一一日〕が重要である。詳しくは、NHKアーカイブス『日本人は何をめざしてきたのか〈知の巨人たち〉』「第一回　原子力　科学者は発言する―湯川秀樹と武谷三男」〔NHK・戦後史証言プロジェクト、二〇一四年七月五日放送〕参照。

118　同、三〇四頁。なお、ここにいう根本的な対立については、前掲、吉岡『科学者は変わるか』を参照されたい。

第三章　近代科学の視座構造と道具的理性批判

はじめに

われわれが前章において考察したように、唐木順三や朝永振一郎によって示された科学の原罪への問いは、武谷三男に典型化される厳しい批判を受けたとはいえ、近代理性と科学技術への過度の信奉の反省を促すものとして、やはり重大な意義を持つといえるであろう。しかし、彼らの科学の原罪への問いや言説には、つまるところ「近代科学の視座構造」そのものが伏藏する原理的な問題へと掘り下げて分析し、現代文明を支え呪縛する科学技術的理性をその深層から再検討する作業の遂行という観点からいえば、やはり不徹底な点があるといえよう。[1]

そこでわれわれは、もう一度、第二部第二章の「はじめに」において引用した久野収とM・ハイデッガー

1　付言すれば、前章（本書の第二部第二章）において取り上げた唐木順三の問題提起、つまり原水爆を生みだすに至った現代「科学の原罪」への問いは、未完の遺稿のゆえに、その問題関心の核心が十全には展開されたとはいいがたい。とはいえ、これに先立つ唐木のエッセイ「科学者の社会的責任の問題」や「時代記」（前掲、唐木『朴の木』所収）などは、断片的とはいえ、唐木の問題関心の精神史的背景が端的に語られており、重要である。

の問題提起に立ち戻り、科学技術への過度の信奉をつねに根本から問い批判的に吟味する立場から、いいかえれば唐木や朝永の科学の原罪への問いや武谷の反批判の意味を、T・W・アドルノとM・ホルクハイマーのいう「現存するものへ奉仕するたんなる手段[2]」へと頽落した道具的理性(instrumentelle Vernunft)への批判を手がかりにして考えてみたい。

一 「近代科学の視座構造」への問い

アドルノとホルクハイマーは記念碑的な労作『啓蒙の弁証法—哲学的断想(*Dialektik der Aufklärung : Philosophische Fragmente*, 1947)』の「序文(初版)」の中で、ファシズムの新たな野蛮に抗すべくこの道具的理性(「学問の自己忘却的な道具化」)について、こう述べている。

かつて勝利者であった思想〔実在に内在する根本的構造を捉え反省する能力としての理性〕が、すすんでその批判的な本領から逸脱し、現存するものへ奉仕するたんなる手段と化すとき、その思想は勢いのおもむくままに、かつて選び取った積極的なものを、自らの意志に反して、否定的なもの、破壊的なものへと変貌させてしまった。……〔こうして理性の〕批判が同調へと変身を遂げることによって、理論の内容もそのままではありえず、そこに含まれていた真理は霧消してしまう。[3]

かつてアドルノの下で学んだ経験のある小牧治は、こうした「理性の従属的地位への転落」をホルクハイマーの言説を踏まえて「理性の道具化」として捉えて、以下のように述べている。いわく、「主観的機能でありながら同時に客観的洞察であった本来の理性」は、近代に入ると、「自己の客観的内容を放棄する傾向」を示しはじめ、やがて「その目的が何であれ、分類し、推理し、演繹し、目的に対する手続きが妥当であるか否かにのみ関心を持つ思惟装置」[4]へと転化する、と。

また島薗進によれば、この道具的理性とは、「形而上学的な支えを失い、有用性に引きずられてしまう知の働き」であり、「共有される高次の価値に基づく目的を忘れて、合理的に知りうるものはそれだけで先へ進んでいってしまう」事態を帰結する。[5] 本来、人間・社会・自然の秩序を律する客観的な普遍的理性が自らを人間主体として自己形成する弁証法的な過程の中で主観化され形式化され、やがて「目的と手段の整合性の功利的形式的計算」だけに関心するようになる事態、つまり「社会全体をつらぬく盲目的経済力の函数」であるインタレストを基準として「損するかぎり反対し、得するかぎり支持する」理性[6]を道具的理性への頽落として厳しく批判したのは、ホルクハイマーの『理性の腐食（*Eclipse of Reason*,1947）』であり、先に挙げた労作『啓蒙の弁証法』である。[7]

---

2 M・ホルクハイマー、T・W・アドルノ（徳永恂訳）『啓蒙の弁証法—哲学的断想』（岩波書店、二〇〇七年）九頁。
3 同、九頁。
4 小牧治『ホルクハイマー—人と思想108』（清水書院、二〇一四年）一六四—一六五頁。
5 池内了・島薗進『科学・技術の危機—再生のための対話』（合同出版、二〇一五年）二二一頁。
6 久野収『歴史的理性批判序説』（岩波書店、一九七七年）六五頁。
7 ホルクハイマー（山口祐弘訳）『理性の腐食』（せりか書房、一九八七年）、前掲、ホルクハイマー、アドルノ『啓蒙の弁証法』参照。

ところで、久野収はこの客観的な普遍的理性の道具的理性への頽落（蝕化）を批判するホルクハイマーやアドルノの問題意識を継承して、独自の歴史的理性批判の作業を遂行している。

久野によれば、歴史的理性批判とは「ヨーロッパに誕生し、現在、その世界支配が自明だと思いこまれている〝近代的理性〟、〝近代的合理性〟を、その根底から照らし」だすべく、「ヨーロッパにおける理性概念の歴史的展開過程を大筋においてたどりなおし、その意味を確定」する作業のことである。[8] このような見地から、久野は客観的な普遍的理性の道具的理性への頽落を「歴史的理性の手段化過程」、つまり「自己目的化した手段による本来の目的〔普遍的理念としての真のテロス〕の排除」による理性の空洞化と捉え、ここに手段化されて成立する道具的理性への無批判的崇拝の危険性を鋭く問いつめている。[9]

こうした課題意識から、久野収は重要な論文「現代科学の視座構造とその変革」[10]の冒頭において、ハイデッガーのフライブルク大学総長就任講演「ドイツ的大学の自己主張—なぜわれらは田舎に留まるか？」[11]（一九三三年五月二七日）に言及しつつ、こう述べていた。すなわち、「科学の発達と技術の進歩は、人類の真実の進歩とただちに同じなのではない」、と。つまり、科学と産業が発達・進歩しても、「人間が物質的、感情的、知的に鈍化を深め」ていく「状況が、目の前で急速に展開し始めているからこそ、ハイデッガーの問いかけは、積極的意味を持つ」のである、と。[12]

しかしなぜ、科学や技術が発達し進歩しても、「人類の真実の進歩」へと結びつかないのであろうか。この問いは、唐木や朝永の問いであるのみならず、おそらく武谷三男や坂田昌一、湯川秀樹の問いでもあったはずである。たとえば、湯川は晩年、おのれの学問観の大転換と以上の問いをめぐる苦悩と苛立ちについて、こう証言している。

真理を探究するということは結局は人類のためのものであると、そう単純素朴にずっと考えてきて、それで間違いないと思ったら、がらりと変わった。わたしたちのような世間離れをした学問をしておる者でも、社会に対する責任がある。そういう責任から逃れることはできない。

核を廃絶し、軍備を無くし、〔と〕私は以前から繰り返しそういうことを申しておるわけであります。これは至極分かりやすいんではありますけれども、なかなか皆さんがすっと分かって下さらないのはむしろ不思議なことであると思っているわけです。ぼくなんか、別に変わったこと何も言うとらへん、当たり前のことを言うとるんやがな。しかしそれに一つも同調してくれへんというのは不思議ですよ。皆の考え方の変わるのが遅いなあと思いますね。なんでこんなにゆっくりしているのかね……。[13]

8　前掲、久野、二―三頁。
9　同、八二頁。なお、これらの点については、拙著『梯明秀の物質哲学―全自然史の思想と戦時下抵抗の研究』（未來社、二〇一七年）三三二―三三八頁参照。
10　この論文「現代科学の視座構造とその変革」は、『科学朝日』（朝日新聞社、一九六七年八月）に発表されて後、現在は前掲、久野『歴史的理性批判序説』に収録されている。
11　この講演に関しては、前掲、ハイデッガーほか『三〇年代の危機と哲学』参照。
12　前掲、久野、一七一頁。
13　以上二つの湯川の証言は、『日本人は何をめざしてきたのか〈知の巨人たち〉』「第一回　原子力　科学者は発言する―湯川秀樹と武谷三男」（ＮＨＫ・戦後史証言プロジェクト、二〇一四年七月五日放送）から筆者が引用したものである。

唐木の場合、しかしこの問いへの応答は以下のようになる。いわく、「神の不在の証明」、いいかえれば「人間理性の万能への信仰から始まる」近代は、真、善、美の一体性からなる価値体系を崩壊させたがゆえに、「価値のアナアキイ」としてのニヒリズムが生みだされたのである。[14] つまり、真のみを追求し、善や美という《かなえ》を欠落させた科学とその進歩を「無条件に肯定し、それを他の権威や価値によって制限しまた管理することを真理を阻むものとして否定した果にできたものが原水爆である。そして、それがいまや人類を破滅に陥れるのではないかという恐れを普遍的なもの[15]」にしている、と。

その上で、「神を最高の権威とした価値体系」や「科学や技術の生みだした幸福とは別の幸福」を「最高権威とする真、善、美の体系〔新たな幸福論〕は、どのようにして可能であろうか[16]」、と唐木は問うのである。

この問いに対する唐木の応答（結論）はこうである。

科学は宇宙解釈のひとつにすぎないということである。客観的であること、事実の認識であることを主張する科学も、人間が自然を対象にしての解釈である。……主観と客観の対立、主体と対象の分離によって、客観対象は明瞭になり、いくたの自然法則は発見されたが、自然と人間はそこでは他人になった。自然を人間のために利用し、征服をすることによって文明は進歩したが、人間は自然との親近性を失った。自然がかえって人間に逆襲するにいたる逆転が、われわれの眼前にでてきている。自然と人間の間の親近性の回復、自己と自然との一体観の回復なくしては、近代の病理から脱しえない。[17]

唐木は晩年の講演録「私の念願」(『信濃教育』、一九七七年一〇月号)の中でも、次のような重要な論点を問題提起している。

近代は「真」、ことに科学的真が優越した価値として独走してしまった。それが今日の頽廃を招いている元だから、その「真」と少なくとも並び立つような「善」とか「美」とかいう価値をおし出して、三位一体にして、お互いに牽制しあうような状態にしなければならない。……真よりも美を、ということを私は考えている。……人間の頽廃また絶望が普遍化してしまって、即座にはどうしようもないような中で、それがかすかな望みであり、人間が人間として生きるためには、どうしてもそれを考えなければならんと私は考えているのです。[18]

こうした唐木とは対極的な立場にある武谷は、その強固な信念である自然科学的理性至上主義の立場からする技術論や自然認識の三段階論を構想・展開したとはいえ、それらとは異質の立場や論理が支配する社会

14 前掲、唐木『朴の木』二九一頁。
15 同、二九三頁。
16 同、二九三―二九四頁。
17 同、二九五頁。
18 唐木順三「私の念願」、同『「科學者の社會的責任」についての覺え書』(ちくま学芸文庫、二〇一二年所収)一五二―一五三頁。なお、こうした唐木の議論の先駆的な意義については、島薗進「解説　人間の顔を持った科学へ」(同、ちくま学芸文庫所収)、前掲、島薗『原発と放射線被ばくの科学と倫理』(就中「第4章　唐木順三と武谷三男の論争」)をも併せて参照されたい。

的現実が自然科学的理性やその担い手（科学者や技術者）によっては正されないという現状に遭遇しつづけ、苛立ち苦悩することになる。

先の第二章で取り上げた唐木順三と武谷三男との論争の深層に伏蔵される本質的に相容れない世界観上の対立点、具体的には近代性をめぐる認識や評価の対立点とは、唐木の考える現代物理学やそれを支える唯物論思想に典型化されるニヒリズムへの批判と宗教的な幸福論の是非をめぐる対立・論争として了解されるとき、その真の姿がよりいっそう鮮明なものになるといえよう。

久野は、この両者の視座とは別の「近代科学の視座構造」批判という観点から、「社会的現実の細部における科学的合理主義やテクノロジーの勝利が、根本にある非合理主義や破壊的動向と、たやすく」[19]手をつないでしまう状況の理由を問い、これに答えようとする。あの福島原発震災をいまも経験しつつあるわれわれにとって、この久野の問いはさけて通れない重い意味をもちつづけていると思われる。以下、この久野の言説に内在しつつ考察してみたい。

久野は、次のように問うている。いわく、「社会的現実の一番重大であるはずの部分—科学とテクノロジー—が、なぜ社会的現実の深部に浸透しないのか。浸透するどころか、深部の逆作用をこうむるのか。この変更と歪曲は、社会的現実の側の責任であって、科学の側にはなんの責任もないのであるか」、と。そして、こうした問いに応答すべく、以下のような分析視座を提起するのである。すなわち、「この重大な疑問にこたえるためには、近代科学の視座構造そのものの、ラジカルな反省と、近代科学のテクノロジーを介する社会的現実との関係のラジカルな分析を必要とするであろう」[20]、と。

ここで久野が照準を定める「近代科学の視座構造」とはどのようなものなのか。久野が説明するところに従えば、社会的現実の重要部分を構成する科学とテクノロジーは、「理論と実践、研究者と実践者、学者と政治家の分業的分離に基づいて」はじめて成立・発展し、やがて「科学研究の内側での学者のとめどのない分業的専門化」をさけがたく生み出しながら、科学者の仕事は「仮説形成」に限定されてゆき、またその限定のゆえに「科学研究の自由を獲得する」が、一方では「社会における科学の応用の自由」は失われ、「実用へのコントロール」は断念される。現実社会に対する価値判断は行わないという価値判断、つまり禁欲によって、科学者の「認識の自由」は確保されるのである。かくして、「外側の社会、とくに宗教的権威や政治的権力は、科学の研究に干渉するな、科学も外側の社会での科学の実用に文句はいわない」[21]とする「近代科学の視座構造」が形成されていくのである。

久野は近代科学にみられる「理論と実践、研究者と実践者、学者と政治家の分業的分離」が生み出す世界について、次のように述べている。いわく、「こうして、理論が応用や実用から分離され、理論のための理論や、専門科学の自立が、血の犠牲を通じて獲得」[22]されていくことになる、と。

久野はこの点について、こう述べている。

> 科学者の仕事は、仮説形成までであって、この仮説を外側の現実にどう適用するかは、科学者の仕事

19 前掲、久野『歴史的理性批判序説』一七一頁。
20 同、一七二頁。
21 同、一七二頁。
22 同、一七三頁。

ではない。科学者たちは科学研究の自由を獲得するために、その代償として、社会における科学の応用の自由を手放したのだ……外側の社会、とくに宗教的権威や政治的権力は、科学の研究に干渉するな、科学も外側の社会での科学の実用に文句はいわない。このような研究の自由を獲得するだけでも、どれほど多くの犠牲が払われたかは、科学とテクノロジーの歴史が無言の雄弁でものがたっているとおりである。[23]

だがここで注意すべきなのは、この過程は同時に理論としての科学が「没価値的性格」をおのれの本性として受け入れていく過程でもあった、という事実である。実際、科学者は一方の「理論認識の世界」では主体として自己を形成しながら、他方の「応用や現実の世界では、他の資格の諸主体」に対して主導権を手わたしているからである。[24]

久野の言説をさらに敷衍していえば、科学は、社会的現実には関与しないという意味において、没価値的（wertfrei）である「理論認識の世界でこそ主体」としてふるまいながらも、技術が関与する「応用や現実の世界では、他の資格の諸主体」に主導権をひきわたす態度決定（つまりは没価値性としての客観性や中立性の選択）をその初発から価値判断として行っている、ということになる。

現に、久野は、「価値実現の具体的行動と意識的に無関係な立場にたつという〔科学の〕態度決定がおこなわれるところに、じつは最大の問題の一つが潜んでいる」[25]、と的確に述べている。なぜなら、科学の没価値的な態度決定は、「神や人間はもちろん、悪魔でさえも」、科学の基礎理論やその成果を読み、活用することを可能にするからである。[26]

こうした近代科学の没価値的な態度決定は、たしかに「科学の研究の内側へ価値判断の忍び込むのを排除する方向では、プラス的役割」を果たすことになる。だが、他方では「科学の外側の価値と反価値」、つまり「善と悪、正義と不正義、自由と隷属、平等と不平等のような根源的対立に、没価値的態度をとらせる結果は、かならずしもプラス的役割だけ」を果たすことにはならない。なぜなら、久野がいうように、共約不可能な多元的な価値の相剋が決して消え去らない社会現実、たとえばマックス・ウェーバーのいう世界観や価値観、秩序をめぐって繰り広げられる神々の永遠の闘争にあって、科学が没価値的態度を選択することは、残虐行為（たとえば、「数百万人におよぶ罪なき人々をやき殺したヒトラーの〝ガス殺人室〟、東京、コベントリー、ドレスデンの〝じゅうたん爆撃〟、ヒロシマ、ナガサキの原子爆弾、ベトナムでの〝無差別爆撃〟」、「われわれの日常生活をおびやかす殺人交通機関、有害食品、大気、河川、海水のはげしい汚染」など）を傍観することであり、それゆえその残虐行為に加担することとそれは同義だからである。

ここから以下のような久野の問いも出てくるのである。いわく、「これらの残虐行為は、科学とテクノロジーの積極的参加がなければ生まれたであろうか。[27]」あるいは「問題は、科学とテクノロジーの誤用であって、科学とテクノロジーの責任ではない、といなおってすまされるか、どうかである[28]」、と。

この久野の問いは重要である。なぜなら、先の論文において検討した武谷三男の科学技術思想、つまり善

23　同、一七二－一七三頁。
24　同、一七三頁。
25　同、一七四頁。
26　同、一七四頁。
27　同、一七四－一七五頁。
28　同、一七五頁。

でも悪でもない科学技術を社会が誤用し悪用するところに問題の根本を見定める発想法を再検討するための視座を提供しているからである。だが、久野にいわせれば、問題の本質は武谷のいうような科学技術の誤用論、つまり本来的に善でも悪でもない科学や技術を社会が正しく利用できないところにあるのではなく、じつは「もっと深いところにひそんでいる」[29]のである。なぜなら、「自然科学とテクノロジーの没価値的性格は、社会的現実の再生産過程の中では、この再生産過程を支配する価値体系に、事実としては支配されないわけにいかない」[30]、という問題が控えているからである。「自然科学とテクノロジーの没価値的性格」は、その選択された性格のゆえに、この社会現実を再生産し支配する価値体系とじつは親和的である。その結果、科学技術は社会現実を支配し支え再生産する価値体系に従って作動することにもなるわけである。

しかし、ここでいわれる社会的現実を支配し再生産する価値体系の本体とは何か。久野によれば、「科学理論の外側にあって、科学者たちから科学理論をうけとって、産業や国策に応用化し、実用化する実践主体」の「自然や社会、それどころか人間主体までも、客体的メカニズムとして、思いどおりに操縦し、支配したいという、〝権力欲〟[31]」こそがその本体にほかならない。つまるところ、科学理論がバラバラな没価値的仮説から構成されるのは、「社会的現実の、〝権力欲〟の要求に積極的に応じるため[32]」なのである。

以下の久野の言説は、科学による客観的な法則性の発見と技術によるその意識的適用に伏蔵される原罪性など本来的に認めない武谷の言説にはない視座を、久野は提示しているように思われる。あるいは、いつでもどこでもだれでもが読み、再現（追試）し、活用できる抽象的で普遍的な自然法則の発見願望の中に伏蔵される科学の原罪を鋭く捉え問うた朝永や唐木の言説が欠落させていた視座を、久野は提示しているといえるだろう。思うに、ここでわれわれが留意すべきなのは、科学技術にみられる抽象的で普遍的な自然法則の発見願望の中には、自然を単なる素材として数量化し対象化して、仮説と実験という人間の拷問にかけることによって自然の内奥へと力ずくで介入し、その秘密を暴き出そうとする不気味な暴力性—ハイデッガーはこの種の力を徴発性（Ge-stell）と呼ぶ[33]—が伏藏されている、という点である。[34]

社会的現実の中に渦巻く権力欲や利害状況と無関係ではないこの科学技術の視座構造について、久野はさらに以下のように分析している。いわく、「知識材料を仮説の形式に整理し、多様な事実を理論的枠組みに包摂し、この理論的枠組みをできるだけ単純化し、無矛盾化する」「近代科学の自明化された原理」は、しかし「物理的自然や人間的自然のメカニズム、経済的社会的メカニズムを思いのままに操縦したいという〝権力欲〟の命令に、積極的に身をあわせた近代科学の視座構造でもある。そして、この視座構造は、科学一般の立場として、えらびとられ、構築された視座にほかならないのである[35]」、と。

思うに、久野がここにいう「近代科学の視座構造」とは、社会現実の複雑性を縮減し、予期可能性領域を拡張しようと意欲する力への意志によって歴史的に選び取られ、構築された客観的かつ中立的な科学一般の立場のことである。かくして、こうした視座構造を持つ科学が客観的かつ中立的に、つまり没価値的に追求

29 同、一七五―一七六頁。
30 同、一七五―一七六頁。
31 同、一七六頁。
32 同、一七六頁。
33 この点については、ハイデッガー（関口浩訳）『技術への問い』（平凡社ライブラリー、二〇一三年）を参照されたい。
34 こうした久野収やハイデッガーの科学・技術批判を踏まえた分析としては、拙著『梯明秀の物質哲学』の序章「問題設定と分析視座」二八―三八頁を参照されたい。
35 前掲、久野、一七六頁。

する合理性はさけがたく細分化されていき、「社会的現実全体の無計画的再生産過程にふりまわされて、〝思いのほか〟、の結果をよびおこす」[36]ことにもなるのである。

久野は以上の議論を総括して、こう述べている。「近代科学の理論概念の視座構造と、この構造から結果する構造的論理が、社会的現実の再生産過程の中で、科学とテクノロジーに指定されている機能と対応しているという、重大な歴史的事実である」[37]。

以上のように、久野は近代の科学や技術の視座構造を現実の社会が持つ支配的な価値体系と表裏一体のものと捉えた上で、その先に「科学の社会的機能そのもの」の変革の可能性を模索して、以下のような言説（問題提起）を残している。この言説はヒロシマとナガサキの原爆、そして今、福島原発震災を経験しつつあるわれわれの問題関心からして、重い応答であり、極めて示唆深い指摘であるといえるだろう。

科学者は、科学者としては社会的現実から指定される社会的機能をあくまで忠実に実行すればよい。科学の社会的機能の変革は、世界観、人生観を持った科学者が、市民という別の資格で、あるいは投票行動で、あるいは政党支持によって、あるいは政党加盟によって、あるいは革命組織によって、間接的に実践すればよい。自由主義の科学理論は、これまで、この問題に、そのように答えてきた。……科学は没価値的であるが、科学者は価値判断的である、という守則が、自由主義の科学理論である。……このような自由主義の科学理論への疑問は、ニトログリセリンの爆弾としての実用化、原子力の原水爆としての実用化は、科学者としては何もいうことがなく、反対行動は、国民、市民、人類の一員として、やればよいのだという論理だけですまされないという問題となって結晶する。科学者としての任務は、せいぜいニトログリセリンや原子力の発見までであって、それ以後の具体的実用化への賛否は、他の責任でおこなえ、といってすむかどうか[38]。

われわれは福島原発震災以降、多くの科学者・技術者、学者・専門家、国家官僚、為政者、ジャーナリスト、メディアのコメンテーターたちからそれとなく語り出される言説―その本体は人々の主体的隷属を獲得すべく行使される三次元の権力作用が生み出す安全・安心神話という虚偽の意識形態であるといえるだろう―に接して、どこか名状しがたい違和感や不信感、底知れぬ不安や恐怖を抱いたのみならず、鉛のように重くのしかかる閉塞感と絶望感に依然として襲われつづけている。しかし、こうした様々な感情や直観の渦巻きはどこからわれわれに到来し、またその本体はどのようなものであるのか。われわれはこれらの問題をどれほど真剣にくりかえし分析し、深く考え、根本から反省してみたであろうか[39]。こうした課題にとりくむに際して、以上にみた久野のラディカルな問いと応答のための分析は、われわれが前章と本章において設定する問題の分析を深め、徹底的に考え抜くための貴重な手がかりを与えてくれているといえるであろう。

---

36 同、一七七頁。
37 同、一七七頁。
38 同、一七八―一七九頁。
39 この点の分析には、S・ルークスのいう三次元の権力（個々人の内発的な従属を生み出す観察不可能な権力の構造作用）の視座からする分析が不可欠になるであろう。詳しくは、S・ルークス（拙訳）『現代権力論批判』（未来社、一九九五年）を参照されたい。

二　科学技術文明の暴走とディープ・エコロジー

1　政治経済体制の構造と科学技術の様式

以上にみたように、科学の視座構造やその科学によって探究される客観的法則性の生産実践における意識的適用としての技術を問うことは、久野のいうとおり、実際には「善と悪、正義と不正義、自由と隷属、平等と不平等のような根源的対立」を恒常的に内包する社会的現実の「再生産過程を支配する価値体系」と「相互共軛的」関係にある科学や技術の社会的機能を問うことであった。だがそうであるならば、科学や技術の社会的機能をその背後から規定している社会的現実の生産過程と「再生産過程を支配する価値体系」なるものの本体が、当然ながら次に問われなければならない。つまり、われわれがここで問うべき社会的現実の生産過程と「再生産過程を支配する価値体系」とは具体的にどのようなものであるのかが改めて問われるべきであろう。

この問題の考察に際しては、勿論、何よりもまず周知のカール・マルクスの労作『資本論—経済学批判』が参照されるべきであろう。だが、ここではマルクス『資本論』に関する分析や解釈に深く立ち入ることはしない。[40]

しかしこれに代えて、やがて書かれるべき科学技術の「資本論」を射程に収めて展開される吉岡斉の労作『科学文明の暴走過程』にみられる言説に注目し、考察の手がかりにしたいと考える。

吉岡は「政治経済体制の構造と、そこにおいて育まれる科学技術の様式とが、密接な対応関係を持つ」との視座から、資本主義的生産様式の経済過程と密接不可分の関係にある「知的過程の本質的部分として近代自然科学的な思考形態の発展がもたらされた」[41]とするアルフレッド・ゾーン＝レーテルの思想に注目する。[42]なぜなら、「近代自然科学的な思考形態の源流は古代まで遡ることが可能である」けれども、「それが正当な自然観としてヘゲモニーを掌握したのは近代以降」[43]だからである。吉岡は、このように発想するゾーン＝レーテルの思想（基本的な考え方）を以下のようにまとめている。いわく、「商品交換経済の拡大に伴い『交換抽象』の観念が影響力を増し、それを基盤として人間の実践的行為〔つまり使用価値〕の文脈から切り離され、普遍妥当的な合理性〔つまり交換価値〕を志向する、理論的自然認識の思考形態が成長したのだ」[44]、と。吉岡は、この分析を敷衍して以下のように述べている。

　資本制的生産様式の発展過程は、経済的過程と知的過程との「相互共軛的」プロセスとしてとらえることができ、また知的過程についていえば、社会観の変化と自然観の変化のこれまた「相互共軛的」プ

40　K・マルクス『資本論（*Das Kapital : Kritik der politischen Ökonomie*）』はG・W・F・ヘーゲルの精神の自己完結的な哲学体系に典型化される形而上学的な歴史的理性（Idealismus）としての資本理性を自然史的過程（ein naturgeschichtlicher Prozeß）の立場（Materialismus）から外部（精神による内部化に抗する物質性）へと開かれた体系として異化・相対化して捉え返し、これを実践的に乗り越えようとする形而上学批判と超克への企てであったと筆者は考えている。なお、この点の詳細な展開に関しては、前掲、拙著『梯明秀の物資哲学』の第一章―第五章を参照されたい。

41　吉岡斉『科学文明の暴走過程』（海鳴社、一九九一年）八〇頁。

42　ここで吉岡が示唆を受けたと述べているのは、A・ゾーン＝レーテル（寺田光雄・水田洋訳）『精神労働と肉体労働―社会的総合の理論』（合同出版、一九七五年）である。

43　前掲、吉岡、八一頁。

44　同、八一頁。

ロセスと考えることができる、ということである。[45]

さらに吉岡はこの「相互共軛的」関係性を指摘しながら、「いくら詮索しても、ゾーン=レーテルの一般論よりも有意義な知見が得られるとは考えにくい」と述べ、「『科学の資本への転化』のメカニズムという見地から、資本制と科学技術との同型性および整合性」[46]への探求へと歩むのである。

思うに、「科学の原罪」や科学技術文明の呪縛からの解放を考えようとする筆者の見地からすれば、吉岡のこの言説には問題のさらなる原理的な探求に対する不徹底性がみられるように思われる。とはいえ、以上の「科学の資本への転化」のメカニズムという見地に立つ吉岡の言説は、われわれが先に設定した社会的現実の生産過程と再生産過程を支配する価値体系とは何か、という問いへの科学社会学的な応答の試みであるといえよう。この吉岡の応答に従えば、久野のいう社会的現実の生産過程と再生産過程を支配する価値体系の本体とは、要するに科学技術を採り入れながら価値増殖を果たそうとする資本の意志そのものなのである。[47]

吉岡は、この資本の価値増殖への限りない意志を「資本主義的精神」と捉えて、こう述べている。いわく、資本主義的精神とは「自己拡大再生産(自己増殖)のための諸資源の合理的・効率的運用の理念と、その背景にある操作主義的な社会観・自然観」であり、それは「無政府的な膨張社会」として現象する、[48]と。

しかし、こうした「資本主義的精神」に支えられた「無政府的な膨張社会」が産み出す過剰な生産力とこれに支えられるハイリスクな科学技術文明の暴走をさし止め転換させることは可能であるのか。この問いへの吉岡の応答は、手垢にまみれた「『社会主義』ビジョンの再構築という発想法で、この問題にアプローチできるのではないか[49]」、というものである。なぜなら、「生産力の抑制(ないし調整)を、オルタナティブな社会主義の主要なメリットの一つであると考える」[50]からだ、と吉岡はいう。

2 生産力の抑制とディープ・エコロジー思想

以上の考察を踏まえるならば、次にわれわれが吉岡とともに設定すべきは、生産力の抑制を抑圧とは考えない、それゆえわれわれとは「異なる価値観を持った近未来人」[51]の思想と行動とは、具体的にどのようなものなのか、という問いであろう。この問いに関連して、吉岡は、「私の構想するオルタナティブな社会体制においては、生産力のみならず科学技術もまた、野放図な発展を抑制される」[52]と述べ、さらに「私はあくまでマクロ合理性と社会主義的公正の二つの理念が満たされるような社会体制はどういうものか、というテーマを追求しているにすぎない」[53]と述べて、以下のような重要な言説をわれわれに残している。

筆者が強調したいことは、生産力抑制が必ずしも人間的欲求の抑圧を意味するものではないというこ

45 同、八一頁。
46 同、八一頁。
47 なお、この点を掘り下げた文献としては、前掲、拙著『梯明秀の物質哲学』の第三章、就中「三 技術論の論理構造と射程」(一〇〇-一一四頁)において展開した梯の「批判的技術学」分析を参照されたい。
48 前掲、吉岡、二〇〇頁。
49 同、二〇二頁。
50 同、二〇三頁。
51 同、二〇五頁。
52 同、二〇四頁。
53 同、二〇四頁。

とである。……エコロジー的限界を踏み越えてはならないという要請は、生産力信仰にどっぷり漬かった現代人にとって耐えがたいものであるが、異なる価値観を持った近未来人にとっては造作もないことかもしれない。それに真に解放的なオルタナティブな社会体制のビジョンは、エコロジーであれ何であれ、「限界を踏み越えてはならぬ」といった自己抑圧的思考からは決して生まれてこないであろう。[54]

ここで注目したいのは、「エコロジー的限界」を踏み越えることなく、同時に生産力信仰と自己抑圧的思考にも与しない「近未来人」の価値観や世界観、つまりは彼らの思想と行動とはどのようなものか、という点である。吉岡は「近代科学的合理主義と地球人的価値観の融合体」[55]という独自の世界観を提起し、そこから「現代科学技術の問題点とその打開策を、あくまでも客観的メカニズムの問題として克明に描き出すこと」をめざす「科学技術構造学」体系の構想へと向かう。[56]この意味において、この問いへの積極的な応答は吉岡の『科学文明の暴走過程』には読み取れないように思われる。

そこで、われわれは吉岡とは別の立場から、環境運動や環境倫理思想にみられるディープ・エコロジー思想を手がかりにして、この問いへの答えを考えてみたい。なぜなら、われわれがこの問いにとりくむ際に、ディープ・エコロジー思想は大きな手がかりとなるように思われるからである。[57]具体的には、ノルウェーの哲学者アルネ・ネスが論文「シャロー・エコロジー運動と長期的視野に立ったディープ・エコロジー」('The Shallow and the Deep, Long-Range Ecology Movement')において提起したディープ・エコロジーの運動と思想に注目したいと思う。この考えは、いうまでもなく、シャロー・エコロジー運動へのネスの批判と乗り越えが含意されている。

ここでいわれるシャロー・エコロジー運動（The Shallow Ecology Movement）とはどのような思想であろうか。小坂国継の整理に従えば、シャロー・エコロジー運動とは「環境の汚染と資源の枯渇に対するとりくみであり、環境の保全（conservation）を目指した運動である。この運動は人間中心的な（anthropo-centric）立場から、特に先進国の人々の健康と物質的な豊かさの維持と向上を目指したものである。[58]」

これに対して、ディープ・エコロジー運動（The Deep Ecology Movement）とはどのような思想であろうか。おなじく小坂の整理に従えば、ディープ・エコロジー運動とは「生態系中心主義的な（eco-centric）立場から環境の保存をめざす運動である。……この運動は生態系全体という広い全体論的な（holistic）立場から一種の生命平等主義（bio-egalitarianism）の原理にもとづいて環境保護を展開していこうとするものである。[59]」こうしたディープ・エコロジーの基本的な考え方は、周知のようにアルド・レオポルドが提唱した「土地倫理（land ethic）」を継承・発展させたものといえよう。

ディープ・エコロジー運動は、ネスによれば、以下の七つの特性を持つ。㈠　世界を原子論的にではなく、関係論的で全体野（トータル・フィールド）的なイメージで捉える。㈡　生命圏平等主義（biospherical egalitarianism）に立脚する。㈢　多様性（diversity）と共生（symbiosis）の原理に立脚する。㈣　反階級

54　同、二〇四―二〇五頁。
55　同、二〇八頁。
56　同、三五頁。
57　尾崎和彦『ディープ・エコロジーの原郷―ノルウェーの環境思想』（東海大学出版会、二〇〇六年）参照。
58　小坂国継『環境倫理学ノート―比較思想的考察』（ミネルヴァ書房、二〇〇三年）一六〇頁。
59　前掲、小坂、一六〇頁。

制度（anti-class posture）の姿勢をとる。㈤ 環境汚染や資源枯渇に対する闘いを支持する。㈥ 乱雑さとは区別された意味での複雑性（complexity）を支持する。㈦ 地方自治と分権化を支持する。[60]

こうしたディープ・エコロジーの七つの特質は、小坂によればその背後に近代精神への異議申し立てが控えているとみることができる。その第一は、西欧近代の支配的精神への異議申し立てである。具体的には、㈠ 個体主義的、原子論的な世界観から、関係論的、全体論的な世界観へと進もうとしている。㈡ 人間中心的、位階制的な考え方（「神の似姿〔imago Dei〕」、「統治者」としての人間観）から、生命平等主義的、反階級制度的な考え方（世界の一構成員としての人間と生命、すべてのものの固有の権利、一切の抑圧と差別の拒否）へと進もうとしている。㈢ 生命の多様性と複雑性の下での調和的な共生を模索するものである。つまり、「近代の精神はあらゆる領域における原理の単純化・モノトーン（均質化）を目指してきたが、ディープ・エコロジーは反対に自然や社会における多様性や複雑性を大切にし、またその多様で複雑な諸要素や階級や種相互の調和のとれた共生」をめざすものである。㈣ 中央集権的な発想から、地方分権的、地域分権的な発想へと転換するものである。[61]

以上のような近代精神への異議申し立てを内包するディープ・エコロジーの思想と運動が到達するのは、「プラットフォーム原則（platform principles）」と呼ばれる基本的な行動基準である。小坂の整理に従えば、具体的には以下の八ヵ条からなる原則がそれである。

① 地球上における人間と他の生命の幸福と繁栄は、それ自体の価値（つまり本質的な価値、固有の価値）を持っている。これらの価値は、人間以外の世界が人間の目的にとって有している有用性とは無関係

である。

② 生命の豊かさと多様性はこれらの価値の実現に寄与するし、またそれはそれ自身で価値を有している。

③ 人間は不可欠な必要を充足する以外に、この生命の豊かさや多様性を損なう権利を持っていない。

④ 人間的生命と文化の繁栄と、人口の大幅な減少とは矛盾しない。人間以外の生命が繁栄するためには人間の数が大幅に減少することが必要である。

⑤ 今日における自然界に対する人間の干渉は行き過ぎており、しかもその状況は急速に悪化している。

⑥ そうだからこそ、経済的、技術的、イデオロギー的な基本構造に影響をおよぼすような政策の変更がなされなければならない。

⑦ イデオロギー的変更は、生活水準の不断の向上への執着を捨て、生活の質を評価すること（つまり固有の価値の中で生きること）がその主たる内容である。そこでは「大きいこと」と「偉大であること」の違いが深い次元で自覚されるであろう。

⑧ 以上の項目に同意する人は、必要な変革を実現するために、直接、間接に努力する義務を負う。[62]

60 詳しくは、アルネ・ネス「シャロー・エコロジー運動と長期的視野を持つディープ・エコロジー運動」、アラン・ドレングソン・井上有一共編『ディープ・エコロジー――生き方から考える環境思想』（昭和堂、二〇〇一年所収）三一―三七頁、アルネ・ネス（斎藤直輔・開龍美訳）『ディープ・エコロジーとは何か――エコロジー・共同体・ライフスタイル』（文化書房博文社、一九九七年）、前掲、小坂『環境倫理学ノート』一六〇―一六一頁などを参照されたい。

61 前掲、小坂『環境倫理学ノート』一六一―一六二頁。

62 以上のプラットフォーム原則の詳細については、同、小坂、一六二―一六三頁、ならびに前掲、『ディープ・エコロジー』一四五―一四六頁を参照されたい。

先に確認した吉岡の問題解決のビジョン、つまり「エコロジー的限界」を踏み越えることなく、同時に生産力信仰と自己抑圧的思考にも与しない「近未来人」の価値観や世界観とはどのようなものか、という問いに答えるための有力な手がかりの一つを、以上にみるネスのディープ・エコロジーの思想と運動（「プラットフォーム原則」）その他（たとえば、E・F・シューマッハーやC・ダグラス・ラミス、辻信一の言説[63]）の中に見出すことができるであろう。

三　福島以後、科学技術文明と自然との関係をどう再定義するか

本書第二部の各章におけるこれまでの考察を踏まえていえば、近代の科学技術の視座構造は、観察と実験によって自己の他在としてある人間的自然と外部の自然を対象化し、そこに告白されて定立される客観的な普遍的法則性を意識的に利用して自己の目的合理性に奉仕するものへと貶め支配・利用しようとする形而上学的な欲望をおのれの深層に包蔵しているのである[64]。

この科学技術の形而上学的な欲望の本体の理解を根元にまで深めることはわれわれの考察において決定的に重要である。現代の科学技術文明の深層にあるこの形而上学的な欲望の本体とは何か。この問いに答える際に大きな手がかりになるのは、私見によれば、以下の信太正三の言説であるように思われる。信太は「科学を支える権力意志的なものの問題」の本体にふれて、こう述べているからである。

科学は方法の面において極度に人間否定的でありながら、その意欲においてあくなく人間肯定的である。……「自然を支配せんとすれば先ず服従せよ」(natura parendo vincitur)という認識弁証法のうちには、科学的人間の叡智というよりは権謀術数がある。一種の科学的マキアヴェリズムである。自己否定的な服従と即物性との面において、自然に対する宗教的なまでの敬虔を持つ反面、人間の意欲に照らして有効な自然法則を索出すべく実験的に「自然を拷問する」のが、科学の秘密の手であった。……事実の法則と、それによる諸発明をもって一切を支配すべき人間主権の意識とのほかに、根本的には何らの超越的権威をもみとめまいとするのが、科学を生みゆく近代人の倨傲意欲であった。そこにデモーニッシュな人間の主我性をみとめることができる。それは、中世の神や魔者に代わって、人間が万能の主宰者となりうるというルネサンス的魔術精神の科学的結晶化である。科学における人間の、自己神化の衝動や、「魔術の主体化」の意欲といったものを、推定することができる。法則の力をかりて人工的に超自然的な機械をつくり出す科学は、デーモンの力をかりて超自然の事物を呪出しようとする魔術と気脈を通ずるごとくである。……ラプラスは、極小から極大にわたる万象の法則を知悉しうべき人間の理解力

63 E・F・シューマッハー(小島慶三・酒井懋訳)『スモール・イズ・ビューティフル——人間中心の経済学』(講談社学術文庫、一九八六年)や同(酒井懋訳)『スモール・イズ・ビューティフル再論』(講談社学術文庫、二〇〇〇年)、C・ダグラス・ラミスの『経済成長がなければ私たちは豊かになれないのだろうか』(平凡社、二〇〇〇年)、辻信一『スロー・イズ・ビューティフル——遅さとしての文化』(平凡社ライブラリー、二〇〇四年)など参照。

64 こうした筆者の了解は、ホルクハイマー、アドルノ(徳永恂訳)『啓蒙の弁証法』(岩波文庫、二〇〇七年)の「序文」と「啓蒙の概念」、マックス・ホルクハイマー(山口祐弘訳)『理性の腐食』(せりか書房、一九八七年)、マルティン・ハイデッガー(関口浩訳)『技術への問い』(平凡社、二〇一三年)などから深い示唆を受けてのものである。なお、筆者のこうした了解の詳細については、前掲、拙著『梯明秀の物資哲学』一三三—一三八頁、八六—八八頁などを参照されたい。

の完成の中に、或る魔者の姿を見た。……自然科学は、「ラプラスの魔」を、その背後に、またそれ自身の内に、潜めていたのである。[65]

この引用に続く信太の以下の言説は問題の本体に迫り、核心を見事に捉えているといえよう。

このような世界支配にむかって、工作的に無限に能動的であろうとする意力は、人間の作用のうちに無限性を主体化し、具体化する働きでもある。無限概念のこの推移のうちに、科学を支える近代人の自覚と意欲とにおける自己神化の符牒を、あるいはそのデモニズムを、みることができる。それはキリスト教的信仰精神の世俗的な逆転とも形容できる。……科学はその方法の非情性と、その根底のデモニズムとをもって、曖昧を打破して多くの物的真実を明るみに出し、かずかずの利益を人間にもたらした。しかしそれが唯一の真理たるを誇って自らの弁明と義認に耽り、無反省になれば、他の多くの真実に対しそれ自身蒙昧となり、反って人間の自由な精神の可能性を閉塞することにもなる。そしてひとは、ベーコンのしりぞけた古い偶像に代わって、理性、科学、進歩、文明、人道等の新しい偶像をまねきよせ、精神を偏見に呪縛しかねなくなる。[66]

現代の科学技術文明を歴史的に生み出すに至ったヨーロッパ近代文明は、ここで信太が語る悪魔的な「自己神化の衝動」を「ラプラスの魔（Laplace's demon）」[67]としてその深層に包蔵しているのである。[68]つまるところ、ここに顕わになる問題の本体は、万物の商品化を意欲しつつ形而上学的な普遍的理性としておのれを貫徹するヨーロッパ近代理性（その本体は自己の他在としてある「世界の論理的対象化と構造的分節化」[69]へのあくなき意欲（同一性への意志）であるともいえるだろうし、M・ハイデッガーのいう《近代技術社会》の本体としてある「挑発性」（Ge-stell）であるともいえるだろう。つまり、「近代の精密な自然科学」と一体化することで生み出されるこの近代技術社会の構成原理がハイデッガーのいう「挑発性」（「集-立」）である。[70]
なお、「挑発性」（「集-立」）について加藤尚武は、以下のように解説している。

> ハイデッガーの見た近代技術社会では、あらゆる事物が「……立てる」（……stellen）という強制、利用、要求の関係でなりたっている。……実はハイデッガー自身は「……シュテレン」をあつめて「ゲシュテル」（Ge-stell）と呼ぶ。「ゲシュテル」には「骨組み」（骸骨）という意味もある。「わざとらしさ」とか「作為性」という意味も含まれる。……近代技術社会は挑発性（ゲシュテル Ge-stell）というお化けにとりつかれ、引き回されている。[71]

65 信太正三『宗教的危機と実存』（理想社、一九六三年）一二四–一二五頁。傍点原文。
66 同、一二五–一二六頁。なお、この信太の分析と重なり合うものとしては、山本義隆『福島の原発事故をめぐって――いくつか学び考えたこと』（みすず書房、二〇一一年）五九–六八頁を参照されたい。
67 フランスの数学者・天文学者ラプラスが考えたこの魔（demon）にあっては、宇宙には何一つ不確実なものはなく、それゆえ未来も完璧に予見することが可能となるとされる。詳しくは、デュ・ボア・レーモン（坂田徳男訳）『自然認識の限界について――宇宙の七つの謎』（岩波文庫、一九二八年）二七–六三頁参照。
68 このヨーロッパ近代理性の成立と変質を歴史的理性批判という文脈の中で捉え内在的に分析した労作としては、前掲、久野『歴史的理性批判序説』が重要である。
69 宮川透『《信》と《知》――ヘーゲルの世界』（朝日出版社、一九八四年）一一五–一一六頁。傍点原文。
70 詳しくは、前掲、ハイデッガー『技術への問い』参照。

挑発性（ゲシュテル Ge-stell）というのは、物あさりの見えない衝動である。どんな物のなかにも有用性をかぎ当てると、その有用性を実用化したり、大量生産したりする。人間は、挑発性（ゲシュテル Ge-stell）にとりつかれたときに、自己実現の錯覚にとらわれ、自己をうしなったのではなくて、自己の目的が達成されたと思い込む。[72]

われわれはこうした精神史的な文脈の中で、フランシス・ベーコンやルネ・デカルトの近代的理性を捉え直し、その理性原理によって対象化された機械的で無機的な自然観の限界性に思い至らなければならないであろう。そしていまや、そこから離脱して、人間の理性にとっては予期不可能でありながらも、自己を内発的に創出する主体（実在）としての自然観への転換を求めるときであろう。いいかえれば、こうした自己創出する主体（実在）としての自然を支配・開発・搾取の対象として貶めて捉える近現代の科学技術文明（工業文明）の呪縛・思い込みを脱構築して、複雑で偶有的な生ける根源的な自然（つまり予期不可能な根源的偶有性として顕れる自己運動する物質の可知性と不可知性）[73]への畏敬ないしはその受容から新たな文明を再創造・再構成することがさけられないであろう。われわれの世界認識の基本を、本質存在（esse-essentiae：それは何であるか）の追求から事実存在（esse-existentiae：それが存在する）の受容へと転換させることを、それは意味するだろう。[74]

いまやわれわれは世界認識の方法として、アイディアリズム＝形而上学（超自然学）ではなく、ネスのいうディープ・エコロジーへの転換、[75]高木仁三郎のいう自然主義（naturalism）の復権、[76]あるいはマテリアリズム（materialism：万有を生み出す根源的力としての自然＝能産的自然〔natura naturans〕）の再評価と復権へと思い至るべきである。[77]

また高木仁三郎は、労作『いま自然をどうみるか』の中で、プロメテウス神話からヘシオドスの正義としての自然論、アリストテレスの宇宙論、コペルニクスからブルーノ、ニュートンへと至る機械としての自然論、ビックバン宇宙論やニュー・サイエンス宇宙論、開放定常系としての地球像やガイア理論などの要点を紹介した後、アメリカ先住民にみられる自然像や石牟礼道子の『苦界浄土』に描かれる民衆世界に、近代を超える豊かな可能性や射程をみいだし、高く評価している。[78]

高木との思想交流のあった花崎皋平は、石牟礼の思想についてこう述べている。いわく、石牟礼の「思想

71 加藤尚武編『ハイデガーの技術論』（理想社、二〇〇三年）一八頁。
72 加藤尚武『哲学原理の転換—白紙論から自然的アプリオリ論へ』（未來社、二〇一二年）六七頁。
73 この点については、井野博満「一九六〇年代科学技術論争の意義と脱原発の思想」現代技術史研究会会誌『技術史研究　84号』（現代技術史研究会、二〇一六年一一月、一七—一八頁）を参照されたい。
74 前掲、木田『哲学と反哲学』一四—一三頁。
75 「環境問題に対して社会的正義・公正の面からアプローチする」ソーシャル・エコロジー思想や男性原理に支えられた「位階的（ヒエラルキー的）な二元論が自然破壊の根本原因である」とするエコ・フェミニズム思想にも言及しつつ、ネスのディープ・エコロジー思想が「環境ファシズム」に帰着しかねないとの批判を視野に入れた上で、その意義を検討した文献としては、さしあたり入江重吉『エコロジー思想と現代—進化論から読み解く環境問題』（昭和堂、二〇〇八年）九五—一〇六頁を参照されたい。
76 議論の詳細については、高木仁三郎『いま自然をどうみるか』（白水社、一九八五年）参照。また高木の自然哲学に関連する文献としては、佐々木力編（高木久仁子・西尾漠編集協力）『高木仁三郎　反原子力文選—核化学者の市民科学者への道』（未來社、二〇一八年）、高木の全業績については、『高木仁三郎著作集　全一二巻』（七つ森書館、二〇〇四年）を参照されたい。なお、関連する文献としては、佐々木力『反原子力の自然哲学』（未來社、二〇一六年）がある。
77 このように筆者が考える哲学的背景については、前掲、拙著『梯明秀の物質哲学』の序章、第一章、第二章などを参照されたい。
78 前掲、高木『いま自然をどうみるか』参照。

の原点はいうまでもなく水俣病である。水俣から文明を考え、水俣から宗教を考え、水俣から人類が生きなおすモラルを考え直す」[79]、と。その石牟礼の現世を超える思想性は「人間と自然が分離していない全的世界の希求」としてあり、それゆえ「腐敗した既成の秩序や意識を否定し、それに代わる正義や人権を生み出そうとする精神の営み」[80]である、と花崎はいう。

以上のように石牟礼道子の思想の原点を見定める花崎の言説と重ねあわせながら、われわれは自然主義の立場から語られる以下の高木の結論を了解することができるだろう。すなわち、「自然主義者のユートピアでは、けだし自己の外なるものとしての自然を自己から切り離して意識することはないだろう。われわれが自然をどうみるか、という問題を立てたのは、われわれの内なるものと外なるものと、自然が二つのものに引き裂かれてしまった状況認識から出発しているからである」。そして、これまでの人類史において人工の自然と野生の自然という「二つの自然」に引き裂かれ分裂している状態が「止揚されるときには、自己から離れた、抽象化された対象としての〈自然〉は解消されてしまうだろう」[81]。

こうした高木の言説の意義については、以下の示唆深い花崎の言説を通して、よりいっそう深く理解されるべきであろう。石牟礼道子や鈴木亨や西田幾多郎の哲学などを踏まえながら、花崎はこう語る。「自己そのものに還る自己内反省を欠いた、一人称の私に無関心」である客観的な科学の世界は、「三人称判断世界」に成立する「無人称判断世界」である[82]。この「無人称判断世界」に成立する客観的な科学の世界は、しかし実際には「間主観性の海によって取り巻かれている」のであって、「西田哲学がいう行為的自己と『表現的世界』の関係の構造の中で」捉え返されるとき、その科学は「他者に対する社会的倫理的責任や自然環境に対する配慮とは無縁に、物事の客観的真理だけを追究するものだというイデオロギーの呪縛を脱することができるであろう」[83]。

換言すれば、国家や資本の論理（究極的には無への欲望としてのイデアリスムス）に深々と規定された科学技術の過剰開発・暴走（つまり過剰合理性の追求）がさけがたく生み出す矛盾（究極的には生命原理の自己否定・自己破壊）の自覚と危機感の共有による反省が必要である。つまりは構造的暴力によって種々の差別や格差を生み出し、個々の人間の尊厳ある生命を毀損する人権侵害にわれわれは気づかなければならない。この意味において、科学と技術の「客観性」や「中立性」は、梅林宏道や柴谷篤弘がすでに指摘しているように、基本的に社会的存在に規定されたイデオロギー、虚構／神話として社会的に機能することをわれわれは改めて学ばなければならない[84]。たとえば、柴谷は客観性についてこう述べている。「数学や物理学の基本的

79 花崎皋平『天と地と人と―民衆思想の実践と思索の往還から』（七つ森書館、二〇一二年）五一頁。
80 同、花崎、六三頁。
81 前掲、高木、二六〇頁。
82 鈴木亨『響存的世界』（三一書房、一九八三年）七二―七五頁、花崎皋平『生きる場の哲学―共感からの出発』（岩波新書、一九八一年）一九三―二〇二頁。
83 前掲、花崎、二〇五頁。なお、ここでの花崎の言説に関連して、鈴木亨『響存的世界』（三一書房、一九八三年）七二―七五頁、ならびに前掲、信太『宗教的危機と実存』一〇七―一三六頁をも参照されたい。この二つの労作には、本論文の課題設定からして極めて深い考察がみられる。
84 この点については、梅林宏道『抵抗の科学・技術』（技術と人間、一九八〇年）、柴谷篤弘『反科学論―ひとつの知識・ひとつの学問をめざして』（みすず書房、一九七三年）、同『あなたにとって科学とは何か―市民のための科学批判』（みすず書房、一九七七年）などが重要である。特に、科学の客観性や中立性に対する批判としては、佐藤嘉幸・田口卓臣『脱原発の哲学』（人文書院、二〇一六年）三八七―三九七頁、ジョン・W・ゴフマン、アーサー・R・タンプリン（河宮信郎訳）『原子力公害―人類の未来を脅かす核汚染と科学者の倫理・社会的責任』（明石書店、二〇一六年）二九六頁、柴谷『反科学論』六四―七五頁の言説が示唆深い。

原理の客観性は、否定しがたいが、地球・生物・人間・社会といった現象に関する場面では、すべての科学はなおいちじるしく非客観的であり、対象の複雑性と、非線形の系の性質からして、これが完全に客観化される望みは、ほとんど無にひとしいとみておかねばならない。」[85]

最後に、以上の考察を踏えて特に注目しておきたいのは、山本義隆の以下の言説である。

経験主義的にはじまった水力や風車といった自然動力の使用と異なり、『原子力』と通称されている核エネルギーの技術的利用、すなわち核爆弾（通常『原子爆弾』）と言われる核分裂爆弾と『水素爆弾』と言われる『核融合爆弾』および原子炉（これも正しくは核反応炉）は、純粋に物理学理論のみにもとづいて生み出された。……それまでのすべての兵器が技術者や軍人により経験主義的に形成されていったのと異なり、核爆弾はその可能性も作動原理も百パーセント物理学者の頭脳のみから理論的に生み出されたものである。原子炉もそのバイプロダクトである。その意味では、ここにはじめて完全に科学が主導した技術なるものが生まれたのである。[86]

おわりに

以上の山本の言説は、本書第二部の第二章と第三章で取り上げた「科学の原罪」をめぐる唐木、朝永、武谷、久野の言説をわれわれが引き受け、さらに深めていく上で、決定的に重要な示唆を与えていると思われる。

ひるがえって、現実的文脈に即していいかえれば、資本・国家・企業のための学知・科学技術の道具的理性を批判する市民（さらには民衆）の理性への転換が必要である。国家・企業の論理ではなく、それらから独立した自立的な市民（民衆）理性の育成が不可欠である。いいかえれば、構造の権力作用[87]によってすり込まれた思い込みから解放《リベレート》され、かつ自己の直接的な利害関心からほどよく距離をとり、公共的に開かれた対話の中で種々の問題の本質（構造的に連動する総体性）を分析し、客観的に可能な解決へと向かって判断・実践する意志と合意形成能力の育成が決定的に重要となる。

その際、イヴァン・イリイチが提唱する自律共働性《コンヴィヴィアリティ》（産業主義的生産様式の根源的独占から解放された状態、つまり「人格的な相互依存のうちに実現された個人の自由」[88]）の形成がそうした市民的理性の育成にとって決定的に重要な意味を持つであろう。

さらに具体的にいえば、大学等の研究・教育活動と具体的な社会問題にとりくむ良識ある市民運動との連繋・連帯が重要な課題となる。またそれゆえに、明治維新以来、国策として追求されている知識注入教育ではなく、主体的に学修する自立した市民層とその批判力を育成するためのリベラルアーツ教育の意義の確認と確立が必要不可欠となる。以上の点に関連する試みとしては、たとえば、多田富雄の提唱した一般社団法人「自然科学とリベラルアーツを統合する会」（二〇〇六年創設）や高木仁三郎の提唱・実践した「市民の科

85 前掲、柴谷『反科学論』六七頁。
86 前掲、山本『一六世紀文化革命 2』七三五頁。
87 ここでいう構造の権力作用とは、「人々の真の利害を隠蔽する」虚偽意識を形成し作動する三次元の権力のことである。詳しくは、前掲、ルークス『現代権力論批判』の「訳者解説」を参照されたい。
88 イヴァン・イリイチ（渡辺京二・渡辺梨佐訳）『コンヴィヴィアリティのための道具』（ちくま学芸文庫、二〇一五年）参照。

学」（「高木学校」）[89]などの試みも重要な手がかりになるだろう。

畢竟すれば、ハンス・ヨナスの責任倫理学・生命哲学が提唱する想像上の「恐れに基づく発見術（Heuristik der Furch）」[90]の導入と活用が極めて重要である。予測はどれほど技術が向上しても、不確実性を逃れられない点を踏まえながら、ヨナスは予測に関する倫理原則を示している。その第一は「悪い予測があれば、それは善い予測に対して優先する」と考える原則である。その第二は「悪い予測はたとえ予測であっても、真と見なされ、当事者には結果を回避する義務が生じる」と考える原則である。このヨナスのいう想像上の「恐れに基づく発見術」は、「将来世代の現在世代に対する告発を推測し先取りする」未来倫理＝世代間倫理の中枢概念である。

われわれはこの倫理原則を真剣に考え採り入れて、個々の学知や科学技術領域が支える社会体における予期可能性領域の過度の拡大とこれに伴う過剰合理性（＝非合理性）の暴走を社会的に自己抑制しなければならない。われわれに真に求められているのは、近代的な合理性とそれがもたらす豊かさの根源からの再検討である。その際、ジョン・ラスキンの先駆的な近代文明批判やラスキン『この最後の者にも（*Unto This Last*, 1862）』に深く感動し、自らグジャラーティ語に翻訳したマハートマ・ガンディの「欲望の自己制御」論、イヴァン・イリイチの現代文明批判、近代の闇と生命の尊厳を水俣病の現実から深く思索し社会主義を見据える石牟礼道子の近代合理主義批判（現代文明批判）が導きの糸になるであろう。

彼らの思想と行動から深く学ぶことは、地下資源の開発・搾取に支えられた産業文明とこれに奉仕・貢献する学知・科学技術と社会システムからの離脱に向けたわれわれの思想と行動の転換を強く促すことになろう。[91]なぜなら、石炭・石油・天然ガスなどの化石燃料の利用みならず、ウランの利用までも欲望する現代の科学技術文明は、「地球の有限性の壁を乗り越えられず、いずれ（近いうちに）終焉することは明白」だからである。[92]

以上の考察を踏まえていえば、社会的現実の利害関係の中で作動・機能する学知・科学技術に対する「内部批判と外部批判の結合」という井野博満の問題提起は、市民の感性に支えられた批判的理性の力量を向上させるばかりではなく、社会正義の実現に向けて極めて有効に作用する社会的連帯のための実践原理であるといえよう。[93]その際、重要なのは現代社会というハイリスクな地下資源文明からの転換を可能にするトリム・タブ（trim tab）[94]を見極めつつ、多様かつ多元的な市民運動のソーシャル・エディティング（social editing）を実践する当事者能力なのである。

89　この「市民の科学」（「市民の立場から問題に取り組むオルタナティブな科学」）と高木学校（「市民科学者」を育成すべく、高木仁三郎によって一九九八年に設立）については、高木仁三郎『市民の科学』（講談社学術文庫、二〇一四年）、井野博満「脱原発の技術思想」（『世界』二〇一七年二月号、岩波書店）一九八‐一九九頁を参照されたい。

90　Jonas, Hans, *Das Prinzip Verantwortung : Versuch einer Ethik für die technologische Zivilisation* (Frankfurt am Main : Suhrkamp, 1979), S.63–64. 前掲、ヨナス『責任という原理』四九‐五一頁。

91　河宮信郎『必然性の選択―地球環境と工業社会』（海鳴社、一九九五年）参照。

92　二〇一一年三月一一日の原発震災を踏まえ、地下資源文明から地上資源文明への転換を提唱するものとしては、池内了『人間と科学の不協和音』（角川書店〔角川ｏｎｅテーマ21〕、二〇一二年）、同『科学・技術と現代社会　下』（みすず書房、二〇一四年）がある。

93　この点については、前掲、井野「一九六〇年代科学技術論争の意義と脱原発の思想」三一頁を参照されたい。

94　トリム・タブとは補助翼のことである。ここでは小さな部分が巨大な全体をわずかな力で動かす働きとして用いている。

第四章　脱原発の倫理的基礎づけと人権の哲学

はじめに

最悪の場合、東日本の壊滅すら予測されたあの東京電力福島第一原子力発電所の過酷事故からはや一三年もの歳月が流れた。われわれはあれほどの未曽有の巨大危機《メガ・クライシス》を経験しながらも、脱原発への政策転換はなぜか未だに果たされていない。本章の目的は、素朴ではあるが問題の核心を突くこの疑問に答えようとするものである。その際、これまでほとんど関心が示されていない人権や正義の視点に権力の視点を加味して考察し、脱原発の倫理的基礎づけを試みる。

本章における考察の対象は、筆者の問題関心とテーマ設定のゆえに、『放射線被ばくによる健康影響とリスク評価―欧州放射線リスク委員会（ＥＣＲＲ）二〇一〇年勧告』[1]（以下、勧告と略記）の言説に限定されている。具体的には以下の手順で考察される。はじめに、われわれの問題意識に関連する言説（上記勧告の第一章―第四章、ならびに「勧告の概要」）の内在的読解を通して、原子力産業の活動を正当化する政策原理としての功利主義の問題が検討される。次いで、われわれの正しい倫理的判断と人々の真の利害関心の形成を阻害する権力のメカニズムが検討される。最後に、根源的偶有性に支えられるモラルとしての人権と正義の視点から、原子力産業の活動はその本質において人権や正義と相容れない点が確認される。つまるところ、本章がめざすのは、権力論を媒介とする脱原発のための人権と正義の哲学の探究であり、その倫理的基礎づけである。

一　欧州放射線リスク委員会（ECRR）の問題提起

本節において考察の手がかりとするのは、先に触れた勧告の「第四章　放射線リスクと倫理原理」[2]である。勧告第四章の各節のタイトルを示せば、以下のとおりである。「第一節　提起されている問題」「第二節

1　この勧告（*ECRR 2010 Recommendations of the European Committee on Radiation Risk : The Health Effects of Exposure to Low Doses of Ionizing Radiation*, Green Audit Books, 2010）の翻訳は、欧州放射線リスク委員会編（山内知也監訳）『放射線被ばくによる健康影響とリスク評価―欧州放射線リスク委員会（ECRR）二〇一〇年勧告』（明石書店、二〇一一年）として刊行されている。またウェブサイト上に「〈参考資料〉欧州放射線リスク委員会ECRR・山内知也（inaco.co.jp）」が公開されている。この勧告については、相良邦夫『原子力の深い闇―〝国際原子力ムラ複合体〟と国家犯罪』（藤原書店、二〇一五年）一五七―一六六頁参照。また、このECRRの勧告に先立つ「二〇〇三年勧告―放射線防護のための低線量及び低線量率での電離放射線被曝による健康影響」が発表されている。この二〇〇三年勧告の成立経緯やICRPのリスクモデルとの対立点、放射線リスクと倫理原理、その他の重要な論点については、山内知也（ECRR二〇〇三翻訳委員会）「ECRR二〇〇三報告における新しい低線量被曝評価の考え方」（第九九回原子力安全問題ゼミ 低線量被曝リスクの諸問題　二〇〇四年一二月一五日）がウェブサイト上に公開されている。「欧州放射線リスク委員会 二〇〇三年勧告 改訂版（日本語）」についても、前掲、ウェブサイトに公開されている。

2　この勧告の第四章は、筆者の問題設定からみて大変意義深い種々の節から構成されているが、本書第四章のテーマに自己限定して考察する関係から、それらを均等にとりあげての考察はここでは行わない。詳しくは、前掲、勧告参照。なお、〔　〕内の補足に際しては、勧告に引用され、ウエブ上に公開されている"Against the Inevitability of Human Chauvinism," R. Routley and V. Routleyを参照。

人間偏重主義（ヒューマン・ショービニズム）（西欧倫理思想に広くみられる考え方で、価値や道徳は最終的にはすべて人間に関係するものであり、人間以外のものは人間の利益や目的に役立つ限りにおいてのみ価値を持つとする立場）」「第三節　民生原子力計画の倫理的基礎」「第四節　政策立案者のための倫理学的考察」「第五節　ＩＣＲＰ：集団線量、制御可能な線量と正当化」「結論」。

このような各節から構成されるこの勧告の第四章は功利主義に立脚する国際放射線防護委員会（ＩＣＲＰ：International Commission on Radiological Protection）[3]のリスクモデル（risk models）の問題に照準を定めている。しかし、なぜわれわれが勧告の第四章の言説に注目するかといえば、ＥＣＲＲがＩＣＲＰのリスクモデルを批判するに際して、Ｒ・ドゥオーキンの権利論やＪ・ロールズの正義論、Ｒ・ハーストハウスの徳倫理学などに注目しながら、説得力のある独自の放射線リスクモデルを構想・展開しているからである。[4]勧告によれば、ＩＣＲＰのリスクモデルとＥＣＲＲのそれは以下の点で根本的に相容れないリスクモデルである。すなわち、ＩＣＲＰのリスクモデルは「還元主義者の、物理学に基礎を置く論拠に基づいており、……低レベルの放射線は安全であると主張」するものである。こうした「伝統的ＩＣＲＰモデルにおける平均化のアプローチとは対照的に、ＥＣＲＲが適正と考えている生物学的モデルにおいては、その細胞における空間と時間の上における放射線飛跡構造にしたがって、それぞれのタイプの被ばくを考えようとする」、と。そしてこう述べている。「放射線リスクを検討するに際して、本委員会は、哲学の違いにも通じるこれらのモデルは、互いに相容れないものであることを見出している。[5]

思うに、この双方のモデルの背景にある哲学の相違にまで踏み込んでの考察は極めて重要であるといえよう。この点が何を含意しているかについては、ＥＣＲＲの科学事務局長を務めるクリス・バズビーの以下の言説が参考になるだろう。

ＩＣＲＰのリスクモデルは、エネルギーを身体全体で平均化させるという考え方ですから、平均化された量は、乳癌を引き起こすには足りない、ごく微量だと見なされてしまいます。そのため、原発付近で乳癌が増加した時、原発から放出された線量では乳癌を引き起こすことはあり得ないと判断されてしまいました。しかし、現実には、ある一カ所にエネルギーが集中的に与えられたために癌が起きたのです。[6]

つまるところ、なぜ筆者がＥＣＲＲの言説に注目するのかといえば、勧告が第四章「放射線リスクと倫理原理」の結論において、こう述べているからである。いわく、原子力による「放射能汚染は、第二次大戦後の

3　ＩＣＲＰとその勧告、出版物、翻訳等については、放射線医学総合研究所（現国立研究開発法人量子科学技術研究開発機構）、公益社団法人日本アイソトープ協会、原子力規制委員会その他が開設するサイトを参照されたい。

4　ＩＣＲＰのリスクモデルの限界の認識からＥＣＲＲのリスクモデルが登場する経緯や意義等の考察については、ウェブ上に公開されている藤岡毅「放射線リスク論の転換は起こるのか（決定稿）―ＩＣＲＰの歴史とＥＣＲＲ勧告」（編集委員会編『生物学史研究』（87）,63-79, 2012-09、東京：日本科学史学会生物学史分科会）を参照されたい。藤岡はこの論考の中で、一部の放射線専門家から「ＥＣＲＲの見解は『プロパガンダ』であり、それは『ジャンク科学』だ」と揶揄されることがあったが、「ＥＣＲＲは決してにわかに作られたものではなく、ＩＣＲＰの成立と歴史のなかで形成されてきた批判がＩＣＲＰに対抗する新しいパラダイムを提起するまでに発展したのだ」との重要な指摘をしている。

5　前掲、勧告、二九―三一頁。

6　クリス・バズビー（飯塚真紀子訳）『封印された「放射能」の恐怖』（講談社、二〇一二年）五九頁。

ニュルンベルク裁判で議論されたタイプの人道に対する普遍的な犯罪〔a universal crime against humanity〕である」[7]、と。この極めて重大な見解、つまり社会生活において人々が守るべき道理、善悪・正邪の判断において普遍的な規準となる倫理的な判断がさまざまな歴史的経緯と科学的知見の蓄積を踏まえつつ、この勧告には大胆に明示されているのである。

この勧告（二〇〇三年勧告を含む）によれば、ＥＣＲＲ、つまり欧州放射線リスク委員会は、「欧州議会（European Parliament）内の緑グループ（正式名称はThe Green Group in the European Parliament）によって開催されたブリュッセルの会議での議決」を経て、一九九七年に自然発生的に生まれ設立された。だが、なぜこのような市民組織《シヴィルソサエティ》が誕生することになったのであろうか。この問いへの応答は、以下の経緯や理由に関する説明から了解されよう。すなわち、欧州ではチェルノブイリ原発事故（一九八六年四月）によって露わになった「放射能汚染の影響から市民を防護するはずの民主的諸制度が機能していないという、はっきりとした憂慮すべき証拠に直面」する中で、不安と恐れに駆られた市民がそうした事態を是正すべく複数の市民組織を自発的に誕生させたということである。さらにこうした不安や恐れから自発的な市民組織を誕生させる際に原動力となったものがある。すなわち、「地球（the planet）の組織的・計画的な利用・搾取と汚染の背後にあるさまざまな種類の目的や思想体系《イデオロギー》を別の時期の市民組織が再評価した結果」誕生した「緑《グリーン》の運動（the Green movement）〔環境保護や持続可能性に焦点を当てた市民運動〕」の存在がそれである。[8]

欧州の緑の勢力は一九八九年の選挙（欧州共同体の加盟一二ヵ国で行われた、欧州議会の議員を選出する選挙）で三〇議席をうる中で、虹《レインボー》グループ（the Rainbow Group：一九八四年の結成から一九八九年の分裂まで欧州議会に存在した緑の政治《グリーン・ポリティクス》と権限の移譲を求める地域主義の政治グループ）との政策上の不一致のため、独自会派を組むことになる。それが緑《グリーン》グループである。その後、この緑グループは欧州議会でさらにその体制を固めていくことになる。[9]

ところで、ECRRの構成メンバーはチェルノブイリ原発事故（一九八六年四月）を経験した「ウクライナやベラルーシ、ロシアの科学者」を中心とする「世界の四〇人以上の科学者」[10]たちであった。ここでいわれるブリュッセルの「会議は、現在では基本的安全基準指針として知られている、欧州原子力共同体指針96/29の詳細に関して討議するために特別に招集された」[11]のであった。

ここに言及される欧州原子力共同体（EURATOM：European Atomic Energy Community）とは、

7 前掲、勧告、六九頁。

8 同、一二頁。訳文は適宜改訳されている。なお、欧州議会（European Parliament）は、欧州連合（EU）の主要機関の一つであり、EU加盟各国から直接選挙で選出された議員によって構成されている。

9 この「緑グループ」は、一九九九年に設立されたEU環境政党系の「欧州緑グループ・欧州自由連盟（The Greens/EFA parliamentary group：GREENS/EFA）」へと発展して現在も活動している。詳しくは、Our Group—Greens | EFA（greens-efa.eu）参照。なお、「緑グループ」の思想と戦略については、スプレットナク＋カプラ（吉福伸逸ほか訳）『グリーン・ポリティックス』（青土社、一九九二年）、同盟90／ドイツ緑の党『未来は緑—ドイツ緑の党 新綱領』（緑風出版、二〇〇七年）、若尾祐司ほか編『反核から脱原発へ—ドイツとヨーロッパ諸国の選択』（昭和堂、二〇一二年）、中田潤『ドイツ「緑の党」史—価値保守主義・左派オルタナティブ・協同主義的市民社会』（吉田書店、二〇二三年）などを参照されたい。

10 前掲、バズビー『封印された「放射能」の恐怖』一八頁、ならびに前掲、勧告「第一六章 欧州放射線リスク委員会のメンバーとその研究や助言が本報告に貢献した諸個人」（二八一—二八八頁）参照。

11 前掲、勧告、一二頁。なお、ここで言及されている「欧州原子力共同体指針〔指令〕96/29（Directive Euratom 96/29）」については、（日本原子力産業協会訳）「欧州委員会 欧州連合における原子力発電所の包括的リスク・安全評価（「ストレステスト」）とその関連活動に関する欧州委員会から欧州理事会と欧州議会への通達」（二〇一一年一〇月四日、ブリュッセルCOM〔二〇一二年〕五七一最終版）一六頁、ならびに植月献二「EUにおける原子力の利用と安全性」（国立国会図書館、外国の立法二二四、二〇一〇年六月）四五頁参照。

一九五七年三月、フランス、旧西ドイツ、イタリア、オランダ、ベルギー、ルクセンブルクの六ヵ国がローマで締結した「ローマ条約（Treaty of Rome）」（具体的には、欧州経済共同体設立条約〔the Treaty establishing the European Economic Community〕と欧州原子力共同体設立条約〔Euratom Treaty : the Treaty establishing the European Atomic Energy Community〕）によって、一九五八年一月に設立された原子力の共同開発と管理をめざす欧州共同体の国際組織である。[12]

しかし改めて、なぜわれわれがＥＣＲＲの言説に注目するのかといえば、検討すべき四つの課題の中に「科学的知識の現状や生きた経験、予防原則（Precautionary Principle）」に立脚しつつ、政策的勧告の基礎となる「倫理学的分析と哲学的枠組みを生み出すこと」[13]が含まれているからである。思うに、このような課題設定はわれわれの価値関心からしても極めて重要であって、それゆえ以下では、本章の問題関心から「勧告の概要」[14]の言説に内在して、はじめにその基本骨格を跡づける。次いで、ＥＣＲＲが提起する政策的勧告の基礎となる「倫理学的分析と哲学的枠組み」の核心を明らかにしたい。

「勧告の概要」によれば、先に触れたように、ＥＣＲＲはＩＣＲＰのリスクモデルを批判するために設立された市民組織《シヴィルソサエティ》である。注目すべきなのは、その際「ＩＣＲＰモデルにある暗黙の原則の倫理的な基礎を検討する」[15]、と述べている点である。

そのＥＣＲＲの批判のポイントは、以下のとおりである。「ＩＣＲＰのリスクモデルは、受け入れられる科学的道筋を通じて生まれたものではないと〔ＥＣＲＲは〕結論する。とりわけ、ＩＣＲＰは急性の外部放射線被ばくの結果を、複数の点線源〔放射性物質が一箇所にある状態〕からの慢性的な内部被ばく〔つまり「呼吸や飲食によって放射性物質を体内に取り込んだり、皮膚に付着した放射性物質が傷口から体に入ったりすることによって、体のなかに取り込まれた線源から放射線」[16]を長期間にわたってくりかえし被ばくすること」に適用し、これを支持するためには、もっぱら放射線作用の物理的モデルに頼ってきている。しかしながら、これらは結局において平均化してしまうモデルであり、細胞レベルで生じる蓋然的な被ばくには適用できない。[17]」

ちなみに、これら双方のリスクモデルが導きだす予測結果の違いについて、バズビーは自著の中でこう述べている。

ＩＣＲＰは核実験〔による人工放射性〕降下物によって、世界で一五〇万の致死癌が発生すると予測

---

12 欧州原子力共同体（ユーラトム）の成立の経緯とグローバルな核秩序の中で占める位置については、川嶋周一「ユーラトムの成立とヨーロッパ核秩序1955-1958―統合・自立・拡散」〔GRIPSディスカッション・ペーパー、DP16-17（http://id.nii.ac.jp/1295/00001517/）〕（二〇一六年、一–二三頁）、ならびにフランスの脱植民地化対応戦略の観点からユーラトム成立の経緯と意義について考察した研究文献としては、黒田友哉「フランスとユーラトム（欧州原子力共同体）―海外領土の加入を中心に（1955-1958年）」（『日本ＥＵ学会年報』第二八号、二〇〇八年、一三一–一五〇頁）参照。また歴史学の立場からユーラトムについて批判的に論及した研究文献としては、ヨアヒム・ラートカウ＋ロータル・ハーン（山縣光晶ほか訳）『原子力と人間の歴史―ドイツ原子力産業の光芒と自然エネルギー』（築地書館、二〇一五年）、就中、「第二章『原子力の平和利用』という幻想」四四–一二六頁参照。

13 前掲、勧告、一四頁。

14 同、三三一–三三三頁。

15 同、三三二頁。

16 「外部被ばくと内部被ばく―放射線と放射線防護」〔「一般財団法人　日本原子力文化財団（jaero or.jp）」、二〇二三年八月一七日閲覧〕参照。

17 前掲、勧告、三三二頁。

していますが、ＥＣＲＲは被曝から五〇年以内に六〇〇〇万以上の致死癌が引き起こされると予測しています。[18]

また、バズビーはこうも述べている。

癌は、たった一つの細胞のＤＮＡ〔Deoxyribonucleic acid：デオキシリボ核酸〕が突然変異を起こして生じる特殊な病気なのです。また、「ゲノム不安定性」と呼ばれていますが、非常に低線量でも、放射線がヒットした細胞の子孫は遺伝子的に突然変異を起こす数が上昇します。さらに、「バイスタンダー効果〔Bystander Effect〕」という効果もあり、放射線がヒットした細胞のそばにある細胞の子孫も、かなりの割合で突然変異の割合が上昇するのです。[19]

なお、ここで言及される「ゲノム不安定性（Genomic Instability）」は「国立がん研究センター研究所」の「放射線に伴うゲノム不安定性リスクの促進機構解析」によれば、以下のように説明されている。

ゲノム不安定性はＤＳＢ〔double-strand break：ＤＮＡ二重鎖切断〕の修復異常（修復間違え）に伴って誘導される。……ほとんどのがんは、ゲノム不安定性を引き金として誘導されていると考えられる。このため、ゲノム不安定性の高リスク状態はがんのリスクが高い状態と相関すると考えられる。[20]

さらに別の文献によれば、「ＤＳＢの修復異常」についてはこう説明されている。

ＤＮＡ複製では、全ＤＮＡ配列を正確にコピーする必要がある。しかし、ＤＮＡ上には様々な障害が存在するため複製装置の進行は頻繁に阻害され、最も危険なＤＮＡ損傷であるＤＮＡ二本鎖切断（DNA double-strand break）が生じる。ＤＳＢは誤って直されるとゲノム再編成を誘導しゲノムを不安定化し、がんや多くのゲノム疾患を引き起こす。[21]

このバイスタンダー効果（bystander effect）は、国立研究開発法人「量子科学技術研究開発機構（ＱＳＴ）」によれば、以下のように説明されている。

放射線を浴びた細胞（被照射細胞）だけが放射線の影響を受ける細胞として影響評価の対象となるとした従来の説と異なり、放射線による細胞への影響は直接浴びなかった細胞（非照射細胞）にも影響が伝

18 C・バズビー（飯塚真紀子訳）『封印された「放射能」の恐怖―フクシマ事故で何人がガンになるのか』（講談社、二〇一二年）四七頁。

19 同、五四頁。ここでいわれる「ゲノム不安定性」については、「〈参考資料〉ＥＣＲＲ勧告：欧州放射線リスク委員会　第4章『放射線リスクと倫理原理』放射能汚染は普遍的な人道犯罪―（上）」（inaco.co.jp）参照。

20 「研究プロジェクト」国立がん研究センター研究所（ncc.go.jp）参照。

21 佐々木真理子「ＤＮＡ複製阻害時のＤＮＡ切断からゲノム恒常性を維持する機構」『上原記念生命科学財団研究報告集』〔34（2020）〕二〇七頁。

達されることが明らかになってきた。ICRP二〇〇七年勧告［二〇〇九］にはバイスタンダー効果として、「放射線の飛跡が直接横切っていない細胞における細胞致死／アポトーシス、遺伝子／染色体突然変異、ゲノム不安定性の発現、及び／又はタンパク質のパターン変化の発現」が記載されている。このようなバイスタンダー効果は以前から示唆されていたが、マイクロビーム照射により細胞の一個だけを放射線でヒットすることが技術的に可能になり直接的に証明された。[22]

なお、日本原子力研究開発機構によれば、この放射線が当たっていない細胞で起こる「バイスタンダー効果が、ガンマ線や重粒子線などの放射線の種類によらず、細胞内で合成された活性な窒素化合物である一酸化窒素が引き金となって、かつその合成量に応じて起こることを世界で初めて明らかに[23]」したと報じている。

だが以上の了解を踏まえた上で、ここで確認しなければならないのは、先に触れた「放射線作用の物理的モデル」に支えられたリスクモデルを展開するICRPの設立経緯である。勧告は「第五・二節　外部および内部被ばくのICRP放射線被ばくモデルの歴史的由来」の中でこう述べている。

ICRPは、その始まりが一九二八年の国際X線ラジウム防護委員会（International X-Ray and Radium Protection Committee）にあると主張している。〔だが〕本当のところは……その種は一九四五年にまかれたとみることができる。すなわち、ICRPに直接先行する団体は、合衆国射線防護審議会（NCRP：National Council on Radiation Protection & Measurements）〔一九六四年に合衆国連邦議会により設立認可された非政府機関〕である。原子爆弾の実験を行い、それを日本に投下していた合衆国政府は、核科学が持っているどうしても軍事機密が絡んでくるその特質を一九四六年には明確に認識していた。そこで核物質の私的保有を非合法化し、その分野を管理するために原子力委員会（AEC：United States Atomic Energy Commission）〔軍事・平和両面にわたって原子力行政を管理するため、一九四六年に設立されたアメリカ合衆国大統領直属の政府機関〕を設立した。それと時を同じくして、NCRPが合衆国X線ラジウム防護諮問委員会（ACXRP：US Advisory Committee on X-ray and Radium Protection）〔一九二九年創立〕を改組してつくられた。……今日では、核兵器の研究や開発を妨害しないような被ばく限度になるように、NCRPがAECから圧力を受けていたことを示す十分な証拠が存在している。[24]

少なくともこのような「歴史的由来」を踏まえる中で、先に触れたICRPのリスクモデルを支える「暗黙の原則の倫理的な基礎」が問われているのである。では、ECRRはこの問いにどう答えているのか。いうまでもなく、功利主義がその倫理的基礎である、というのがその答えである。つまり核兵器の研究や開発

22　バイスタンダー効果-SIRABE（qst.go.jp）〔二〇二四年三月二八日閲覧〕参照。なお、「バイスタンダー効果」（「バイスタンダー信号伝達〔bystander signaling〕」とも呼ばれる）については、前掲、「〈参考資料〉ECRR勧告：欧州放射線リスク委員会　第4章『放射線リスクと倫理原理』放射能汚染は普遍的な人道犯罪―（上）」（inaco.co.jp）参照。

23　詳しくは、「放射線がん治療の副作用低減に新たな道筋―放射線が当たっていない細胞で起こる『バイスタンダー効果』の特徴を見出すことに成功―日本原子力研究開発機構：プレス発表（jaea.go.jp）」（国立研究開発法人日本原子力研究開発機構、二〇一五年五月七日）参照。

24　前掲、勧告、七四―七五頁。

に対する「ＩＣＲＰの正当化は、時代遅れの哲学的推論、とりわけ功利主義的な平均的費用‐便益計算に基づいている」[25]、という。行為や制度の社会的な望ましさは、その結果として生じる効用（utility）によって決まるとする功利主義（utilitarianism）は、勧告によれば、「行為の倫理的な正当化のための根拠としては、それが公平な社会と不公平な社会あるいは条件とを区別する能力を欠いており、すでに長い間退けられている」考え方である。なぜなら「功利主義は、たとえば計算されるのは全体の便益だけで個々人の便益ではないとの理由から、奴隷社会を正当化するためにも使われ得る」[26]倫理学説だからである。

　かくして勧告はこう提案する。すなわち、ＥＣＲＲは「ロールズの正義論、あるいは〔国連の〕『世界人権宣言』に基づく考え方等の人権に基づく哲学を、行為の結果として公衆の構成員の回避可能な放射線被ばくの問題に適用すべきである」[27]、と。

　ここで言及される「世界人権宣言（the UN Declaration of Human Rights）」は、一九四八年一二月一〇日、パリで開催された第三回国際連合総会で採択された人権の形成史上の画期的な文書のことである。その後、この人権宣言は「国際人権章典（International Bill of Human Rights）」へと継承・発展されているものと了解されよう。つまり「世界人権宣言」は、一九六六年に国際連合総会で採択された二つの「国際人権規約」（「経済的、社会的及び文化的権利に関する国際規約」〔社会権規約・Ａ規約〕と「市民的及び政治的権利に関する国際規約」〔自由権規約・Ｂ規約〕の総称）、ならびに「市民的及び政治的権利に関する国際規約」の「第一選択議定書（First Optional Protocol）」〔一九六六年採択・個人通報制度〕と「第二選択議定書（Second Optional Protocol）」〔一九八九年採択・死刑廃止〕を含む総称である国際人権章典へと継承・発展されている。この国際人権章典とは、「普遍的かつ国際的に保護されるべき人権の法典で、すべての国が同意し、すべての人が願望する権利の法典」のことである。ＥＣＲＲは、国連の世界人権宣言、ならびにその歴史的発展の成果である国際人権章典の基底にある「人権の哲学」と「ロールズの正義論」を「回避可能な放射線被ばくの問題に適用すべきである」と提案しているのである。

つまるところ、勧告の結論はこうである。「同意のない放射能放出は、それがもたらす最も低い線量であっても、……有限の致死的な危害の確率を持つので、倫理的に正当化できない[28]」。

二　勧告の倫理的問題提起

1　「民生原子力計画の倫理的基礎」としての功利主義

次に、勧告の「第四章　放射線リスクと倫理原理」の中の「第四・二節　民生原子力計画の倫理的基礎」の言説を跡づけておきたい。勧告によれば、ＩＣＲＰが暗黙に立脚する倫理的な考え方は、「功利主義的伝統に固く根差して」いるのであり、その「哲学的基礎からもたらされる意思決定の方法は、必然的に費用-便益分析の方法[29]」となる。さらに勧告では、「第四・三・二節　異なる倫理的見地から見た原子力の健康への影響」を考察する中で、功利主義が批判的に分析されている。その分析によれば、功利主義はある行為や「政策の倫

25　同、三三三頁。
26　同、三三三頁。
27　同、三三三頁。
28　同、三三三頁。
29　同、四八頁。

理的正しさ（ethical rightness）」を、「社会の全構成員の幸福の総和を最も大きくできる、その能力に基づいて評価する道徳哲学」である。その中核となる信条（central tenets）は、「結果が行為の道徳的評価の鍵」であるとする考えである。つまり、行為の「道徳的正しさを評価するためには、それらが幸福をもたらしたのかそれとも不幸をもたらしたのかという観点」から、行為の結果を比較しなければならない。こうした功利主義が立場としてめざすのは、「功利、すなわち幸福の総計を最大にすることである」。しかしここで重要なのは、この功利主義の立場は「幸福の分配については、何も述べていない」、という点である。現に、こうした功利主義の考え方は「奴隷社会と全く矛盾しない」ものとして批判されてもいる。[30]

確かにこうした功利主義の立場からすれば、「公衆に与える被ばく線量」については「平均」において考えられるものとなる。その結果、「平均において幸福を最大にする」ための「費用-便益分析（cost benefit analysis）」には「根本的な哲学的問題」が伴うことにもなる。具体的にいえば、功利主義は「難解な道徳的問題を単純な数式に還元」する手法をとるために、「二〇世紀の公的な意思決定を形作ってきた」経緯がある。就中、政策立案者にとっては上記手法をとる功利主義は直感的に魅力を感じさせるものである。なぜなら、功利主義は政策立案者に自身の政策が正しいと信じ込ませてしまうからである。いいかえれば、「手がつけられないほど複雑な状況」ですら掌握可能であり、自身の政策を擁護するための回答も用意できる、と功利主義は政策立案者に思わせてしまうのである。[31]

だが「功利主義的計算の欠点は、それが多くの市民にとって道徳的に不快（morally repugnant）な結果をもたらす」点にある、と勧告はいう。なぜなら、功利主義は本質的に「個々人の権利（individual rights）」ではなく、「平均的な幸福（average well-being）」を優先する考え方だからである。その結果、この「平均的な幸福」が優先されるために、市民の道徳的感情からすれば「それは受け入れがたい」ものとなる。[32]

市民の道徳的感情と功利主義の計算結果とのこのズレ―市民が直感的に懐く道徳的感情としての違和感―の指摘は重要である。勧告はこう述べている。いわく、「功利主義は、エネルギー源から得られる社会的利益や国防兵器のためのプルトニウムと引き替えに、核施設付近に住む子どもたちの白血病による死を許容する。何百万の家庭で電気の炎で得られた温もりは、原子力発電所の風下に住む女性たちの乳がんと相殺できる」[33]、と。政策立案者の立場からみれば、功利主義は「魅力的に見える」であろうが、「それは市民の道徳的感情には従っていない」[34]。市民が政治家を信頼できなくなるのは、このように考える功利主義が影響しているからであると分析する。

2　功利主義批判としての権利論、正義論、徳倫理学

勧告ではさらに、こうした功利主義にとって代わるべき哲学的立場として、R・ドゥウォーキンが提唱する「権利に基づく理論（Rights-based theories）」が取り上げられている。

勧告はいう。「功利主義が権利を福利（the good）に従属させる」立場にあるのと対照的に、「権利に基づ

30　同、四九―五〇頁。
31　同、五〇頁。
32　同、五〇頁。ここでの勧告の言説は以下のウィリアム・ショウ（William Harry Shaw, 1948-）の著作 *Contemporary Ethics: Taking Account of Utilitarianism,*（Oxford, Blackwell ,1999）を踏まえて述べられている。
33　同、五一頁。
34　同、五〇頁。

く理論は……福利をつねに権利に従属」させる立場にある。この権利に基づく理論は、「政策立案一般に対して、特に民生原子力計画に対して、広範な影響を及ぼすことになる」[35]、と。そしてさらにいう。権利に基づく理論の出発点は、「共同体全体のより大きな福利のためならば、どのような所与の個々人の幸福であっても犠牲にする、功利主義の平均化原理〔the averaging principle〕を拒否することである。権利に基づく理論は、それぞれの人間は個人としての侵すことのできない権利を持っており、国家はその個人の明確な許可を得たときにのみそれらを無視することが許される、と主張する」[36]。つまりドゥウォーキン自身述べているように、国家による「比較的重要な権利の侵害」は、「人間を人間以下のもの、または他の人々よりも配慮に値しないものとして扱うことを意味する」[37]。

ドゥオーキンは功利主義に対抗する立場から、正義、市民的不服従、人種差別などを論じつつ、「だれもが等しく配慮され尊敬を受ける権利（the rights to equal concern and respect）」、つまり国家成立以前に存在し、国家でさえ侵すことのできない、人間が生まれながらに持つ権利の優越性を主張する。国家は「一般的な福利〔公共の福祉〕を優先させて、個人の権利を除去可能なものとして定義してはならない」[38]、とドゥオーキンが述べるのも、このような個人の権利擁護の立場からである[39]。

勧告は実践的関心からこう問うている。すなわち、この権利に基づく理論は「原子力産業の活動に対して……どのように適用されるだろうか」、と。この問いへの勧告の答えは、以下のとおりである。「一般市民が十分な情報を持てないままで、そして情報に基づく承諾も明らかに欠いたままで」、原子力発電所の稼働による環境中への放射性汚染物質の放出は、「最も基本的な自然権：身体の不可侵性の権利（the right to the inviolability of the body）への侵害」[40]となる。

さらに勧告は、一九四八年一二月に採択された「世界人権宣言」の第三条（「すべて人は、生命、自由及び身体の安全に対する権利を有する」）の中にも、「放射能で汚染されないための個人の権利についてのよりいっそう明確な声明」を見出している。[41] 以上の言説は、最終的に以下の勧告に集約されているといえよう。すなわち、「核廃棄物による市民の身体の汚染がその個人の安全にとって受け入れがたい脅威になっている」とすれば、依然として法廷で審理されなければならない。しかし、その状況は国際法の下ではほぼ確実に（a strong prima facie case）違法である。原子力産業が合法的に営業を続けるためには、本当の健康のリスク（真の利害関心）がすべての人々に正確に知らされなければならず、その合法的営業プロセスを継続することへの人々の同意がなければならないだろう。[42]

勧告は、さらに議論を進めてドゥオーキンの権利論からロールズの正義論へと理論的実践的関心を拡張し、独自の分析を展開している。勧告によれば、ロールズの『正義論（*A Theory of Justice*）』（一九七一年）は現代の「道徳哲学・政治哲学に多大な影響を与え」ているが、この労作においてロールズが目指したのは「倫理的に正当と認められる分配（ethically justifiable distributions）を保障する正義の諸原理を決定する」こと

35 同、五一頁。
36 同、五一―五二頁。
37 同、五二頁。ドゥウォーキン（木下毅ほか共訳）『権利論　増補版』（木鐸社、一九九一年）二六五頁。
38 前掲、ドゥオーキン『権利論』二七二頁。
39 前掲、勧告、五二頁。
40 同、五二頁。
41 同、五三頁。
42 同、五三頁。

であった。ロールズの関心の中心は「富の分配（the distribution of wealth）」であったが、ＥＣＲＲの関心は、このロールズの関心を「原子力プロセス（nuclear processes）」、具体的には放射性汚染物質を副産物としてかならず生み出す原子力産業の一連の諸活動（ウラン鉱石の採掘・精錬・転換・濃縮・再転換・成型・加工、使用済み核燃料の再処理・再利用・最終処分などを管理する一連の核燃料サイクルを含む）と結びついている「病気（有害）の分配（the distribution of 'illth'）」の考察へと拡張することである。[43]

なお、勧告で用いられているこの「原子力プロセス」という概念は、文字通りに理解すれば原子核や素粒子の相互作用に関連する物理的なプロセス（原子核プロセス）を意味する言葉である。したがって核融合（Nuclear Fusion：軽い原子核が結合してより重い原子核を形成するプロセスで、水素などの熱核融合反応を利用した水素爆弾や開発途上にある核融合炉等に利用される）や核分裂（Nuclear Fission：重い原子核が分裂して軽い原子核を生成するプロセスで、ウラン二三五を用いたガン・バレル方式（広島型）の原爆やプルトニウム二三九を用いたインプロージョン方式の原爆（長崎型）等の原子爆弾、民生用原子力発電等で利用される）、放射性崩壊（Radioactive Decay：不安定な原子核が自然崩壊を起こし、粒子（アルファ粒子、ベータ粒子、ガンマ線など）を放出して安定な他の原子核に変化する）などがそのプロセスには含まれることになる。つまるところ、このように了解される「原子力プロセス」とは、原子核の分裂や融合などの反応を伴う原子核プロセスを軍事と民生の両面にわたって作為的に開発・利用《デュアルユース》することなのである。

さらに、ＥＣＲＲの勧告が用いているこのillthについて付言すれば、以下のような思想史的背景をここで想起する必要があるといえるだろう。すなわち、この言葉はジョン・ラスキンが「富の正確にして確固不動の定義」を与えるべく書き上げた労作『この最後の者にも（*Unto This Last*）』（一八六二年）や『ムネラ・

プルウェリス(*Munera Pulveris*)』(一八七二年)においてはじめて用いられたものである。[44] つまり、「有害」と訳されるこのillthは、「貧乏(poverty)」の対極にある「裕福(rich)」(＝「他人を支配する力」)と「富(wealth)」(＝「われわれが使用することのできる有用なものの所有」傍点原文)を明確に区別した上で、富の反意語を表現するためにillとwealthから作ったラスキンの造語である。

ラスキンによれば、「有害(illth)」とは、「生から遠ざかるにつれて無価値」になるもの、「生」の向上・発展に貢献しないものにほかならない。こうしたラスキンの道徳的な経済思想は、「生〔命〕なくして富はなし(There is no wealth but life)」という含蓄に富んだ名句に集約される。[45] ＥＣＲＲの勧告は、こうしたラスキンの産業文明批判とその背後にある経済倫理思想を踏まえつつ、ロールズ正義論にみられる「富の分配」をさらに深く読み替えて、「原子力プロセス」の本質を「有害の分配」として捉え返しているのである。

ところで、西欧世界の市民革命期に登場する社会契約思想(ピューリタン革命期のＴ・ホッブズから名誉革命期のＪ・ロックをへてフランス革命期のＪ・Ｊ・ルソーやＩ・カントへと至る系譜[46])から深く学びながら、二〇世紀後半にその思想を独創的に再構成し練り上げて『正義論』として現代に復活させたジョン・ロールズの「中心的な知的ツール(intellectual tool)」は、よく知られているように「無知のヴェール(the veil

43　同、五三頁。なお、この原子力プロセスに対する勧告の認識については、五一―五三頁参照。
44　ジョン・ラスキン(飯塚一郎・木村正身訳)『この最後の者にも　ごまとゆり』(中央公論社、一〇〇八年)、同(木村正身訳)『ムネラ・プルウェリス―政治経済要義論』(関書院、一九五八年)参照。
45　詳しくは、前掲、ラスキン『この最後の者にも　ごまとゆり』四九―五三頁、一二〇―一二四頁参照。
46　ジョン・ロールズ／サミュエル・フリーマン編(齋藤純一ほか訳)『政治哲学史講義Ⅰ』(岩波書店、二〇一一年)、前掲、齋藤純一・田中将人『ジョン・ロールズ―社会正義の探究者』(中公新書、二〇二一年)参照。

of ignorance)」である。

ロールズによれば、ある分配が公正でありうるには、その分配に与る契約当事者たち（parties）、つまり相互に利害関心のない合理的な利己主義者たちが社会の基本原則を協議して決定する場である「初期状態（The original position）」において契約当事者全員が被る「無知のヴェール」―人間が持つ偶然的特殊的規定を全く知らない状態―の下で、いいかえれば互いに所与の属性、たとえば、契約当事者の生まれながらの才能や能力、人種や性別、所属する階級や階層・家族といった種々の属性に伴う有利や不利を全く知ることなしに、富を公正に分配する社会の基本原則を話し合い、理性的に協議・選択しなければならない。このロールズの立場は、「幸福の総量（total welfare）を最大にする」ことだけに関心がふりむけられ、その結果もたらされる「快適な状況によってバランスが取れている限り、少数の人々の非常に不快な状況」を受け入れ正当化してしまう功利主義とは思想のベクトルが正反対である。[47]

この初期状態とは、「自由で平等な人々を公正に位置づけるべき条件、すなわち、ある人が他の人に対して不公正な取引を為しえないような条件」の下で、将来に生まれる人々（子孫）を含む契約当事者が社会生活の基本原則をすべてに先立って協議し採択する場所（つまりマキシミン原理〔maximin principle：不確実な状況のもとで、予想される最悪の事態を避けることを合理的とする行動決定の基準〕を「行動原理として発動させるための工夫」＝概念装置）である。[48]

この初期状態にあっては、平等な発言権と拒否権を持つすべての契約当事者が合意できる条項（社会の基本原則）のみが採用（意思決定）される。さらにこの初期状態にあっては、すべての契約当事者は「無知のヴェール」の下で協議するものとして条件づけられている。さらにいえば、ロールズ『正義論』の体系にあっては、「予想される最悪の結果〔事態〕」を比較考量して、もっともましな最悪の結果をもたらす選択候補が採択される、つまり不確実性の下で可能性のある最悪の結果から当事者自身（個々人）をつねに守るように判断する「マキシミン・ルール（maximin rule）」[49]に従って協議され決定される。

このロールズ『正義論』を原子力問題に拡大適用していえば、「無知のヴェール」を被せられた契約当事者としての市民が現行の「原子力プロセス」の下で直面する問題は、「少数の〔人々の〕死を引き起こすことになる放射性廃棄物の放出を続けていることを許容するべきか否か」、という問題である。だが実際には、契約当事者は、すでに自身が帰属する社会秩序の下で「無知のヴェール」を被されている、つまり正確な情報を十分に与えられていない。その結果、自己の属性などの有利・不利等の「特殊な偶有性（specific contingencies）」に拘束されて、少数の人々が「白血病を発症するかもしれない」としても、それが自分自身や自分の子ども・孫であるのかどうかについては想像できない。[50]

しかし、ロールズ『正義論』の発想法に厳密に従えば、「無知のヴェール」はゼロから社会秩序を設計・構想するスタートライン（初期状態）上で市民（契約当事者）が協議に先立って被るものである。その限りにおいて契約当事者、つまり相互に利害関心のない合理的な利己主義者である個々の市民は、一切の個々の属性をはぎ取られて純粋に一人の個人として対等の関係のもとに置かれることになる。その結果、必然的にこ

47 同、五三頁。
48 ロールズの初期状態の意味については、岩田靖夫『倫理の復権』（岩波書店、一九九四年）九〇―九七頁参照。
49 前掲、ロールズ『正義論』二〇八―二〇九頁、前掲、岩田『倫理の復権』九四―九七頁。
50 前掲、勧告、五四頁。

の社会秩序をゼロから設計・構想する初期状態の段階にあっては、自分自身や自分の子どもたち、さらには未来に生まれる孫たち（契約当事者）が白血病等のガンを発症するリスク（放射線損傷が促進要因となって誘導される「ゲノム不安定性」や放射線が誘発する「バイスタンダー効果等の増大」）[51]は、われわれ自身の存在が根源的な偶有性（Radical Contingency）に支えられているために、つまり自己（我）と他者（汝）が相互に反転する自他不二の世界に奥深く根差しているために、原理上、否定できないはずである。[52]

ここに否定できない力として顕わになっているのは、「最優先の約束（commitment）」であるとするロールズの考え、つまり「各個人は、たとえ社会全体の福祉でさえも優先させることができない、正義に基づく不可侵性を所有している」[53]と考える「個人の絶対的権利」が現行の「原子力プロセス」によって侵害される普遍的な客観的可能性である。[54]

なお、ロールズのいう正義に基づく不可侵性には身体的不可侵性が含まれるといえるだろう。したがって、正確な情報や知識を十分に与えられておらず、説明されることもなく同意も拒否もできない状態に置かれている契約当事者としての市民が放射性排出物で汚染されることは、たとえその排出物を生み出すプロセスが全体としてどれほど社会の利益（公共の福祉や国益等）に貢献しようとも、正義に適った社会秩序の下にあっては決して許されないのである。[55] いいかえれば、ロールズの『正義論』においてははっきりと定式化される、「正義の二原理（Two Principles of Justice）」[56]に支えられる正当な「現代国家の市民は、核廃棄物の日常的な放出によって彼らの身体が汚染されること」に対して同意することなど決してないはずである。[57]

ちなみに、ロールズは論文「二つのルール概念（'Two Conceps of Rules'）」（一九五五年）の規則功利主義擁護の姿勢から社会契約論の擁護（つまり非功利主義）へと立場を大きく転換させた論文「公正としての正義（Justice as Fairness）」（一九五八年）をまとめ、これを労作『正義論』（一九七一年）として緻密に体系化して世に問うが、哲学・思想領域にこの労作をめぐる毀誉褒貶の嵐を巻き起こすことになる。その後、彼の『正義論』に対する様々な批判に応答すべく、ロールズはおのれの立場を修正・前進させて重要論文「公正としての正義―政治的であり形而上学的ではなく（'Justice as Fairness: Political Not Metaphysical'）」（一九八五年）をまとめ上げ、そこから「穏当な（reasonable）多元性の事実」を受容する『政治的リベラリズム（*Political Liberalism*）』（一九九三年）へと、さらには「重なり合う合意（Overlapping Consensus）」や「人権（Human Rights）」などを基軸とする「万民の法（*The Law of Peoples*）」（一九九九年）論へと「公正としての正義」の具体化をねばり強く探究している。[58] ロールズのこうした思想展開の中核につねに置かれる

51　前掲、バズビー『封印された「放射能」の恐怖』五四頁、ならびに「研究プロジェクト―国立がん研究センター研究所（ncc.go.jp）」参照。

52　正義論構想の深層にあるロールズ自身の戦争体験を根源的偶有性の観点から捉え返して解釈する意義については、中島吉弘「根源的偶有性と人権の社会哲学―ルークスからロールズへ」『生命倫理研究資料集Ⅳ』（平成二〇年―二二年度　基盤研究（B）（一般）　課題番号　20320004）富山大学、二〇一〇年三月）二五七―二七一頁、ならびにJohn Rawls, *A Brief Inquiry into the Meaning of Sin and Faith: With "On My Religion"*, edited by Thomas Nagel (Harvard University Press, 2009), pp. 259-269. を参照されたい。

53　前掲、勧告、五四頁。

54　同、五四頁。

55　同、五四頁。

56　一見矛盾するかに思われる第一原理（自由の原理）と第二原理（差異の原理）をみごとに均衡させるロールズ「正義論」の構想と体系の深層構造については、前掲、ロールズ『正義論』八三―八九頁、就中、前掲、岩田『倫理の復権』二三―四九頁を参照されたい。

57　同、五四頁。

「公正としての正義」は、いうまでもなく「正義の二原理（the two principles of justice）」として定式化されるものである。

このロールズの「正義の二原理」は、自由に関する第一原理（各人は基本的な自由に関して最大限の権利をもっている。そしてその権利は、他者にとっての同様な自由への権利と両立する、平等な権利でなければならない）と、不平等（差異）に関する第二原理（社会的経済的不平等は次のような条件のもとでのみ許容されうる。すなわち、(a)それらの不平等が万人の利益になることが期待されうるかぎりにおいて、また、(b)それらの不平等を産み出す地位役職に就く可能性が万人に開放されているかぎりにおいて）から構成されている。

さらに勧告では、「道徳的に健全な（sound）行為」つまり「徳が高い（virtuous）」行為を問う徳倫理学（Virtue Ethics）が取り上げられている。注目すべきは、「倫理学に中立的な観点からの基礎を与えることは不可能」であり、「我々は全て、後天的に獲得した、主観的な倫理上の見解を持っている」[59]、と主張するR・ハーストハウスの徳倫理学の見地である。

ところで、ハーストハウスが考える徳倫理学とは、義務や規則（定言命法「あなたの意志の格律がつねに同時に普遍的な立法の原理として妥当しうるように行為せよ」）を強調するI・カントの義務論（deontology）や帰結主義（consequentialism）の立場から社会全体の数値化可能な快楽総量の極大化（苦痛の極小化）を善の基準とするJ・ベンサムの量的功利主義（quantitative utilitarianism）や人間の尊厳や品位にふさわしい快楽の質を善の基準とするJ・S・ミルの質的功利主義（qualitative utilitarianism）などへの不満、つまり義務論や功利主義には「情動というものがもつ道徳上の重要性」に関する哲学がないことへの不満から、行為者の徳や人柄（性格の良し悪し）に注目して個々人の行為の正・不正を評価・議論する規範倫理の一分野である。[60]

こうしたハーストハウスの立場からすれば、従来の倫理学（たとえばカントに由来する義務論やベンサムやミルにはじまる功利主義など）には客観性が認められない。[61] 勧告が述べるように、このハーストハウスの

58 詳しくは、前掲、『人権について』六-八頁、ロールズ（田中成明訳）『公正としての正義』（木鐸社、一九七九年）、ロールズ（エリン・ケリー編）（田中成明ほか訳）『公正としての正義　再説』（岩波現代文庫、二〇二〇年）所収の「編者まえがき」、J・ロールズ（川本隆史監訳）『政治的リベラリズム　増補版』（筑摩書房、二〇二二年）参照。なお、ロールズ「万民の法」については、前掲、『人権について』所収のオックスフォード：アムネスティ講義とこれを元に練り上げたロールズ（中山竜一訳）『万民の法』（岩波現代文庫、二〇二二年）、ロールズの生涯を通しての思想形史の概要については、前掲、齋藤ほか『ジョン：ロールズ』を参照されたい。

59 前掲、勧告、五五頁。

60 ハーストハウス「徳倫理学と情動」加藤尚武・児玉聡編・監訳『徳倫理学基本論文集』（勁草書房、二〇一五年所収）二一五-二四九頁参照。

なお、ハーストハウスの徳倫理学の全貌や他の徳倫理学との相違については、林誓雄「〈研究報告〉徳倫理学の最前線（1）:ロザリンド・ハーストハウスの徳倫理学」（京都倫理学会『実践哲学研究』（3673-152, 2013-10-31）を参照されたい。また、徳倫理学は「一九五〇年代から英米で展開され、功利主義や義務論に代わる第三の理論として、正・不正の評価基準や行動指針を提示している」（赤林朗・児玉聡編『入門・倫理学』勁草書房、二〇一八年、一二七-四五頁）といわれるが、古代ギリシャのプラトンやアリストテレス哲学の系譜につらなる倫理学説でもある。現に、ハーストハウスは新アリストテレス主義を標榜する現代徳倫理学の第一人者といわれる（小松光彦ほか編『倫理学案内—理論と課題』慶応義塾大学出版会、二〇〇六年、一二九-一四三頁）。ちなみに、人々に社会全体の利益のための犠牲を求める「功利性の原理（the principle of utility）」（「より多くの人がより多くの幸福を得られることを望ましいとする、規範的主張ないし価値観」）の問題については、中井大介「イギリスにおける功利主義思想の形成—経済社会における一般幸福の意義を通じて」（東京大学社会科学研究所『社會科學研究』第六四巻 第二号、二〇一三年三月発行）などを参照されたい。

61 詳しくは、R・ハーストハウス（土橋茂樹訳）『徳倫理学について』（知泉書館、二〇一四年）二六九-二八四頁、三六〇-三六一頁などを参照されたい。

見地は「客観性については何も主張しない」がゆえに、「政策立案者に対してはほとんど魅力のない哲学的な立場」である。なぜなら、「それは言い逃れのできない事態に対するすきのない回答を彼らに与えない」からである。裏返していえば、「機密と不誠実さの雰囲気の中で運営される秘密主義（secrecy）」は「有徳な社会をむしばむ」のである。[62]「倫理は客観的ではなく主観的であると主張しているJ・L・マッキー」の見解に対して「全面的に同意」をし、かつ「カントが志向するような客観性〔実在論的ではない仕方での道徳の客観的基礎づけ〕」や「それ以外の客観性」も倫理学に認めず、つまりは「中立的な観点などない」[63]と考えるハーストハウスの徳倫理学[64]の見地から分析すれば、「原子力プロセス」がもたらすのは「道徳的に健全な社会に対しては貢献することのない、ある硬直した冷酷さ（callousness）」である。[65]

3　勧告の結論

以上のようなドゥウォーキンの権利に基づく理論やロールズの正義論、ハーストハウスの徳倫理学からみれば、本質的に「秘密主義」である「原子力プロセス」によってさけがたく生み出される放射性物質の漏出行為は、不道徳以外のなにものでもない、ということになる。[66]

最後に勧告の「第四・六節　結論」をみておこう。市民を青ざめさせる取り返しようのない環境破壊（「民生用原子力と軍事用核兵器実験、ウラン兵器の使用の不可避的な副産物である環境汚染」）は、「資本主義の倫理〔「すべての物の価格（price）は心得ているが価値（value）については何も知らないようなひとつの経済体系」〕による全世界の知的支配の結果」[67]である。

この資本主義の倫理（つまり功利主義の倫理体系）にあっては、「子どもたちが放射能放出の結果として白血病〔や甲状腺がんなど〕で必然的に死んでいくのに、因果関係は否定されるだろうし、いかなる場合も彼らの人数は『絶対少数』である」。したがって政策が暗黙裡に前提にしているのは、子どもたちが放射能による白血病等で死んだとしても、その死は「考慮する価値はない」[68]、という結論である[69]。

かくして勧告は、結論をこう述べている。

そのような正当化が道徳的に破産していることは直感的にも明らかである。もしも我々が、我々の価値観を、経済成長駆動世界体制（economic growth-driven world system）中に存在するそれをのりこえて広げるならば、民生原子力は、あまりに安くて電気メーターなど要らないどころか、実際のところ、あまりに費用がかかりすぎて容認できないということが明らかになるだろう。

軍事関連の活動（核兵器実験、ウラン兵器）に由来する中レベルで非常に長寿命の放射性核種が環境

62 前掲、勧告、五六頁。
63 前掲、ハーストハウス『徳倫理学について』三五九―三六一頁。
64 同、三二―三三頁。
65 前掲、勧告、五六頁。
66 原子力プロセスが本質として持つ「秘密主義」（民主主義と人権の蹂躙）については、ロベルト・ユンク（山口祐弘訳）『原子力帝国』（日本経済評論社、二〇一五年）などの考察を参照されたい。
67 前掲、勧告、六八頁。
68 同、六九頁。
69 この点に関連する文献としては、今中哲二『叢書　震災と社会　低線量放射線被曝―チェルノブイリから福島へ』（岩波書店、二〇一二年）、医療問題研究会編『福島で進行する低線量・内部被ばく―甲状腺がん異常多発とこれからの広範な傷害の増加を考える』（耕文社、二〇一五年）参照。

中に組織的に増大している問題は、決して正当化されておらず、したがって功利主義を含むあらゆる倫理体系の枠組みの外部でしか扱われることができないだろう。国境線を超えた、無差別的な汚染の性質ゆえに、放射能汚染は、第二次世界大戦後のニュルンベルク裁判で議論されたタイプの人道に対する普遍的な犯罪と見なすべきである。[70]

ここで言及されているニュルンベルク裁判（Nürnberg trials）は、第二次世界大戦中のナチス・ドイツの重大な戦争犯罪を裁くため、一九四五年一一月から翌年一〇月にかけてドイツのニュルンベルクで開催された連合国による国際軍事裁判（正式名称：Trial of the Major War Criminals before the International Military Tribunal）である。この裁判はナチス党（正式名称：国民社会主義ドイツ労働者党 Nationalsozialistische Deutsche Arbeiterpartei）の指導者や高官などの戦争犯罪（平和に対する犯罪、戦争犯罪、人道に対する罪）の責任を追及しており、その後の戦争犯罪に対する国際法の発展に大きく貢献した歴史的裁判とされる。[71]

ちなみに、「人道に対する罪（Crimes against humanity）」とは、一九四五年に調印された「国際軍事裁判所憲章（Charter of the International Military Tribunal）」[72]に規定される犯罪概念である。ニュルンベルク裁判はこの憲章に基づいて実施された。なお、この犯罪概念は一九九八年に採択された国際刑事裁判所ローマ規程（Rome Statute of the International Criminal Court：二〇〇二年発効）では「人道に対する犯罪」と定義されている。現在では戦時・平時を問わない「国際法上の犯罪」の一つとして位置づけられている。[73]

三　「人道に対する普遍的な犯罪」の隠蔽と三次元の権力

前節において跡づけたような「原子力プロセス」をめぐる勧告の倫理的な判断は、勿論、現実の社会ではそのまま受け入れられるものとはならない。なぜなら、現実の社会には相いれない利害関心からくる世界観や価値観、社会観等の対立やこれらと不可分の関係にある種々の権力作用が複雑に絡みあい、せめぎ合って捉えがたく重層的に作用しているからである。

本節では、勧告が立脚しようとしている人権に基づく哲学、つまりドゥオーキンの権利論やロールズの正義論からなされる倫理的判断がいかにして種々の権力作用によってどのように阻害され、あるいは隠蔽され、操作され、ねじまげられていくかをスティーヴン・ルークスのラディカルな権力論（『現代権力論批判』[74]）を

70　前掲、勧告、六九頁。

71　詳しくは、本田稔「ナチスの法律家とその過去の克服―一九四七年ニュルンベルク法律家裁判の意義」（『立命館法學』第五・六号〔三二七・三二八号〕、二〇〇九年）などを参照されたい。

72　国際軍事裁判所の構成や役割を規定した憲章であり、第二次世界大戦末期の一九四五年八月八日にイギリス、フランス、アメリカ合衆国、旧ソビエト連邦の連合国四ヵ国がロンドンで調印している。

73　「国際刑事裁判所」については、以下の解説を参照されたい。「国際刑事裁判所（International Criminal Court: ICC）は独立した、常設の裁判所で、国際社会全体の関心事であるもっとも重大な犯罪、すなわち集団殺害犯罪、人道に対する罪、戦争犯罪に問われる個人を訴追する。また、二〇一七年に締約国が行う決定によっては、侵略犯罪に対しても管轄権を持つことになる。刑事裁判所は、一九九八年七月一七日、ローマで開かれた全権大使会議で採択された「国際刑事裁判所ローマ規程」（https://www.icc-cpi.int/）によって設立された。ローマ規程は二〇〇二年七月一日に発効した。二〇一六年一一月現在、締約国は一二四カ国である。」〔国際刑事裁判所―国連広報センター（unic.or.jp）〕

手がかりに考察してみたい。

広く知られているように、ルークスは独自の三次元の権力（Three-Dimensional Power）という視点を提起し、至高の権力行使形態を分析している。この三次元の権力とは、ルークスによれば、「真の利害関心（real interests）」[75]に気づかせないように作用する構造的な力のことである。[76]だが、われわれの問題関心からすれば、この三次元の権力が作用することで隠蔽される「真の利害関心」とは何かが問われなければならないであろう。

私見によれば、三次元の権力行使によってたくみに秘め隠されている人々の「真の利害関心」とは他からの働きかけがなければ、つまり本来であれば選択するはずの人権―人々が唯一無二の存在として例外なく「等しく尊重され気づかわれる」権利―であり、それを保障する正義の諸原理であるといえるだろう。裏返していえば、人々が三次元の権力行使によってこの「真の利害関心」の本体である人権と正義の諸原理の構想に気づかないよう巧妙に操作されている客観的可能性が極めて高い、ということである。

ところで、ルークスの三次元の権力を踏まえたわれわれの認識からすれば、あらためて以下のように問うことができるであろう。すなわち、「原子力プロセス」（原子力産業の一応合法的な活動）から必然的に生み出される放射性物質による汚染（radioactive contamination）は、勧告がいうように、実際の社会にあっては「人道に対する普遍的な犯罪」であると、なぜ理解されないのか。

なお、ここでいわれる「原子力プロセス」については、川崎哲の述べる「核の連鎖（nuclear chain）」という文脈で理解されるべきであろう。

核の連鎖とは、ウラン発掘に始まり、ウラン濃度を高くすれば核兵器になり、核実験が行われ、長崎、広島に落とされた。落とされた後の汚染、被曝の問題がある。一方の鎖はウラン濃度を薄めたまま燃料に使えば、原発になり、そこから核廃棄物が出てくる。事故が起これば、汚染、被曝者が出てくるというもので、最終的には「核」は一度使われると、人間の体にとんでもないインパクトを与えるということだ。しかもこのインパクトだが、放射線は人間の遺伝子を傷つける。つまり根本的に人間の存在を脅かすもので、ほかの環境汚染とはちょっと違うレベルのものだ。[77]

川崎は、この部分の発言に先立ち、以下のように述べている。

人道主義の観点から核兵器の被害を考えるとき、それは、今フクシマで起きているようなことがもっと大規模な形で起きることだ。結局、核兵器の健康や環境に与える影響を考える手がかりが、広島、長崎、チェルノブイリ、そしてフクシマに詰まっている。つまり、核兵器と平和利用といわれるもの（原発）との区別は本質的にはない。そのことに、核兵器反対者たちが気付き始めている。「核兵器禁止条

74　前掲、ルークス『現代権力論批判』は、その後、新たな四つの論文（「権力・自由・理性」、「三次元の権力」、「支配と承認」、「三次元の探究」）が付加され、Third Editionとしてタイトルを変えず二〇二一年にRed Globe Pressから刊行されている。なお、ルークスの三次元の権力論を含む権力理論史上の位置づけについては、星野智『現代権力論の構図』（情況出版、二〇〇〇年）などを参照されたい。
75　この「真の利害関心」概念の詳細については、前掲、ルークス、「六　権力と利害」原註2、六一頁、一二五―一二七頁、訳注（9）一二五―一二七頁を参照されたい。
76　前掲、ルークス、一四〇―一四一頁。
77　川崎哲「脱原発世界会議、グローバル・ヒバクシャの声を伝え、新しい復興の道筋を」（SWI swissinfo.ch. 2011/09/20）。

約」をもちろん求めているが、そこに至るためには、「核」というもの怖さ、人間への影響を、兵器であれ、発電であれきちんと踏まえることが必要だということだ。[78]

以上の川崎の発言は筆者の考察と一致するものであり、本質的に重要な認識の深化であるといえよう。さらに以上の川崎の言説をも踏まえ、先の問いに正しく答えるには、権力の問題と「真の利害関心」の関係を見極めることが最優先の課題である、と筆者には思われるのである。つまり脱原発社会をめざす広義の良識ある市民運動とそれを支える人権に基づく哲学を定義する際にさけて通れないのは、再確認になるが国家や社会にあって相克する種々の価値観や世界観等の価値体系と、それらの背後に控える利害状況と深く連動しながら重層的に作動する権力（Power）の問題である。

ルークスの権力論の了解に先立って押さえておくべきは、M・ウェーバーに典型化される伝統的な権力の一般的定義であろう。ウェーバーに従えば、権力は以下のように定義される。「権力は、ある社会関係の内部において、自己の意志を、抵抗に抗してさえも、貫徹するあらゆるチャンス―たとえこのチャンスが何に依拠しようとも―を意味する」。[79] いわゆる方法論的個人主義に立脚するこのM・ウェーバーの伝統的な権力の定義は、行動主義（behaviorism）と多元主義（pluralism）に立脚するR・ダールらの権力観の背景に控えているものであり、ルークスが一次元の権力観（One-Dimensional View of Power）と呼ぶものにそれは該当するといえよう。

この一次元の権力観として定義されているダールらの権力の捉え方は、表沙汰になった（つまり客観的に観察可能となった）紛争や争点をめぐって作成される個別具体的な意思決定（decision-making）という行動

(behavior)の中にその姿を現すものである。したがって、個々の意思決定行動に介在する特定の有力な人物(個人)を見極めれば、そこに権力があると考える。しかしルークスにいわせれば、この権力の捉え方は、目でみて客観的に観察できる紛争や対立をめぐって作成される個々人の意思決定行動だけをみて、それが権力のすべてであると誤認している。なぜなら、この権力の捉え方は、権力の行使によって「実現されなかった別の可能性」(抑圧や隠蔽などを介して阻止された別の現実)があることを捉え損ねているからである。[80]

このように一次元の権力観の限界を見定めた上で、ルークスはこの権力観を批判しその乗り越え(改良)をはかるP・バクラックとM・S・バラッツの権力観に注目する。彼らの権力の捉え方は、二次元の権力観(Two-Dimensional View of Power)と呼ばれる。

バクラックらによれば、ダールらの一次元の権力の捉え方は、権力のもう一つの側面(裏の顔)を捉えていない。この権力のもう一つの側面とは、決定(意思決定)の範囲をたくみに操作・制限することで体制の脅威となりうる不満や苦情を表面化させないように働く非決定(目でみてわかるような意思決定行動をとらない、という意思決定=不作為〔inaction〕、たとえば「偏見の動員」など)である。ここにいう非決定(non-decision-making:何も行わないという決定・作為〔action〕)とは、「意思決定者が持つ支配のための価値観や利害関心に対する隠然たる挑戦や公然たる挑戦を抑止し挫折させる決定」のことである。いいかえれば、不作為(無活動)として現れる非決定とは、現状(現体制の既得権益〔利権〕)への「変更要求が関連する意

---

78 同、川崎。
79 マックス・ウェーバー(阿閉吉男・内藤莞爾訳)『社会学の基礎概念』(恒星社厚生閣、一九八七年)八二頁。
80 前掲、ルークス、一三―二二頁。

思決定領域へ近づく前にそれを隠蔽あるいは抹殺する手法であり、さらにそれらすべてに失敗した場合には、それを政策実施段階で骨抜きにし、無効にする手法」のことである。権力にはこうした表に現れない複雑な裏の顔があるというのである。つまるところ、権力が持つ表の顔と裏の顔を同時に捉えることが重要なのである。[81]

ダールらの一次元の権力観に対する批判と克服をめざすこうしたバクラックらの二次元の権力観に深い感銘を受けつつも、ルークスはこの権力観をさらに徹底化させて乗り越え、前進しようとする。その際に構想・提示されるのが、三次元の権力観である。ルークスの三次元の権力観からすれば、二次元の権力の捉え方は、一次元の権力観と同じく個々人の決定という権力の捉え方に呪縛されているために、組織や集団、制度がどのような手法で、紛争や争点を政治過程から排除するのか、という点について徹底して考えることができない。その結果、たとえば二次元の権力の捉え方は苦情がみられなければそこには「真の合意」が成立しており、それゆえ権力行使はないと推論してしまう。バクラックらにあっては、想定される「真の合意」が「虚偽の合意」や「操作された合意」、「強要された合意」である可能性については考えられていない。

それでは三次元の権力観が捉えようとする権力の至高の行使形態とはどのようなものなのか。それは支配の対象となる人々が自らの意志に従って支配者への隷従へと至らしめる手法である、といえるだろう。ルークスはこうした権力行使について、次のように説明している。

　人々が既存の生活秩序に代わる別の状態を考えたり想像したりできないためか、あるいはその秩序を自然で不変なものとみなしているためか、それとも神が定めた有益な状態として崇めているためか、そのいずれかの理由により、人々はそうした秩序の中で自分の役割を受け入れているわけだが、まさにそうした形で、人々の知覚や認識、さらには選好までも形づくり、それがいかなる程度であれ、彼らに不平不満を持たせないこと、それこそが権力の至高の、しかももっとも陰険な行使なのではあるまいか。[82]

このように「真の利害関心」には気づかないようにすること、それこそが「権力の至高の、しかももっとも陰険な行使」(つまり表面的には善意に見せかけていても、その裏には人間の主体的自由と尊厳を貶めるような悪意を別の目的としてたくみに潜ませている権力行使)なのである。

要するに、ルークスによれば権力とはAが一次元、二次元、三次元からなる各次元の権力を巧妙に組み合わせながらBに働きかけ、つまりB自身の知覚や認識、選好を操縦しつくり替えて、Bの「真の利害関心」に反した考えや行動をとらせる作用—Bが自発的にも非自発的にも隷属するように仕向ける力—である、ということになる。いいかえれば、具体的には、Aが選択する種々の手法はすべて、Bが自身の「真の利害関心」に気づかないように、Bの自律性を阻害すべく構成されるのである。

しかし、ここで真に問うべきは、Aが選択する種々の手法により覆い隠され、やがては奪われるB自身の「真の利害関心」とは何か、という問いであろう。ルークスはこの問いに対してはBの自律性の問題として捉え返し、答えようとする。なぜなら、このBの自律性によって「この「真の利害関心」を見定めることは、

81 同、二三—二三頁。
82 同、三九—四〇頁。

Aの責任ではなく、相対的に自律的な条件の下で、それも特にAの権力から独立して—つまり民主的参加を介して—選択権を行使するBの責任（responsibility：他行為可能性）[83]」の問題だと考えるからである。要するに、ルークスのいう一次元、二次元の権力を包摂しつつ批判的に乗り越える三次元の権力とは、おのれの自律性を発揮して、自己の「真の利害関心」に気づくことを妨げる構造の効果である、ということになる。小括をすれば、権力行使の対象となる人々が気づけないようにたくみにその自律性を奪い、結果、虚偽の利害を自己の「真の利害関心」であると錯覚・誤認させる構造の効果が三次元の権力の本体である。[84]

それでは、ひるがえって本来の自律性をおのれの責任において発揮するならば見出すであろう「真の利害関心」とは一体どのようなものなのか。次に、この問いに答えなければならない。

ルークスによれば、AがBに対して権力を行使するのは、AがBの真の利害関心に反するやり方でBに影響を及ぼす場合である。しかし、ここにいう「真の利害関心」とは何か、があらためて問題になる。ルークスは、利害について語ることは、倫理的かつ政治的な特質をめぐってくだされる規範的判断、つまり他に還元しえない価値評価的な観念に対して、ある認可を与えることである、と述べている。なぜなら、利害の本質に関する種々の概念解釈（conception）は、明らかに共約不可能な倫理的かつ政治的な立場の相違と選択にかかわっているからである。こうした見地から、ルークスは以上の三つの権力観を次のように説明している。

一次元の権力は、人々が実際に望むもの、選好するものが利害であると考える自由主義者・行動主義者、つまり多元的な社会諸領域における個人の自由な活動を重んずる人々の権力観である。その利害は観察可能な具体的な行動において示されると考える。

二次元の権力は、人々が実際に望むもの、選好するものも確かに利害ではあるが、偏向され、隠蔽され、覆い隠された欲望や選考も利害と考える改良主義者・行動主義批判者、つまり漸進的に社会を改革・改良しようとする人々の権力観である。彼らが考える利害は、行動において示される場合もあるが、行動において示されない場合もある、つまり無活動（なにもしないこと）においても現れるのである。

三次元の権力は、人々の欲求や利害そのものが、人々の利害に反して作動するシステムの所産でありうると考えるラディカリストの権力観である。つまり現在の社会体制や秩序の、急激な、あるいは根本的な変革をめざす人々の権力観である。彼らが考える利害は、「有意味な反実仮想（a relevant counterfactual）によってその真の姿が捉えられるのである。[85]

以上三つの権力観は、顕在的でもあり潜在的でもある諸欲求を内包する階級全体の中のある領域を、それぞれ他に優越すると考える自己の倫理的な価値判断に適合するものとして選択されるのである。[86]

だがここで留意しなければならないのは、こうした三つの次元の権力作用にも、一定の限界がみられる点である。なぜなら、Aの権力行使の客体であるBが自己の「真の利害関心」に気づくことがあるからである。この場合、AとBとの権力関係は終焉する。[87] しかしそれにもかかわらず、この権力関係をAが維持・存続させようと意欲する場合はどうであろうか。その場合、Aは支配のための計画を用意周到に練り上げ、Bをた

83 同、五六−五七頁。
84 同、五六頁。
85 この「有意味な反実仮想」の詳細については、同、訳註（10）、一二七−一二九頁を参照されたい。
86 同、四四頁。
87 同、五六頁。

くみに操縦・操作しようとするであろう。具体的には、Aが選択する種々の手法はすべて、Bが自身の「真の利害関心」に気づかないように、Bの自律性を阻害すべく構成されるであろう。[88]

さらにルークスはBの自律性について、こう述べている。いわく、この「真の利害関心」を見定めることは、「Aの責任ではなく、相対的に自律的な条件の下で、それも特にAの権力から独立して―つまり民主的参加を介して―選択権を行使するBの責任の問題である[89]」、と。すでに明らかなように、われわれが先に「真の利害関心」を本来であれば選択するはずの人権や「正義の諸原理」と不可分の関係にあるものとして捉えたのは、この相対的な自律性の下で人々が当事者として持つ責任の問題―つまり構造に還元されつくさない主体が包蔵する他行為可能性の問題―でもあったからである。[90]

四　ルークスの権力論からロールズの正義論へ

福島第一原発事故を考える際につねに問題となるのは、共約不可能な倫理的な価値判断―世界観や社会観等の信念体系―やそれを背後から支える利害関心をめぐる概念解釈（構想）の対立と、その深層に見いだされる「真の利害関心」の隠蔽・偽装・神話化（種々の安心・安全・必要の言説）の手法であるだろう。[91] この問題の核心を正しく捉え克服するためには前節においてくりかえし検討した「真の利害関心」について根底から考えぬき、その意味を正しく捉えなければならない。つまるところ、われわれの問題関心からすれば、一応合法的に操業される原子力産業の「人道に対する普遍的な犯罪」行為を「有意味な反実仮想（a relevant counterfactual）」の下で捉え返し、われわれの「真の利害関心」の本体を人権（Human Rights）や正義の諸原理の中に見極めることがわれわれのテーマとなる。

反実仮想（Counterfactual Hypothesis）は仮定上の出来事、過程、あるいは事実に反する事態にかかわる言明（statement）である。つまり反実仮想は、かりに何事かがかくかくしかじかであったならば、起こったであろうことを述べるのである。だが、このような反事実的条件命題（counterfactual conditionals）に含まれる前件（antecedent）は、実際には実現されていない。それゆえに、後件（consequent）に内包される主張の正しさの経験的な検証には大きな困難が伴うことになる。それにもかかわらず、ルークスは反実仮想の正しさの経験的な検証が困難であるとする立場はとらず、すべての（歴史上の）判断には経験的に立証かつ反証可能な反実仮想が含まれているとする。つまり反実仮想が有意味な（relevant）ものであれば、その正しさは証拠（evidence）をあげて経験的に立証することが可能であると考える。[92]

88　同、五六頁。

89　同、五六―五七頁。

90　筆者が考える構造と主体の関係性の理解は、以下のルークスの言説に示唆されたものである。「社会生活は権力と構造の弁証法として、つまりその本質が能動的であると同時に構造化されている行為者が、ときにより拡大・収縮する一定の限界の中で選択を行い、戦略を追求する可能性の織物（Web of Possibilities）としてのみ的確に理解されうる。」(S.Lukes, *Essays in Social Theory*. London: Macmillan, 1977, p.29) 筆者がこのルークスの言説をどう読み込むかについては、前掲、ルークス『現代権力論批判』一四一―一四四頁、訳者解説を参照されたい。

なお、ここにいう構造に還元されつくさない主体が包蔵する他行為可能性（責任）の問題は、実践的には以下のような政治的な言説へと連なり、重なり合うものといえよう。「脱原発とは、単に原発を廃止するという技術的な問題ではない。むしろ、脱原発の実現を通じて、代表制民主主義と官僚機構が（工業＝軍事立国という）国家と資本の論理に依拠して中央集権的に政策決定するような「管理民主主義」を、直接民主主義的、分権的で、国家と資本の論理に依拠しない根源的《ラディカル》民主主義《デモクラシー》へと変革することが問題なのである。」(前掲、佐藤ほか『脱原発の哲学』四四八頁)。

91　前掲、高木『原子力神話からの解放』参照。

ルークスは、人間生活に関する一定の価値評価的立場を選択すること―つまりは善の概念解釈（構想）の多元性という原事実―から発生する論争性を克服不可能な宿命として引き受け、その原事実を鋭く自覚するよう求めているのである。なぜなら、ルークスの議論は「正義の環境（circumstances of justice）」（つまり「その下において人間の協働が可能になり、またそれが必要とされる正常の条件」）とロールズが呼ぶ事態を念頭に置いた以下の認識に支えられているからである。すなわち、善の概念解釈の多元性は、人間の条件として、つまり人間社会の本質として存在しつづける乗り越え不可能な事態であるからこそ、「正義や権利や責務が必要とされる」との認識がそれである。

こうしたルークスやロールズの立場[93]を敷衍していえば、人々は現行の「原子力プロセス」の下で「真の利害関心」である人権を侵害されつづけている客観的可能性が極めて高いといえよう。しかしなぜ、このように考えるのかといえば、われわれの感性的な実践的直観と問題関心がルークスの反実仮想論の有意味性《レリヴァンシー》と強く共振し重なり合うからである。[94]

以上の考察を踏まえるならば、われわれが次に設定すべきは、原子力（核）発電と核兵器双方の廃絶を志向しうる人権の哲学からする正義の諸原理の構想とはどのようなものなのか、という問いである。しかしこの問いに答えるには、勧告の言説を哲学的倫理学的に基礎づけているロールズ『正義論』の発想の原点とは何か、という難問にここで答えなければならないであろう。

岩田靖夫によれば、ロールズ『正義論』の発想の原点にあるもの、それは「エンドクサ（endoxa：一般通念）」、つまり「だれにも否定できない自明の理」である。[95] このエンドクサとは、「人間にとって自明の普遍的な根源的現実」であり、「当代において大方の人々により承認受容されている信念や常識の集成（つまり「当代の公共的理性」〕」である。[96]

岩田はこのエンドクサをさらにこう敷衍して説明している。いわく、「諸民族の歴史的経験を基にして生成し、時間の流れの中で流動し、相互にぶつかり合い影響を与え合いながら、人類のより大きな普遍的合意〔西洋と東洋のエンドクサのぶつかり合いの中から生成する新たな普遍的倫理〕へと向かって一歩一歩自己を鍛え上げてゆくべきものである」[97]、と。ロールズはこのようなエンドクサの基底にある倫理的直観を先に言及した「マキシミン・ルール」(maximin rule)として捉え返している。

しかし、それではなぜロールズにあってこのような立場が選択されるのか。ロールズ自身述べているように、彼の考える正義の諸原理(就中「正義の二原理」)は、このマキシミン・ルールという本体から選び出されてくるものだからである。[98] 岩田が述べているように、ロールズはこのマキシミン・ルールを「絶対に譲

---

92 この「有意味な反実仮想」論の意義と射程については、前掲、ルークス、訳註(10)一二七–一二九頁、「訳者解説」一三四–一四四頁を参照されたい。

93 前掲、ルークス、九頁。詳しくは、本書第一部第二章を参照されたい。

94 筆者がいう「実践的直観」の論理構造については、梯明秀『資本論への私の歩み』(現代思潮新社、二〇〇一年)、ならびに前掲、拙著『梯明秀の物質哲学』の第六章「西田哲学批判と戦時下の抵抗」を参照されたい。また、このように「真の利害関心」の本体を人権として読み込む際に有力な手がかりとなるのは、一九九三年に行われたルークスのオックスフォード・アムネスティ講義「人権をめぐる五つの寓話」(ロールズ他〔中島吉弘・松田まゆみ訳〕『人権について』(みすず書房、一九九八年所収)である。

95 前掲、岩田『倫理の復権』一七頁。

96 同、一四–一五頁。

97 同、一七頁。

98 「正義の二原理(two principles of justice)」と「マキシミン・ルール」との関係については、前掲、ロールズ『正義論』二〇四–二〇八頁を参照されたい。

れない」原理であると考えている。というのも、おのれを「最弱者の位置」においてから物事を考え判断する彼自身の基本姿勢とその姿勢を支える精神史の伝統（具体的にはアリストテレスに代表されるギリシャ的合理性とキリスト教の伝統）へのロールズの深い信頼があるからである。[99] 要するに、マキシミン・ルールは「あらゆる天与の優越性を私すべきではない」と考えるこうした精神史の伝統につらなるロールズの根本直観から生み出されるものである。ロールズ『正義論』はこうした根本直観を内包する深層理論（Deep Theory）の上に構想された哲学体系である。

ここで注目しておきたいのは、ロールズ『正義論』を深層において支えている理論について、岩田がこう述べている点である。

われわれ一人一人の存在の偶有性（contingency）という観点がロールズの思想の中核点であったが、この観点は、自己自身のうちに存在根拠をもたない被造物としての人間という含蓄をその背後に秘めていなければ、おそらくはロールズの主張するような内容をそこから引き出しえないものなのである。[100]

この点に関連して、ドゥウォーキンは、ロールズ『正義論』の背後に控えている深層理論を「高度に抽象的な権利」の体系として捉え、「平等に尊重され配慮されること」への人々（peoples）の要求が、その本体であると述べている。[101] 思うに、この要求は根源的偶有性に支えられるモラルの世界、自他不二の世界（我と汝が相互に反転する世界の実相）とその根底において深く重なり合い響き合うものである。[102]

おわりに

以上、ＥＣＲＲの勧告にみられる功利主義批判の言説、就中、ドゥウォーキン、ロールズ、ハーストハウスの言説、さらには『現代権力論批判』にみられるルークスの言説を手がかりにして倫理・権力・人権の視点から原発問題を考えてきた。ここで得られた結論を簡潔に示せば、以下のとおりである。

1　倫理の観点から

（ア）「原子力プロセス」（つまり原子力産業の一応合法的な活動）による放射性物質の環境への放出は、自然生態系の汚染と放射線被ばく（特に内部被ばく）による細胞のＤＮＡ損傷とこれに伴うがん化リスクの増大をもたらす。[103]

（イ）そのプロセスは、人間のさまざまな健康障害（酸化ストレスによる健康障害、細胞膜・イオンチャン

99　前掲、岩田『倫理の復権』二三三–四九頁、二五三–二五四頁参照。
100　同、四九頁。
101　この点については、旗手俊彦「ドゥオーキン権利論の社会哲学」（北大法学論集三七（五）、一四九–二一〇頁）
102　この「根源的偶有性」については、前掲、John Rawls, "On My Religion"、前掲、岩田『倫理の復権』四九頁、川本隆史「訳者あとがき―『正義論』の宇宙、探訪」（前掲、ロールズ『正義論』所収）、大澤真幸『自由の条件』（講談社、二〇〇九年）四一五–四二六頁、世界の「自他不二」性については、小坂国継『環境倫理学ノート―比較思想的考察』（ミネルヴァ書房、二〇〇三年）を参照されたい。なお、この「根源的偶有性」（私が他者でもありうる可能性）から構想されるモラルが正義と人権の本体であると考える筆者の立場については、前掲、「根源的偶有性と人権の社会哲学」を参照されたい。

ネル・免疫機構・腸内細菌叢・炎症などへの影響、白血病・リンパ腫・甲状腺がん・その他のがん化リスクの増大、脳・神経系への影響、心筋梗塞、新生児への影響等）や人間以外のさまざまな生物への影響をもたらす可能性を日々増大させる。[104]

（ウ）特に生殖細胞が放射線被ばくにより損傷する場合、被ばくした個体のリスクのみならず、その損傷はその固体を超えて次世代へと受け継がれるリスクを増大させる。[105]

（エ）こうした状況をさけがたく生み出す原子力プロセス（原子力産業の設置や操業・維持存続）は倫理的に正当化されえない。

（オ）それは国際刑事裁判所（ＩＣＣ）のローマ規程に示される「人道に対する普遍的な犯罪」（第七条　人道に対する犯罪（ｋ）、つまり「その他の同様の性質を有する非人道的な行為であって、身体又は心身の健康に対して故意に重い苦痛を与え、又は重大な傷害を加えるもの」[106]）に該当するものである。

2　権力の観点から

（ア）われわれ市民の《真の利害関心》は、一次元と二次元の権力のみならず、三次元の《至高の権力》行使が相互に複雑に絡みあって、虚偽の利害関心（原子力プロセスにとって好都合な種々の神話や思い込みなど）へとすり替えられるように意図され作為されている。

（イ）われわれ市民はこうした権力作用の効果に気づき、権力の作為と不作為によってつくり出される偽りのリアリティや利害関心からいったん離れて、自分自身の《相対的な自律性》（つまり権力の作為がなければ、個々人が内発的に判断・選択したであろう別様の可能性）を取り戻しながら、自らの《責任》において市民の《真の利害関心》を見極めなければならない。

3　人権の観点から

（ア）われわれ市民の《真の利害関心》を見極めるには、《正義》と《人権》を擁護する社会観・国家観・自然観等の価値体系を《構想》・《選択》しなければならない。

（イ）この《構想》・《選択》がわれわれ市民の「不断の努力」（自覚の深まり）を通して正しく実行されるならば、知識も同意もない（つまりロールズのいう「無知のヴェール」の下にある）市民は、たとえそ

103　河宮信郎は、ジョン・W・ゴフマン、アーサー・R・タンプリン『原子力公害―人類の未来を脅かす核汚染と科学者の倫理・社会的責任』（明石書店、二〇一六年）の「訳者まえがき」の中で、こう述べている。「放射線は、遺伝子の損傷（切断、欠失、誤修復、その他）というかたちで生命活動の根幹を非可逆的に傷害する。したがって、この問題を回避しないと、核開発・原発利用の正当化はできない。最も一般的な迂回方法は『科学技術進歩』が普遍的で至高の価値であるという『虎の威』を借りることであろう。科学技術信仰、さらには科学技術の『専門家』が全知全能（omniscient）の存在であるという賞賛のもとに身を寄せれば、核技術のおぞましさを容易に隠すことができる。そして逆に、（過剰に）巨大な核パワーこそ科学技術の偉大な成果だと言いくるめることもできる。」（八頁）なお、放射線被ばくによるがん化リスクについては、高木学校編『レントゲン、CT検査、医療被ばくのリスク』（ちくま文庫、二〇一四年）、前掲、落合『放射能と人体』参照。

104　ジェイ・マーティン・グールド（肥田舜太郎ほか訳）『低線量内部被曝の脅威』（緑風出版、二〇一一年）、アレクセイ・V・ヤブロコフほか（星川淳監訳）『調査報告　チェルノブイリ被害の全貌』（岩波書店、二〇一三年）、前掲、落合『放射線被ばくの全体像』等参照。

105　前掲、落合『放射能と人体』二六四―二六五頁参照。

106　国際刑事裁判所（International Criminal Court: ICC）は、「最も重大な犯罪（1集団殺害犯罪、2人道に対する犯罪、3戦争犯罪、及び4侵略犯罪）を犯した個人を国際法に基づき訴追し、処罰するための常設の国際刑事法廷である。一九九八年に採択され、二〇〇二年七月一日に発効している。詳しくは、「『国際刑事裁判所に関するローマ規程』について（二〇〇七年二月）」（外務省ウェブサイト）。ならびに「国際刑事裁判所のローマ規程」（同）を参照されたい。

の廃棄物を生み出す原子力プロセスが全体としてどれほど社会の便益を増大させると力説（偽装）されようとも、〔根源的なモラルとしての《人権》の普遍性に支えられる正義にかなった〕法治国家《ジャスト・ステート》にあっては〔原理上〕許されないと判断するだろう。[107]

（ウ）つまるところ、われわれ市民の「不断の努力」によって見極められる《真の利害関心》は、《正義》ならびに《人権》の選択と擁護からの必然的帰結として、《脱原発と脱核兵器[108]（核兵器禁止条約）》[109]の不可分の立場を倫理的かつ合理的に自己利益にかなったものとして選択するはずである。

（エ）だが、福島以後、「核兵器廃絶運動も原子力の問題や原発の問題にコミットしていこうという動きが強まっている」（川崎）といわれる状況にありながらも、この歴史的意義のある「核兵器禁止条約」（二〇一七年七月七日採択、二〇二一年一月二二日発効、核兵器の使用は非人道的で国際法に反するとして開発、製造、保有、使用を禁じる初めての国際条約）の「前文」には以下のような文言がみられる。すなわち、「本条約は、締約諸国が一切の差別なく平和目的での原子力の研究と生産、使用を進めるという奪うことのできない権利に影響を及ぼすとは解釈してはならないことを強調する」という規定がそれである。この規定は、原子力の平和利用を権利として受容する立場を選択している。だが本章における筆者の立場、つまり福島原発震災の経験を踏まえて脱原発に賛同する立場からすれば、双方には原子力の平和利用をめぐる認識上の（あるいは優先順位上の）大きな隔たりがあるといえるだろう。この点は、同条約の批准に向けて広く開かれた形で十分に議論され解決されるべき未解決の重大問題であるといえよう。[110]

（オ）しかし、本章においてＥＣＲＲの勧告を手がかりとして考察したように、核兵器の非倫理性や非人道性の観点から核の問題を考えるのであれば、その対象は核兵器から現行の原子（核）力発電が包蔵する「人道に対する普遍的な犯罪」へと議論の射程を拡張すべきであろう。未だに福島原発事故の原因や損傷実態すら正確にはつかめず、廃炉作業に向けた技術的な課題も解決しえず、高濃度の放射性物質（核種）を含む汚染水が多核種除去設備（ＡＬＰＳ：Advanced Liquid Processing System）等によって一定程度除去処理されたとはいえ、その「処理水」や処理過程から必然的に生成する高濃度放

107 前掲、勧告、五四頁。

108 脱原発については、「脱原発基本法案」（shugiin.go.jp）を参照されたい。なお、同法案の提出理由については、こう述べている。「できる限り早期に脱原発の実現を図り、国民の生命、身体又は財産を守るとともに国民経済の安定を確保するため、脱原発について、基本理念を定め、国等の責務を明らかにするとともに、脱原発のための施策に関する基本的な計画について定める必要がある。これが、この法律案を提出する理由である。」以上については、安全なエネルギー供給に関する倫理委員会（吉田文和ほか編訳）『ドイツ脱原発倫理委員会報告―社会共同によるエネルギーシフトの道すじ』（大月書店、二〇一三年）、核兵器禁止条約については、核兵器禁止条約―外務省（mofa.go.jp）なども参照されたい。

109 核兵器禁止条約（Treaty on the Prohibition of Nuclear Weapons, TPNW. 二〇一七年七月七日に国際連合総会で採択、二〇二一年一月二二日に発効、日本は未批准）の全文については、広島平和メディアセンター（中国新聞）や国際連合広報センター、Treaty on the prohibition of nuclear weapons-UNODA、核兵器禁止条約に関するトピックス：朝日新聞デジタル（asahi.com）などを参照されたい。

110 この点に関しては、秋山信将編『ＮＰＴ―核のグローバル・ガバナンス』（岩波書店、二〇一五年）を参照されたい。なお、編者の秋山は同書の中で、以下の認識を示している。すなわち、「国際社会は、破滅をもたらしかねない核兵器の恐怖を拡大させず、そして最終的にはそれをなくしていくための核兵器の拡散の管理と、核の技術の恩恵の適切な共有とを両立させなくてはならない。人類は、核分裂を一定程度コントロールすることができる技術を獲得したのと合わせて、このような困難な課題を抱え込むことになったのである。」（vii頁）、と。また同書において、川崎哲はこう述べている。いわく、「近年、『核兵器の非人道性』に焦点をあてる動きが、国際的な核軍縮議論の新たな潮流を作り出している。これは非核兵器国が中心となり、市民社会と連携しながら、核兵器の問題を、安全保障の中心に据えた伝統的な軍備管理の観点ではなく倫理性や人道性の観点から論じていくという動きである。いわば『土俵を変える』試みといえる」（一六三頁）、と。

射性物質の固液混合物〔スラリー〕は、いまも日々大量に発生しつづけている。

（カ）日本政府は、この高濃度の放射性物質〔核種〕を含む汚染水を「環境に放出する場合の規制基準〔海水希釈後のトリチウム濃度が1,500Bq/L未満〕を満たした水」と定義し、この水を「ALPS処理水」と呼んでいる。環境省によれば、この処理水とははじめにサリーやキュウリオン〔セシウム吸着装置〕によってセシウムやストロンチウムを浄化処理し、次いで淡水化装置によって淡水と分離した上で、多核種除去設備〔ALPS〕によって「トリチウム以外の〔六二種類の〕放射性物質」を「環境放出の際の規制基準を満たすまでくりかえし浄化処理〔つまり、「再度ALPS又は逆浸透膜装置を使った浄化処理〔二次処理〕」〕した水」であると説明されている。[111] だが、多核種除去設備〔ALPS〕によって放射性物質〔核種〕が「環境放出の際の規制基準を満たす」レベルまで除去されたとしても、当然ながら、完全には除去されたわけではない。就中、全く除去できないトリチウム〔半減期一二・三二年、ヘリウム３へと自然崩壊する際にベータ線を放出する水素の同位体、つまり三重水素〕をふくむ汚染水の海洋投棄には大きな危険性〔生物濃縮と内部被曝によるゲノム不安定性やバイスタンダー効果の増大、つまり突然変異や癌化リスクの拡大〕が確実に伴う。[112]

つまるところ、脱原発のための人権の哲学と正義の諸原理が広島と長崎への原爆投下、チェルノブイリや福島の悲劇的な事故[113]その他の経験を踏まえた自覚と反省の深まりに支えられて正しく「人類普遍の原理」〔日本国憲法前文〕として構想されるならば、原子力〔核〕発電—高速増殖炉・小型モジュール炉・核融合炉による発電を含む—は、どれほど社会全体の便益〔公共の福祉や国益、持続可能な開発目標等〕に貢献し、脱炭素エネルギー（ベースロード電源）として喧伝され、またGX政策（Green Transformation：気候変動に伴って頻発する自然災害や異常気象を抑止すべく、二酸化炭素排出量を実質ゼロにするカーボンニュートラル〔つまり、排出した二酸化炭素と植物の吸収する二酸化炭素がプラスマイナスゼロになる状態〕と経済成長の両立をめざすとりくみ）[114]によって正当化されようとも、われわれ人類を一構成員とする地球上の生命圏に回復不可能なレベルのダメージを半永久的に与える科学技術の体系であって、それらは決して正当化されえないし許容されるべきではない。

本章が三次元の権力論をも採り入れて考察したように、「正当な国家（a just state）」にあっては、原子力（核）発電はやはり「不道徳」であり、人々の「真の利害関心」である人権と正義の諸原理の構想とは根本的に相容れない。[115] さらにいえば、この倫理的な自覚と反省に基づく判断は、「環境正義（environmental justice）」や「気候正義（climate justice）」、さらには「世代間倫理（intergenerational ethics）」や「未来倫理（ethics of the future）」等の環境倫理学の中枢概念に照らしあわせても依然として確固不動である。[116]

111 環境省「放射線による健康影響等に関する統一的な基礎資料（令和四年度版）」第六章その他を参照。

112 ここにいう危険性（リスク）に関する科学的分析については、渡辺悦司ほか『汚染水海洋放出の争点――トリチウムの危険性』（緑風出版、二〇二二年）を、また低線量内部被曝については、前掲、グールド『低線量内部被曝の脅威』、前掲、ヤブロコフほか『調査報告　チェルノブイリ被害の全貌』などを参照されたい。

113 ここにいう事故は、以下の文献の文脈においても捉え返されるべきものであろう。詳しくは、西尾漠『原子力・核・放射線事故の世界史』（七つ森書館、二〇一五年）参照。

114 「『GX実現』に向けた日本のエネルギー政策（前編・後編）」〔資源エネルギー庁（www.meti.go.jp）〕、二〇二三年八月二一日閲覧。

115 前掲、勧告、五四頁。

本章の結論は、国内外の政治経済や核抑止力の独占に支えられる帝国の世界支配《ヘゲモニー》という現実（換言すれば、東西冷戦構造と日米の安全保障条約・地位協定・原子力協定下で両国がそれぞれ別様の戦略的意図の下で作為的に作り上げた戦後日本の潜在的核保有と「原子力の平和利用」という矛盾に満ちた高度に政治的な現実）を踏まえない、それゆえ実現不可能な観念的思弁（理想論）にすぎないと揶揄されようとも、現代の科学技術（核）文明への原理主義的信仰が実際に生み出してきた数々の病理や悲劇の歴史から深く学んだ現実主義的理想論（「非理想的理論」[117]）である。

本章の考察によって見極められる人々の「真の利害関心」は、われわれ人類の根源的偶有性に支えられるモラルとしての人権擁護の選択や正義の諸原理の構想と一体不可分の関係性にある。

畢竟、原子力（核）文明は、われわれを存在の根底から支えている地球上の自然と生命の原理とは根本的に相容れず、これらを破壊し自己否定するものである。[118] われわれにいま求められているのは、こうした現在の科学技術（核）文明（地下資源文明）ではなく、地球上の自然と生命の原理を深く自覚してそれらを肯定する永続可能な低負荷型の脱成長文明（地上資源文明）への移行なのである。

最後に、二人の哲学者の言説を引用して、本章の結論を補完したいと思う。

一つは、『ホロン革命』の中の「プロローグ　新しい暦」冒頭に記されたケストナーの言説である。

> 有史、先史を通じ、人類にとって最も重大な日はいつかと問われれば、わたしは躊躇なく一九四五年八月六日と答える。理由は簡単だ。意識の夜明けからその日まで、人間は「個としての死」を予感しながら生きてきた。しかし、人類史上初の原子爆弾が広島上空で太陽をしのぐ閃光を放って以来、人類は

「種としての絶滅」を予感しながら生きていかねばならなくなった。

人間一個の存在ははかない。そうわれわれは教えられそれを受け入れてきた。が、他方では、人類は不滅であると当然のごとく信じてきた。しかし、いまやこの信念に根拠はない。われわれは基本的前提を改めねばならない。[119]

もう一つは、あの原発震災を当事者として経験した岩田靖夫の深い思索に支えられた言説「大災害についての哲学的考察」である。

116 これらの観点の意義については、K・シュレーダー＝フレチェット（奥田太郎ほか訳）『環境正義—平等とデモクラシーの倫理学』（勁草書房、二〇二二年）、ハンス・ヨナス（加藤尚武監訳）『〔新装版〕責任という原理—科学技術文明のための倫理学の試み』（東信堂、二〇一〇年）を参照されたい。

117 この病理や悲劇はケストラーのいう「人類の苦悩の本質」と重なり合うものといえよう。詳しくは、A・ケストラー（田中三彦・吉岡桂子訳）『ホロン革命—部分と全体のダイナミックス　新装版』（工作舎、二〇二一年）二二一—二六頁、H・コルディコット（高木仁三郎・阿木幸男訳）『核文明の恐怖—原発と核兵器』（岩波書店、一九七九年）、ならびにS・スタイナー（桂田重利訳）『青髭の城にて—文化の再定義への覚書』（みすず書房、一九七四年）一五二—一五九頁を参照されたい。西欧文明という「青髭の城」の深層にある「残虐な殺害意志と破壊本能」を捉えて考察するスタイナーの言説は、示唆的であり重要である。なお、筆者の現実主義的理想論の立場は、ロールズの「非理想的理論（nonideal theory）」を踏まえたものである。詳しくは、ロールズ「万民の法（The Law of Peoples）」（前掲、『人権について』）所収、八八—八九頁を参照されたい。

118 この点については、森瀧市郎『核と人類は共存できない—核絶対否定への歩み』（七つ森書館、二〇一五年）、前掲、落合『原爆と原発』、同『放射線被ばくの全体像』参照。

119 前掲、ケストラー『ホロン革命』一七頁。

この大災害は、人間の生き方を根本から考え直す機会を人類に与えた。もしかしたら、もう半ば手遅れなのかもしれないと危惧されるとしても、それでも、まだ考え直す時間はある。

それは、人間が自然に帰って生きることを、学び直すことである。自然の子である人間が自然に抱かれて生きる。そのとき、本当の喜び、本当の美、本当の安らぎが人間に到来するだろう。

それゆえ、誕生以来四十億年かけて、やっと生物の住める星となった地球を、放射能汚染によって生物の住めない場所に変えてしまうことは、狂気の沙汰である。すなわち、原子爆弾と原子力発電の廃絶は人類の未来にとって自明の前提である。抑止力による平和とか経済的繁栄の維持とかいう次元の話ではない。

この大震災に遭遇したにもかかわらず、このまま、なんの反省もなしに、自己保存と享楽の拡大のために経済至上主義と軍事力による平和という利己主義を続ければ、もはや人間の行く手には、地獄しかないだろう。[120]

120　岩田靖夫『極限の事態と人間の生の意味——大災害の体験から』（筑摩書房、二〇一五年）四三–四四頁。

初出一覧

第一部　ハンセン病問題の深層構造と人権思想

第一章と第二章　「ハンセン病問題の深層構造と人権思想―近代日本における患者人権闘争の意義と射程」（中央大学社会科学研究所研究報告　第二三号「現代政治の思想と運動」中央大学社会科学研究所、二〇〇六年一月）

第三章　「近代日本社会の深層構造とハンセン病問題―排除・暴力・人権をめぐる社会哲学的考察」（中央大学「法学新法　江川潤先生　古稀記念論文集」第一一二巻第七・八号、中央大学法学会、二〇〇六年三月）

第二部　科学技術文明批判と脱原発の倫理的基礎づけ

第一章　「科学技術文明の暴走と福島第一原発過酷事故の意味を問う―三・一一の衝撃と学知の脱構築」（桜美林大学国際学研究所編『東日本大震災と知の役割』勁草書房、二〇一二年）

第二章　「福島以後、自然と科学技術の関係をどうみるか（一）―『科学の原罪』論争を手がかりにして」（桜美林大学　桜美林論文『人文研究』第九号、二〇一八年三月）

第三章　「福島以後、自然と科学技術の関係をどうみるか（二）―道具的理性批判の立場から」（桜美林大学　桜美林論文『人文研究』第一一号、二〇二〇年三月）

第四章 「脱原発の倫理的基礎づけと人権の哲学―ECRR二〇一〇年勧告、権力、正義の視点から」（桜美林大学研究紀要『人文学研究』第二号、二〇二二年三月）

初出一覧にみられるように、第一部は筆者が中央大学文学部非常勤講師と同大学の社会科学研究所客員研究員であった時代の研究成果であり、第二部は桜美林大学に専任教員として勤務した時代の研究成果である。各初出論文の本書への収録に際して、中央大学出版部、勁草書房、桜美林大学総合研究機構から転載許諾をいただくことができた。ここに厚く御礼を申し上げたい。各初出論文は濃淡の違いがあるとはいえ、本書への収録に際して全面的な加筆修正が施されアップデートされている。

あとがき

現在の私は、ながらく模索しつづけてきた自身の社会哲学の立場をようやくつかみ取れたのではないかという境地にある。本書は、そのささやかな成果である。

私が構想する社会哲学の論理構造と研究手法について簡潔に述べれば、以下のようになる。

（一）われわれ一人びとりの限りある唯一無二の尊厳ある生は、その根源に偶有性を包蔵する社会的存在である。この原事実に支えられて成立する自覚の深化と悠久の歴史経験の反省を累積しながら、われわれは世界解釈の多元性を事実として受容しつつも重なり合う合意として人権と正義の構想を希求し練り上げ、今日に至っている。

（二）このような社会存在論的な文脈の下にあるわれわれがおのれの価値関心から感性的に直観する個々の有意味《レリヴァント》な社会問題の実相を個々人の思い込みや先入観から一旦距離をとり、それらから自由になって直視する。さらに複雑で多様な様相をとって現象する個々の有意味な社会問題の直視から生まれてくる情動と一体となって、対象が内包する固有の構造と論理をわれわれ個々人の価値関心に再度立ち返ってつかみとる。

（三）次いで、われわれ個々人の人権と正義への価値関心から捉え返された有意味な社会問題の背後にあり、それを支え生み出している実体（本体）に関する学術的な研究の了解へと進む。つまり、直観的につかまれた有意味な社会問題を情動による一体化から切り離して対象化する。この対象化に際しては、人文・社会・自然の諸科学の研究成果である多様な学術的知見（先行研究）を脱領域的に採り入れ、それらを媒介し統一・総合してわれわれ個々人の人権と正義への価値関心や思い込みを修正しつつ再構成する。

(四)さらにその実体（本体）の核心にある有意味な社会問題発生の根本原因《メカニズム》（本質）を抽象度の高いより普遍的な概念によって同定する。つまり、有意味な社会問題の表層構造から深層構造へと分析のレベルを深め、そこに共通してみられる傾向や特質、パターン、法則性を見極め、問題の核心へと迫る。

(五)こうして高度に抽象的な普遍概念によって同定された根本原因（本質としてある構造と論理）を思弁的に、つまり経験や事実に頼らないで推論によって有意味な社会問題発生の根本原因を立証かつ反証可能な仮説（理論）として再構成しながら、はじめにわれわれ個々人の価値観心と情動・直観によってつかまれた問題の実行可能な解決策を構想・立案して、客観的に可能なより善き公正な社会を多様な社会的実践によって編集・創出する。

(六)最後に、こうして編集・創出されていく社会の新たな現実にあっても、しかしながら端緒となった問題が完全に解決され解消されることはやはり望みえない。そこにもまた新たな問題が発生し、その感性的直観と反省（省察）が生まれるからである。

(七)このようにしてまた新たに発生する種々の問題の分析的な下向から総合的で思弁的な上向へと向かう螺旋運動が立証かつ反証可能な仮説的構想（多元性を内包した人権と正義の構想）に従ってねばり強く反復される。

私が構想する社会哲学の立場とは、以上のように循環する螺旋構造とより善き公正な社会を志向する開かれた論理に支えられている。それがどこまで達成され説得力のある成果となったのか。私なりの手応えや実感はあるけれども、やはりこの点については、識者の批判を仰ぎたいと思う。

私は二〇二五年三月をもって、桜美林大学での教員生活を終了する。桜美林大学の経済学部経済学科を卒業して中央大学大学院文学研究科社会学専攻に進学してはみたものの、学会活動や就職をめぐる厳しい現実には想像以上のものがあった。だが、学問上の恩師や同僚、家族や友人、そして私の講義や演習に参加してくれた数多くの学生たちに支えられながら、二〇〇三年四月から桜美林大学リベラルアーツ学群の哲学思想領域専任教員として受け入れていただいたことは、私にとってこのうえない幸せであったと思う。

中央大学などでの非常勤講師時代を含めれば、三五年もの歳月が日々の職務に励む中で瞬く間に流れ去ったというのが素直な実感である。このような折りに、私自身がこれまで発表してきた研究成果の一端を学術研究書としてまとめて、桜美林大学出版会から刊行したいと願うようになった。以上に述べたような社会哲学の構想と価値関心からまとめられた本書が刊行されることで、桜美林大学の研究と教育のさらなる発展に貢献できればとひそかに願っている。

最後に、本書は桜美林大学出版会の審査と図書出版助成を受け刊行されたものである。このような形で出版の機会を与えていただいた桜美林大学ならびに桜美林大学出版会に深甚の謝意を表したい。

中島　吉弘

人名索引

この索引に示す人名は、原則として本書の本文中で言及した人名と引用文献の著作者名である。

側注に示す著者名や編者名、訳者名は索引に加えていない。

あ行

アインシュタイン（Albert Einstein, 1879–1955　ドイツ生まれの理論物理学者・相対性理論の創始者）　189・194・198・201・210・212
赤坂憲雄（1953–　民俗学者）　20
東龍太郎（1893–1983　日本の医学者・厚生官僚・政治家）　50
アドルノ（Theodor Wiesengrund Adorno, 1903–1969　ドイツの哲学者・美学者・社会学者）　4・131・226・228
アナクシマンドロス（Anaximandros, 前610頃–前547頃　古代ギリシャの自然哲学者）　176
阿部謹也（1935–2006　西洋史学者・ドイツ中世史研究者）　97
安倍晋三（1954–2022　日本の政治家、第90・96・97・98代内閣総理大臣）　16
荒井英子（1953–2010　旧約聖書学者・キリスト教女性史研究者・牧師）　29・32
荒井作（生没年不詳　医師・ハンセン病専門の東京衆済病院院長）　23
アリストテレス（Aristotelēs, 前384–前322　古代ギリシャの哲学者・プラトンの弟子）　176・253・301
アルメイダ（Luis de Almeida, 1525–1583　戦国時代に来日したポルトガルの宣教師）　22
アレキサンダー（Ronni Alexander, 生年不詳–　平和教育と平和活動に取り組む平和学・国際関係論の研究者）　166
アレクセイ（Aleksei Aleksandrovich Romanov, 1850–1908 ロシア皇帝アレクサンドル2世の第4皇子。アレクセイ大公は国賓として迎えられ、明治天皇と会見する。後、ロシア海軍総裁）　22
イェーリング（Rudolf von Jhering, 1818–1892　ドイツの法学者）　62
石田雄（1923–2021　政治学者）　54・83
石館守三（1901–1996　日本の薬学者・薬理学者、ハンセン病治療薬「プロミン」を日本で初めて合成する）　43
石橋克彦（1944–　地震学者）　138
石牟礼道子（1927–2018　小説家・詩人・環境運動家）　253・254・258
井上達夫（1954–　法哲学者）　105
井野博満（1938–　工学者・金属材料学者）　259
今西錦司（1902–1992　生態学者・文化人類学者・霊長類研究の創始者）　150・153
今村仁司（1942–2007　現代哲学・思想研究者・社会哲学者）　112・122
イリイチ（Ivan Illich, 1926–2002　オーストリア生まれの思想家・文明批評家）　127・128・129・188・257・258
岩田靖夫（1932–2015　哲学者）　300・311

ウェーバー（Max Weber, 1864–1920　ドイツの社会学者・経済史学者）　235・292
梅林宏道（1937–　物理学者・「ぷろじぇ」同人・平和運動家・NPO法人ピースデポ特別顧問ほか）　224・255
叡尊（1201–1290　鎌倉時代の真言律宗中興の祖）　22
エリオット（Thomas Stearns Eliot, 1888–1965　イギリスの詩人・文芸批評家・劇作家）　164
エンゲルス（Friedrich Engels, 1820–1895　ドイツの経済学者・哲学者・政治家）　214
遠藤道栄（生没年不詳　医師）　23
大隈重信（1838–1922　政治家・教育者・第8・17代内閣総理大臣）　29
大谷藤郎（1924–2010　厚生省官僚・医学者）　27・80
太田正雄（筆名：木下杢太郎）（1885–1945　皮膚科医師・詩人・劇作家）　48
小笠原登（1888–1970　医学者・ハンセン病研究者）　37
落合栄一郎（1936–　日本の化学者・教育者）　191
オッペンハイマー（Julius Robert Oppenheimer, 1904–1967　アメリカの理論物理学者）　194・205・209
小畑清剛（1956–　法哲学者）　74

か行

加藤尚武（1937–　哲学者・倫理学者）　173・183・251
萱野稔人（1970–　哲学者）　123
唐木順三（1904–1980　文芸評論家・哲学者・思想家）　4・194・225・232
ハラリ（Yuval Noah Harari, 1976–　イスラエルの歴史学者）　145・148・157
ガリレオ（Galileo Galilei, 1564–1642　イタリアの物理学者・天文学者）　202・208
ガルトゥング（Johan Vincent Galtung, 1930–2024　ノルウェー生まれの平和学の創始者）　84・87・124・125・126・186
川勝平太（1948–　比較経済史学者・政治家）　150
川崎哲（1968–　日本の社会活動家・ピースボート共同代表・核兵器廃絶国際キャンペーン〔ICAN〕国際運営委員）　290
ガンディ（Mohandas Karamchand Gandhi, 1869–1948　インド独立運動の指導者・思想家）　188・258
カント（Immanuel Kant, 1724–1804　定言命法で知られる義務論を構想・展開した18世紀ドイツの哲学者）　180・279・284・285・286
木田元（1928–2014　哲学者・西洋哲学史・現象学の研究者）　177
北里柴三郎（1853–1931　微生物学者）　47
北村包彦（1899–1989　医師・皮膚科医）　43
ギデンズ（Anthony Giddens, 1938–　イギリスの社会学者）　119・120
木下藤一（生没年不詳　医師）　23
久野収（1910–1999　哲学者・思想評論家）　4・162・192・225・228
窪誠（1959–　国際人権論・人権政策論）　81・106
クラストル（Pierre Clastres, 1934–1977　フランスの政治人類学者・民族学者）　158・159
栗原彬（1936–　政治社会学者）　86・130・134

ゲーテ（Johann Wolfgang von Goethe, 1749−1832　ワイマールドイツの詩人・小説家・劇作家・自然科学者）　164・203・204
ケストラー（Arthur Koestler, 1905−1983　作家・サイエンス・ライター・哲学者）　154・158
小泉純一郎（1942−　政治家・第87〜89代内閣総理大臣）　14
小出裕章（1949−　原子力研究の現場から原子力廃絶をうったえる原子力工学者）　140
コール（Jean Marie Corre, 1850−1911　1898年、フランス人宣教師・カトリック系のハンセン病療養所の待労院を熊本市に開設）　18・28
小坂国継（1943−　哲学者・宗教哲学者・比較思想学者）　244
小島威彦（1903−1996　哲学者）　169
児玉龍彦（1953−　医学者・生物学者）　140
谺雄二（1932−2014　ハンセン病回復者・ハンセン病国家賠償訴訟の全国原告団協議会会長・詩人）　67・133
後藤昌文（1826−1895　明治時代の漢方医・後藤式療法でハンセン病が治癒可能であると啓蒙・実践する）　23
後藤政志（1949−　元東芝（株）原子炉格納容器設計者・原子力市民委員会委員）　139
後藤昌直（1857−1908　昌文の長男で医師・ハンセン病を後藤式療法により外来・通院治療で治癒可能と考え実践する）
コペルニクス（Nicolaus Copernicus, 1473−1543　ポーランドの天文学者）　253
小牧治（1913−2000　倫理学者）　226

さ行

榊原亨（1899−1992　医学者・政治家・衆議院議員・参議院議員）　103
坂田昌一（1911−1970　理論物理学者）　215・223・228
佐藤直樹（1951−　刑事法学者・評論家）　97
信太正三（1914−1972　比較哲学者）　248
品川哲彦（1957−　哲学者・倫理学者）　178
柴谷篤弘（1920−2011　生物学者）　224・255
渋沢栄一（1840−1931「近代日本経済の父」と称される実業家）　24・29
島薗進（1948−　宗教学者）　227
島田三郎（1852−1923　政治家・衆議院議員、ジャーナリスト、官僚）　29
島比呂志（1918−2003　ハンセン病回復者・小説家）　67
シューマッハー（Ernst Friedrich Schumacher, 1911−1977　ドイツ生まれのイギリスの経済学者）　196・248
シュトラスマン（Fritz Straßmann, 1902−1980　ドイツの核化学者）　194
鈴木亨（1919−　哲学者）　149・254
スタイナー（George Steiner, 1929−2020　フランス生まれのアメリカ合衆国の哲学者・文芸・文明批評家）　164・165・166・174・177
ゾーン=レーテル（Alfred Sohn−Rethel, 1899−1990　ドイツの経済学者・社会哲学者）　240・241・242
曾我野一美（1927−2012　ハンセン病国家賠償請求訴訟全国原告団協議会会長）　52・66・94

た行

ダール（Robert Alan Dahl, 1915–2014　アメリカの政治学者）　95・96・292・293・294
高木仁三郎（1938–2000　核化学者・「ぷろじぇ」同人・反原発の立場に立つ市民科学者・原子力資料情報室代表）　191・224・252・253・258
武谷三男（1911–2000　理論物理学者・科学評論家・原子力資料情報室初代代表）　4・194・198・201・205・210・223・225・228・232・235
武田房子（1949–　女性史研究家）　56
多田富雄（1934–2010　免疫学者・文筆家）　257
田中等（1947–　元「ハンセン病・国家賠償請求訴訟を支援する会」代表　82
田中三彦（1943–　元原子炉製造技術者・翻訳家・科学評論家）　162・164
辻信一（1952–　日本の文化人類学者・環境運動家）　248
綱脇龍妙（1876–1970　山梨県身延山久遠寺の敷地に身延深敬病院を1906年に創設）　28
デカルト（René Descartes, 1596–1650　フランスの哲学者・数学者）　252
テストウィード（Germain Leger Testvuide, 1849–1891　パリ外国宣教会所属のフランス人宣教師・1889年に日本初の私立らい療養所の神山復生病院を創設）　24・28
デュルケーム（Émile Durkheim, 1858– 1917　フランスの社会学者）　152
ドゥオーキン（Ronald Myles Dworkin, 1931–2013　アメリカの法哲学者）　4・262・276・277・289
トクヴィル（Alexis de Tocqueville, 1805–1859　フランスの歴史学者・政治学者・政治家）　115・116
徳田靖之（1944–　弁護士　「らい予防法」違憲国家賠償請求訴訟西日本弁護団共同代表・ハンセン病市民学会共同代表・薬害エイズ九州訴訟共同代表）　13
徳富蘇峰（1863–1957　ジャーナリスト・評論家・思想家）　29
朝永振一郎（1906–1979　理論物理学者）　4・194・201・215・225
豊臣秀吉（1537–1598　安土桃山時代の武将・織田信長の後を継いで天下統一を完成する）　22

な行

西田幾多郎（1870–1945　近代日本の哲学者・京都学派の創始者）　254
ニュートン（Sir Isaac Newton, 1642–1727　イギリスの数学者・天文学者・自然哲学者・物理学者）　202・204・208・253
忍性（1217–1303　鎌倉後期の真言律宗の僧・社会事業家）　22
ネス（Arne Naess, 1912–2009　ノルウェーの哲学者・ディープ・エコロジーの提唱者）　244・245・248・252
野島泰治（1896–1970　国立療養所大島青松園所長等を歴任、国際ハンセン病学会会員、日本ハンセン病学会名誉会員）　41

は行

ハーストハウス（Mary Rosalind Hursthouse, 1943– イギリス・ニュージーランドの哲学者・徳倫理学者）　4・262・284・285・286・302
ハーン（Otto Hahn, 1879–1968　ドイツの化学者・物理学者）　194・212

ハイゼンベルク（Werner Karl Heisenberg, 1901−1976　ドイツの理論物理学者） 194
ハイデッガー（Martin Heidegger, 1889−1976　ドイツの哲学者） 4・138・168・169・170・171・172・173・174・175・176・178・179・186・193・225・228・237・250・251
バクラック（Peter Bachrach, 1918−2007　アメリカの政治学者） 96・293・294
バズビー（Christopher Busby, 1945−　イギリスの化学物理学者・1998年に「欧州放射線リスク委員会（ECRR）」をウクライナ、ベラルーシ、ロシアの科学者とともに設立、科学担当委員となる。） 263・267・268
服部ケサ（1884−1924　ハンセン病患者の治療に尽くした医師） 31
バナール（John Desmond Bernal, 1901−1971　イギリスの物理化学者・科学史家） 222
花崎皋平（1931−　哲学者・詩人） 253
林芳信（1890−1977　国立療養所多磨全生園園長） 43・45・62・101
バラッツ（Morton S. Baratz, 1923−1998　アメリカの政治学者） 96・293
パルメニデス（Parmenidēs, 前515ころ−前445ころ　古代ギリシャの哲学者・エレア学派の代表者） 176
広重徹（1928−1975　科学史家） 223
ファジェイ（Guy Henry Faget, 1891−1947　アメリカの結核を専門とする内科医） 42
福沢諭吉（1835−1901　啓蒙思想家・教育家） 29
藤野豊（1952−　歴史学者・日本近代史研究者） 32・40・54・60・99
藤原道子（1900−1983　婦人運動家・政治家・日本社会党顧問・参院議員） 102
フッサール（Edmund Gustav Albrecht Husserl, 1859−1938　哲学者・数学者・現象学の提唱者）
ブライデンボー（Dale Bridenbaugh, 1929−　アメリカのゼネラル・エレクトリック社の元原子力工学者・福島第一原発設計者） 162
プラトン（Platōn, 前427ころ−前347　古代ギリシャの哲学者） 176
ブルーノ（Giordano Bruno, 1548−1600　ルネサンス期イタリアの哲学者・地動説と汎神論を説く） 253
ヘーゲル（Georg Wilhelm Friedrich Hegel, 1770−1831　ドイツの哲学者・ドイツ観念論の完成者） 214
ベーコン（Francis Bacon, 1561−1626　イギリスの哲学者・ルネサンス期後の近代哲学・イギリス古典経験論の創始者） 214・250・252
ヘシオドス（Hēsiodos, 紀元前740−前670年ごろ　古代ギリシャの叙事詩人） 253
ペットマン（Ralph Pettman, 1947−　オーストラリアの国際政治学者） 116・117・123
ヘラクレイトス（Hērakleitos, 前540ころ−前480ころ　古代ギリシャの自然哲学者） 176
ベンサム（Jeremy Bentham, 1748−1832　イギリスの哲学者・法学者・経済学者・功利主義の創始者） 284・285
ホッブズ（Thomas Hobbes, 1588−1679　イギリスの哲学者・政治思想家） 113・124・279
ホルクハイマー（Max Horkheimer, 1895−1973　ドイツの哲学者・社会学者） 4・226・227・228

ま行

マッキー（John Leslie Mackie, 1917−1981　オーストラリアの哲学者） 286

マッハ（Ernst Waldfried Josef Wenzel Mach, 1838–1916　オーストリアの物理学者・科学史家・哲学者）
間庭充幸（1934–　社会病理学者）　109
マルクス（Karl Marx, 1818–1883　ドイツの経済学者・哲学者・革命家）　150・152・214・240
丸山真男（1914–1996　政治学者・政治思想史学者）　77
三上千代（1891–1978　看護婦・ハンセン病患者に尽くした看護婦・ナイチンゲール記章受章）　31
光田健輔（1876–1964　ハンセン病専門医・病理学者・皮膚科医。生涯をハンセン病の撲滅に捧げ、国立療養所長島愛生園の初代園長等を歴任する）　24・30・31・32・37・41・43・44・45・48・51・62・101
宮崎松記（1900–1972　ハンセン病専門医・国立療養所菊池恵楓園園長・退職後はインドで救らい活動を行う）　45・62・101
ミル（John Stuart Mill, 1806–1873　イギリスの哲学者・政治哲学者・経済思想家）　284・285
武藤運十郎（1902–1993　日本の弁護士・政治家）　50
武藤山治（1867–1934　経営者・労務管理思想家・言論人・衆議院議員）　29
村田正太（1884–1974　医師・医学研究者・ハンセン病研究者・エスペランティスト）　58
森有正（1911–1976　哲学者）　97
森瀧市郎（1901–1994　倫理学者・原水禁運動家）　188

や行

安井てつ（1870–1945　教育者・1897年、イギリス留学中にキリスト教と接し、帰国後、海老名弾正〔1856–1937〕から受洗）　32
山口正義（1906–1997　厚生技官・結核予防会会長）　103
山口幸夫（1937–　物理学者・「ぷろじぇ」同人・原子力資料情報室共同代表）　224
山之内靖（1933–2014　歴史社会学者）　76
山本義隆（1941–　科学史家・自然哲学者・教育者）　156・256
ヤングマン（Kate M, Youngman, 1841–1910　1873年にアメリカの長老派教会より日本に派遣された女性宣教師・ハンセン病患者救済活動にも関与する）　28
湯川秀樹（1907–1981　理論物理学者）　194・215・228
吉岡斉（1953–2018　科学社会学者・科学技術史と科学技術政策の研究者）　222・240
吉田茂（1878–1967　外交官・政治家・自由党総裁・第45・48・49・50・51代内閣総理大臣）　63
ヨナス（Hans Jonas, 1903–1993　ドイツの実存主義哲学者・未来倫理学者）　4・138・178・179・180・181・182・183・184・186・258

ら行

ラスキン（John Ruskin, 1819–1900　イギリスの美術評論家・文明批評家）　188・258・278・279
ラッセル（Bertrand Arthur William Russell, 1872–1970　イギリスの数学者・哲学者・論理

学者・文明評論家） 201・211・212
ラプラス（Pierre–Simon Laplace, 1749–1827　フランスの数学者・物理学者・天文学者） 186・249・250
ラミス（Charles Douglas Lummis, 1936–　アメリカの政治学者・評論家・平和運動家） 248
リー（Mary Helena Cornwall Legh, 1857–1941　英国聖国教会福音伝播協会から派遣された女性の無給宣教師） 29・31・99
リオタール（Jean François Lyotard, 1924–1998　フランスの哲学者） 82
リデル（Hannah Riddell, 1855–1932　英国聖公会宣教協会〔Church Missionary Society〕派遣の女性宣教師・1895年、私設のハンセン病療養所「回春病院」を熊本市に開設） 24・26・28・29・100
ルークス（Steven Lukes, 1941–　イギリス出身の政治学者・社会学者・道徳哲学者） 4・78・95・96・98・134・289・290・292・293・294・295・296・297・298・299・300・303
ルソー（Jean-Jacques Rousseau, 1712–1778　フランスの思想家・文学者） 279
レヴィ＝ストロース（Claude Lévi-Strauss, 1908–2009　フランスの社会人類学者・民族学者） 152
レーニン（Vladimir Il'ich Lenin, 1870–1924　ロシアの革命家・政治家・哲学者・本名ウラジーミル・イリイチ・ウリヤノフ） 214・215・219
レオポルド（Aldo Leopold, 1887–1948　アメリカの生態学者・森林管理官・環境保護主義者） 245
ロールズ（John Rawls, 1921–2002　アメリカの政治哲学者・道徳哲学者） 4・262・272・273・277・278・279・280・281・282・283・284・286・289・298・300・301・302・305
ロック（John Locke, 1632–1704　イギリスの哲学者・政治思想家） 279

◎桜美林大学叢書の刊行にあたって

「隣人に寄り添える心を持つ国際人を育てたい」と希求した創立者・清水安三が一九二一年に本学を開校して、一〇〇周年の佳節を迎えようとしている。

この間、本学は時代の要請に応えて一万人の生徒・学生を擁する規模の発展を成し遂げた。一方で、哲学不在といわれる現代にあって次なる一〇〇年を展望するとき、創立者が好んで口にした「学而事人」（学びて人に仕える）の精神は今なお光を放ち、次代に繋いでいくことも急務だと考える。

一粒の種が万花を咲かせるように、一冊の書は万人の心を打つ。願わくば、高度な知性と見識を有する教育者・研究者の発信源として、現代教養の宝庫として、さらには若き学生達が困難に遇ってなお希望を失わないための指針として、新たな地平を拓きたい。

この目的を果たすため、満を持して桜美林大学叢書を刊行する次第である。

二〇二〇年七月　学校法人桜美林学園理事長　佐藤　東洋士

中島吉弘

（なかじま・よしひろ）

1954年、東京に生まれる。中央大学大学院文学研究科社会学専攻博士課程後期課程満期退学。桜美林大学リベラルアーツ学群教授。専攻は社会哲学・社会倫理学・社会思想史・人権学。著書に『革命思想の系譜学』（共著、中央大学出版部、1996年）、『体制擁護と変革の思想』（共著、中央大学出版部、2001年）、『東日本大震災と知の役割』（共著、勁草書房、2012年）、『梯明秀の物質哲学―全自然史の思想と戦時下抵抗の研究』（単著、未來社、2017年）など。
翻訳書に『現代権力論批判』（S・ルークス、単独訳、未來社、1995年）、『人権について―オックスフォード・アムネスティ・レクチャーズ』（J・ロールズほか、共訳、みすず書房、1998年）などがある。

現代社会《げんだいしゃかい》の深層構造《しんそうこうぞう》と人権《じんけん》　ハンセン病問題《びょうもんだい》と脱原発《だつげんぱつ》の社会哲学的考察《しゃかいてつがくてきこうさつ》

2024年12月10日　初版第1刷発行

著　者	中島吉弘
発行所	桜美林大学出版会 〒194-0294　東京都町田市常盤町3758
発売元	論創社 〒101-0051　東京都千代田区神田神保町2-23　北井ビル tel. 03（3264）5254　fax. 03（3264）5232　https://ronso.co.jp 振替口座　00160-1-155266
装釘	宗利淳一
組版	桃青社
印刷・製本	中央精版印刷

ISBN978-4-8460-2474-1